段氏经脉导引疗法

段朝阳　编著

科学技术文献出版社
SCIENTIFIC AND TECHNICAL DOCUMENTATION PRESS
·北京·

图书在版编目（CIP）数据

段氏经脉导引疗法 / 段朝阳编著. —北京：科学技术文献出版社，2022.3
ISBN 978-7-5189-8673-6

Ⅰ. ①段… Ⅱ. ①段… Ⅲ. ①穴位疗法 Ⅳ. ① R245.9

中国版本图书馆 CIP 数据核字（2021）第 247594 号

段氏经脉导引疗法

策划编辑：周国臻	责任编辑：崔灵菲	责任校对：张吲哚	责任出版：张志平

出　版　者　科学技术文献出版社
地　　　址　北京市复兴路15号　　邮编　100038
编　务　部　（010）58882938，58882087（传真）
发　行　部　（010）58882868，58882870（传真）
邮　购　部　（010）58882873
官 方 网 址　www.stdp.com.cn
发　行　者　科学技术文献出版社发行　全国各地新华书店经销
印　刷　者　北京时尚印佳彩色印刷有限公司
版　　　次　2022 年 3 月第 1 版　2022 年 3 月第 1 次印刷
开　　　本　787×1092　1/16
字　　　数　380千
印　　　张　16.75　彩插8面
书　　　号　ISBN 978-7-5189-8673-6
定　　　价　68.00元

脏腑推拿疗法是传统中医推拿疗法的一个重要流派,是指运用推拿手法作用于人体(以腹部区域为主)的经络穴位或特定部位,以治疗因脏腑机能失调导致的内科、妇科以及儿科等病症的中医外治疗法。明末清初,脏腑推拿术就已在保定及周边各县流传。民国时期,曾服务于宫廷的一些脏腑推拿师多在保定一带谋生,并形成多个流派,具代表性的有安纯如、王文、段树林等人。

——摘自《保定京绣和脏腑推拿疗法入选国家级"非遗"》
(河北新闻网报道,网址为 http://bd. hebnews. cn/
2014-12/08/content_4371960. htm)

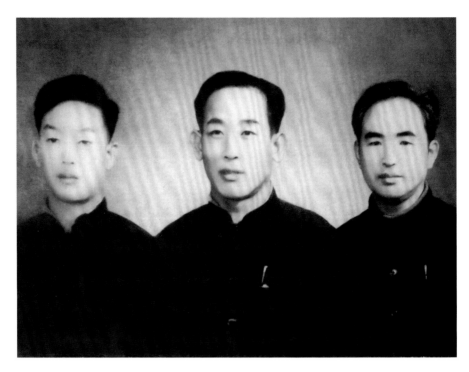

师爷陈国华（生卒不详）（右）、先师段树林（1928—1998 年）（中）和
段新林（1935—2019 年）（左），摄于 1959 年

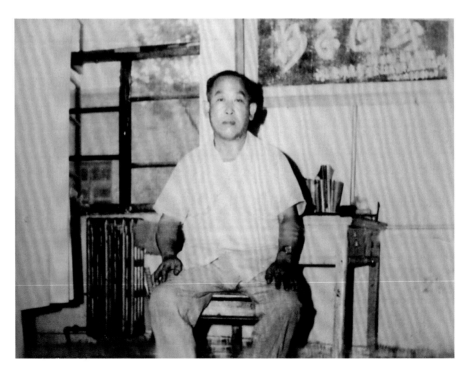

先师段树林生活照，摄于 1985 年

前　言

《黄帝内经》(《黄帝内经》又称《内经》,是中国最早的医学典籍,包括《素问》和《灵枢》两部分)中虽有"导引行气、乔、摩、灸、熨、刺、焫、饮药"(《灵枢·病传》)多种疗疾治病之术,然纵观全书言"饮药"之法却寥寥无几,不难断言远古医学并非如现代中医"以药治病"为主流。

《素问·异法方宜论》曰:"中央者,其地平以湿,天地所以生万物也众。其民食杂而不劳,故其病多痿厥寒热,其治宜导引按跷。故导引按跷者,亦从中央出也。""导引按跷"乃《黄帝内经》所列治病"五术"之一,可治"痿厥寒热"之证。今人多将"导引术"解为"导气令和,引体令柔"之意,定义为"呼吸吐纳,屈伸俯仰,活动关节,锻炼形体的一种养生术"。可见,实与《黄帝内经》所言"导引"治病之法不相符,为曲解其意。然历史变迁,朝代更迭,"导引按跷"之术散落民间,多有遗失,为世人之憾,今人又多曲解岐黄,使医道失真,故笔者溯本求源,还以正统,解导引之法,以续传承。

相传我国最早的关于导引按摩的专著是在《汉书·艺文志》中提到的《黄帝岐伯按摩经》,但由于历史原因,现已失传。因此,《黄帝内经》不仅是中国现存最早的医学理论专著,也成为中国最早有导引按摩文字记载的专著,但关于导引按摩的论述仅散见于书中多篇文章,却无系统论述,成为医学界憾事。

清代著名外治法专家吴尚先在《理瀹骈文·略言》中道:"外治之理,即内治之理;外治之药,亦即内治之药,所异者法耳。"吴尚先认为外治法治病与内治法治病的道理是一样的,因为疾病的病因病机相同,辨证也相同,处方用药亦可相通,只是给药的方式方法和给药途径不同而已。在《黄帝内经》中大量记载了"针刺"理法,而"用针之类,在于调气"(《灵枢·刺节真邪》),"导引"之法重在"导引行气"(《灵枢·官能》)。"针刺"是以针施术调经脉之气,"导引"乃以指代针、以手驭气,两者虽所用操作介质不同,但理法却无异,由此我们可推之"用针之理,即导引之理;用针之法,即导引之法"。所以我们可从"针刺"的"道、理、法、术"中汲取"导引"的"道、理、法、术",恢复《黄帝内经》中的"导引按跷"之术。

施治经脉的治病方法虽统称"导引按跷",但"导引"与"按跷"还是有区别的,但在实际运用中二者却相互联合、相辅相成。"按跷"可认为就是现代人们所说的按摩或推拿,只不过"按"是用手操作，"跷"是用脚操作而已。《黄帝内经》云："经络不通，病生于不仁，治之以按摩醪药。"可见按摩的作用主要是疏通经络，用于施治经络不通导致的疾病。而"导引"之法重在"导引行气"（《灵枢·官能》），即在手法的作用下促使经脉中紊乱的气恢复正常的运行，以祛除因经脉气血运行紊乱而导致的疾病。若要使经气在手法导引的作用下运行，经脉畅通必是前提。经脉瘀阻不通是导致人体气机紊乱生成疾病的重要因素之一，因此运用按摩之法疏通经络，再用导引之法调理气机，二者相辅相成，各尽其能，才构成一种圆满的治疗方法，所以"导引"与"按跷"被古人合在一起命为一种疗法。故导引之法需"以通为治"，经脉通则气血行；"以顺为治"，气机顺则百病消。当然，针对疾病的具体病因，"导引"和"按摩"亦可单独使用。

《黄帝内经》曰："经脉者，所以能决死生，处百病，调虚实，不可不通。"又曰："十二经脉者，人之所以生，病之所以成，人之所以治，病之所以起。""血气分离，阴阳破败，经络厥绝，脉道不通，阴阳相逆，卫气稽留，经脉虚空，血气不次"（《灵枢·口问》）乃百病始生。故"通其经脉，调其血气，荣其逆顺出入之会"（《灵枢·九针十二原》）乃为治病之法，"虚则实之，满则泄之，宛陈则除之，邪胜则虚之"（《灵枢·九针十二原》）为愈病之术。可见治病重在调经脉，调经脉重在调气血，其符合"导引按跷"的作用机制。导引疗法可定义为是以《黄帝内经》理论为指导，通过手法作用于人体的经脉腧穴，通过调理经气的升降出入失调和正邪的盛衰，达到扶正祛邪、平衡阴阳的目的，来祛除疾病的一种中医外治方法。

《易经》有云"形而上者谓之道，形而下者谓之器"，是指万物都包含有形和无形两个部分，即器和道。《外经微言·阴阳颠倒篇》曰："无形藏于有形之中，有形化于无形之内，始能形与神全，精与神合乎。"人体是有无形之经络与有形之肉体相互融合构成的统一体，即人体是由有形之体和无形之体共同构成的，二者共同维持着人体的生命活动，一有不和，则人体生命活动就会失常，而处于非健康状态，因此"调无形可治有形，调有形可治无形"，所以在治疗疾病时应临证而辨，既要分清主次，又要二者兼顾。例如，《素问·血气形志》云："今知手足阴阳所苦，凡治病必先去其血，乃去其所苦，伺之所欲，然后泻有余，补不足。""血"为有形之物，若遇气血瘀滞，有形的"瘀血"就会影响经脉中无形的"气"的运行，因此经脉堵塞，必先除之，而后方可调节经脉腧穴中的经气进行补泻，这说明在人体内形成的有形之物与经脉中的经气是相互影响的。"导引"之法重在"调气"，"气"为无形之物，调无形之"气"，祛肉体有形之疾，为"以道驭器"之法；"按摩"之法重在通经络，"肉体"为有形之物，通有形之"肉体"，为"以器行道"之法。故在《灵枢·九针十二原》中提出了"虚则实之，满则泄之，宛陈则除之，邪胜则虚之"的无形与有形同治的治疗疾病施术原则。

《灵枢·官能》言："缓节柔筋而心和调者，可使导引行气。"《灵枢·九针十二原》云："迎之随之，以意和之。"《灵枢·行针》载："神动而气先针行。"《灵枢·上膈》有"恬憺无为，乃能行气"之说。可见，运用"导引术"者必须具备清静调和的心境，所以修习导引者必首练心、次练气、再练形,心不清明则无以率气,气不调摄则无以制形,形不听气则气不从心。精神气血,互相为用,气为神之使,神为气之帅,神之所注,气即致也。故有"医者意也"之说,"意"者心也。因此,导引调气之法,手指为最,神意为助,概因触摸,医患气接,融通一体,相互引领,神气欲调,功宏效捷,为最上乘医术。

当今人们对人体和疾病的认知纷繁复杂,治病之法亦五花八门。余思虑多年,明大道至简,随借用圣人三言而概之。一是明《道德经》中的"道生一,一生二,二生三,三生万物。万物负阴而抱阳,冲气以为和"可通晓人体和疾病之理;二是行《黄帝内经》中的"虚则实之,满则泄之,宛陈则除之,邪胜则虚之"之法,可治百病而不畏艰;三是达《中庸》中的"致中和,天地位焉,万物育焉"的目的,则百病皆愈,体泰安康。

明代著名医药学家李时珍所著的《奇经八脉考》一书中说:"内景隧道,唯返观者能照察之。其言必不谬也。"近人余纯在《针灸指南》中也主张:"学习针灸者,必先自愿练习……静坐动法,则人身内经脉之流行及气化之开阖,始有确实根据,然后循经取穴,心目洞明。"可见,对人体的认知乃古圣先贤参天悟道、返观内视所得,非解剖实验所见。余效法古人,修身养性,勤修不辍,方感天地之气,明阴阳之别,观气机升降,证中医之理,悟疗疾之法。从苦研经典,到参悟理法;从博极医源,到融会贯通;从临床验证,到撰文立说,无不殚精竭虑,呕心沥血。此法虽源自内经,汇聚百家,然其根基却起于家传"脏腑按摩"中施治经络穴位的手法和理论,为不忘先师,神授法脉,延续传承,故命名"段氏经脉导引疗法"。此疗法适用于调理内科、妇科、儿科、伤科及诸多杂症,为传统医学宝贵的非物质文化遗产。

余师从伯父段树林(1928—1998年)和段新林(1935—2019年)传承家传"脏腑按摩"疗法,其二人曾师从保定陈国华先生(生卒不详)。师爷陈国华自幼随其舅舅李氏学习脏腑按摩之术,为李氏家传延续。笔者在传承的基础上不断发展完善,形成了理法系统的"段氏脏腑按摩疗法",并著书立说,由科学技术文献出版社出版发行。《段氏脏腑按摩疗法》一书中虽言经络穴位,但因篇幅内容所限,未系统全面阐述运用,今独言此理法,以补缺憾。"段氏经脉导引疗法"与"段氏脏腑按摩疗法"相辅相成,二者即可分别独立使用,亦可联袂操作,实为《黄帝内经》中"导引按跷"之术的"活化石"。

在《黄帝内经》中就有对医道传承之法的记载。《灵枢·禁服》有黄帝传医道给雷公的"割臂歃血之盟"传承仪式的记载:"黄帝曰:'此先师之所禁,坐私传之也,割臂歃血之盟也,子若欲得之,何不斋乎。'雷公再拜而起曰:'请闻命于是也。'乃斋宿三日而请曰:'敢问今日正阳,细子愿以受盟。'黄帝乃与俱入斋室,割臂歃血,黄帝亲祝曰:'今日正阳,歃血传方,有敢背此言者,反受其殃。'雷公再拜曰:'细子受之。'黄帝乃左握其手,右授之书曰:'慎之慎之,吾为子言之……'""口传心授"是《黄帝内经》中记载的医道的传承方式。《灵枢·口问》有"口传"的记载:"黄帝闲居,辟左右而问于岐伯曰:'余已闻九针之经,论阴阳逆顺,六经已毕,愿得口问。'岐伯避席再拜曰:'善乎哉问也,此先师之所口传也。'"《灵枢·师传》有"心授"的记载:"黄帝曰:'余闻先师,有所心藏,弗着于方。余愿闻而藏之,则而行之,上以治民,下以治身,使百姓无病,上下和亲,德泽下流,子孙无忧,传于后世,无所终时,可得闻乎?'""心授"就是用以传授医道的"心法","心法"是医道最为关键的部分,不得心法,即使读破经文也不易登堂入室。心法者,"释迦拈花,迦叶一笑"也,不可说。本"经脉导引"之术源自岐黄,世代传承于宗门,虽破除禁忌,昭然天下,但其传承模式上仍须遵循古法,须"口传心授"方能快速得到正确方法和经验,破除迷惑障碍,掌握领会,少走弯路。

佛家有云:"万事皆空,唯因果不空。"《黄帝内经》有"非其人勿教,非其真勿授"之说。本人虽立文字以传法,乃为延续法脉造福后人而为,故修习者在未得传承和习练大成之时,不可擅自用于传播以牟利,以防害人害己,望修习者切记!另外,修习者要想得以传承,掌握和运用好这门技艺,必须做到"信以为真、心诚则灵、积功累德、参悟实修"这四个方面,最终方可有大成。《道德经》中老子有言:"上士闻道,勤而行之;中士闻道,若存若亡;下士闻道,大笑之,不笑不足以为道。"

本书在编写中参阅和引用了先人和前辈大量的文献资料,特别是对《黄帝内经》原文和注释的运用主要采用了清代著名医学家张志聪(字隐庵,1610—1674年)集注的《黄帝内经·素问》和《黄帝内经·灵枢》内容;对经络气机运行的认知得益于武当山道教协会道医祝华英所著《黄帝内经十二经脉揭秘与应用》中亲身体悟出的十二经脉运行的真谛;对因经脉气机升降失常导致疾病的机制辑录了清末至民国年间著名医学家彭子益(1871—1949年)的《十二经升降主病提纲诀》。在此对他们表示衷心的感谢!感恩他们为人类和社会贡献了宝贵的医学财富!

古传经脉导引之术为历代口耳相传,秘而不宣,未立文字,虽有理法,但欠系统,不利广传,今逢盛世,国医振兴,故以家传之学为基,合临证践行之悟,汇集百家之长,以做充实,随撰《段氏经脉导引疗法》以示世人。多年来,笔者为诠释经脉导引之理法,溯本求源,参悟岐黄,探寻真谛,然《黄帝内经》理法,浩如瀚海,精妙绝伦,历经数载,难窥其穷,仅偶得一二,不敢藏私,今献于世,实为延续传承,为天下人谋健康,不妥之处望同行指正。

段朝阳
2020 年 1 月 1 日

目　录

《内经》论理篇

临床指导篇

修身养性篇

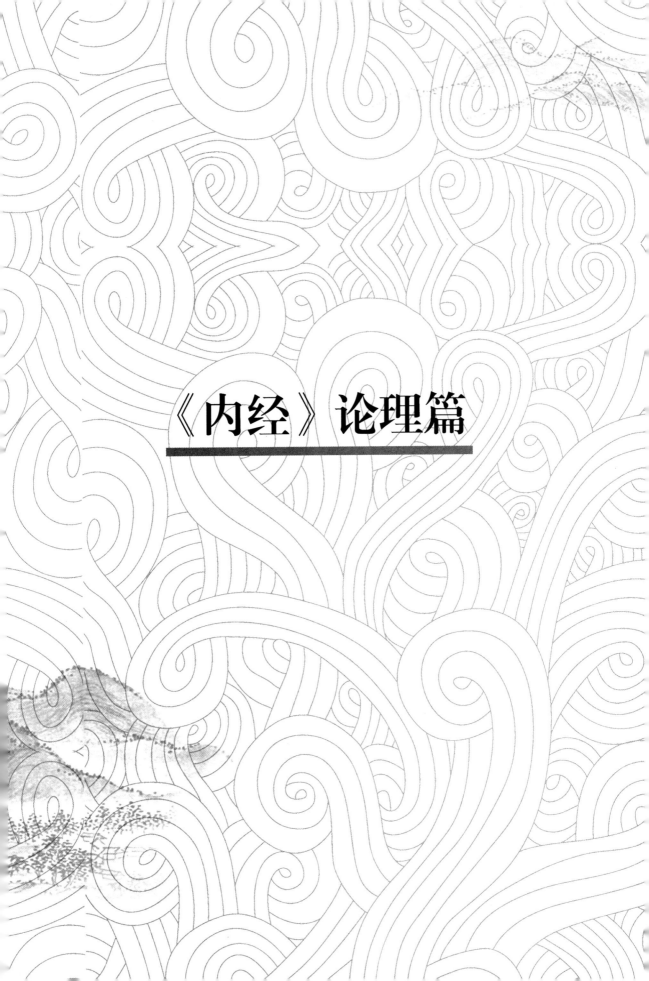

《内经》论理篇

第一章 《内经》论导引

一、《内经》摘要

《素问·异法方宜论》："中央者，其地平以湿，天地所以生万物也众。其民食杂而不劳，故其病多痿厥寒热，其治宜导引按跷。故导引按跷者，亦从中央出也。"

【张志聪①注】中央，土之位也。地平，土之体也。湿者，土之气也。化生万物，土之德也。位居中央，而气溉四方，是以所生万物之广众也。四方辐辏，万物会聚，故民食纷杂，化养于中，故不劳其四体。四肢为诸阳之本，痿痹者，手足之气逆，而痿弱不用也。《平脉篇》曰："阳脉不足，阴脉乘之，则洒淅恶寒；阴脉不足，阳脉乘之，则发热。"寒热者，手足三阴三阳之脉病也。盖言中土之民，不劳其四体，而气血不能灌溉于四旁。是以多痿厥寒热之病矣。导引者，擎手而引欠也。按跷者，乔足以按摩也。盖中央之化气，不能充达于四旁，故宜导按其四肢，以引血气之流通也。夫中央之化气，由中而及于四方，故导引按跷之法，亦从中而四出也。莫子晋曰："由东南而及于西北。由西北而及于东南，故曰来。由中央而及于四方，故曰出。"

《灵枢·病传》："黄帝曰：余受九针于夫子，而私览于诸方，或有导引行气、乔、摩、灸、熨、刺、焫、饮药之一者，可独守耶，将尽行之乎？岐伯曰：诸方者，众人之方也，非一人之所尽行也。"

【张志聪注】此篇论人之身体，有形层之浅深，有血气之虚实，是以针砭药灸，各守其一，非一人之所尽行也。病传者，谓邪从皮毛而发于腠理，从腠理而入于经脉，从经脉而传溜于五脏，所谓经络受邪，入脏腑为内所因也。如邪入于脏，不可以致生。故邪在皮毛者，宜砭而去之；在于脉肉筋骨者，宜针而泻之；邪入于中者，宜导引行气以出之；寒邪之入深者，宜熨而通之；邪在内而虚者，只可饮以甘药；实者可用毒药以攻之；陷于下者，宜灸以启之。是以药石灸刺导引诸方，随众人之所病而施之，非一人之所尽行者也。此章教人知病传之有浅深。如可治之属，即守一勿失，不使大邪入脏而成不救，利济万物之功，毕于此矣。

《素问·血气形志》："形苦志乐，病生于筋，治之以熨引。"

【张志聪注】吴鹤皋曰："劳苦其形则伤筋，志逸而乐，则血脉未尝受病，故治之以熨烙导引，使血脉荣养于筋，则就安矣。"

《素问·血气形志》："形数惊恐，经络不通，病生于不仁，治之以按摩醪药。"

【张志聪注】惊则气乱，恐则气下。盖血随气行，气数乱逆则经络不通，荣卫不行，是以病

① 清代著名医学家(1610—1674年)，字隐庵，钱塘人，精医道，通针灸，集注《黄帝内经·素问》和《黄帝内经·灵枢》。本书所用《黄帝内经》原文及注释皆摘录自其所集注。

生于不仁,宜按摩醪药,以行其荣卫血气焉。

《素问·玉机真藏论》:"弗治,病入舍于肺,名曰肺痹,发咳上气。弗治,肺即传而行之肝,病名曰肝痹,一名曰厥,胁痛,出食,当是之时,可按若刺耳。肝传之脾,病名曰脾风,发瘅,腹中热,烦心,出黄。当此之时,可按、可药、可浴。弗治,脾传之肾,病名曰疝瘕,少腹冤热而痛,出白,一名曰蛊。当此之时,可按、可药。"

【张志聪注】肺即传其所胜而行之肝,病名曰肝痹。厥者,逆也。胁乃肝之分,逆于胁下而为痛,故一名厥胁痛。盖言痹乃厥逆之痛证也。食气入胃,散精于肝,肝气逆,故食反出也。按者,按摩导引也。木郁欲达,故可按而导之。……肝因传之脾,病名曰脾风,盖肝乃风木之邪,贼伤脾土,故名脾风。"瘅",火瘅也。风淫湿土而成热,故湿热而发瘅。湿热之气,上蒸于心则烦,心火热下淫则溺黄,盖热在中土,而变及于上下也。夫病在形身者,可按、可浴;病在内者,可药。"发瘅",湿热发于外也。腹中热,烦心,出黄,热在内也。是以当此之时,可按、可药、可浴而治之。在脾弗治,则土邪乘肾,病名疝瘕。邪聚下焦,故少腹冤热而痛,溲出淫浊也。蛊者,言其阴邪居下,而坏事之极也。

《素问·奇病论》:"帝曰:病胁下满气逆,二三岁不已,是为何病?岐伯曰:病名曰息积,此不妨于食,不可灸刺,积为导引服药,药不能独治也。"

【张志聪注】此肺积之为病也。肺主气而司呼吸定息,故肺之积曰息奔。在本经(注:在张志聪注释内容中所言"本经"指《内经》)曰息积。积者,渐积而成,是以二三岁不已。夫肝肺之积皆主胁下满,积在肝则妨于食,此积在肺,故不妨于食也。此病腹中有形,不可灸刺。凡积当日用导引之功,调和之药,二者并行,斯病可愈。若只用药而不导引,则药不能以独治也。

《灵枢·官能》:"雷公问于黄帝曰:《针论》曰:得其人乃传,非其人勿言,何以知其可传?黄帝曰:各得其人,任之其能,故能明其事。雷公曰:愿闻官能奈何?黄帝曰:……缓节柔筋而心和调者,可使导引行气"。

【张志聪注】闵士先曰:"官之为言司也。言各因其所能,而分任之,以司其事,故曰官能……可使导引行气者,任之其导引之能。"

二、读经心悟

"导引按跷"是中国传统医学经典《黄帝内经》中记载的一种主要治病疗法,首载于《素问·异法方宜论》,文中将"导引按跷"与艾焫、砭石、毒药、针刺治病方法提出,并明确其适宜治疗"痿厥寒热"之证。在《灵枢·官能》中还提到"缓节柔筋而心和调者,可使导引行气",明确了从事导引疗法的术者应具备的条件。"导引"的目的是"行气"(《灵枢·病传》),即通过特定的手法来调节人体经脉中经气的升降、盛衰、虚实变化来达到治疗疾病的目的。而现代人们把"导引术"定义为一种养生术,泛指呼吸吐纳、屈伸俯仰、活动关节等进行自我锻炼的一些体育运动,如"五禽戏""八段锦""易筋经""马王堆导引图"等。可见《内经》中所记载的"导引按跷"疗法中的"导引"与现代人们对"导引术"的认知是截然不同的。

精血受损,肌肉筋脉失养以致肢体弛缓、软弱无力而成痿;气血逆乱,升降失调而为厥;手足三阴三阳之脉阴阳盛衰而生寒热,故可用"导引行气"之法以纠气血之逆乱,平经脉之阴阳而治之,以消其病症。张志聪言:"导引者,擎手而引欠也。按跷者,乔足以按摩也。"要想达到

"导引行气"来调节人体的气机升降或盛衰，首先要保持人体经脉的通畅才能有更好的功效，因此当"经络不通"时，要"治之以按摩醪药"（《素问·血气形志》），即通过"按摩"的方法可以使壅塞的经络畅通，这也是"导引"与"按摩"这两种治病方法经常结合在一起使用的缘故，故在《内经》中统称为"导引按跷"。但两者在操作手法和功用上有着明显的区别，各自有各自的特点，"导引"的作用主要是调理经脉中的经气运行，"按摩"的作用主要是疏通壅塞的经络。

《内经》中虽多处提到了导引疗法，但具体的治疗原则、治疗方法和操作方法文中并不多见，如何才能从中剥离出"导引"之术呢？清代著名外治法专家吴尚先在《理瀹骈文·略言》中言道："外治之理，即内治之理；外治之药，亦即内治之药，所异者法耳。"吴尚先认为外治法治病与内治法治病的道理是一样的，因为疾病的病因病机相同，辨证也相同，处方用药亦可相通，只是给药的方式方法和给药途径不同而已。在《内经》中大量记载了"针刺"理法，而"用针之类，在于调气"（《灵枢·刺节真邪》），而"导引"重在"行气"，由此可推之"用针之理即导引之理，用针之法亦即导引之法"。故可从"针刺"的"道、理、法、术"中汲取"导引"的"道、理、法、术"，只不过在操作上是以指代针、以手驭气而已。

虽"导引"方法是由"针刺"方法中的部分内容转化而来，然"导引"与"针刺"之间还是有很大区别的，各具特色，是不可相互代替的。"针刺术"与"导引术"，虽理相同，但法不尽相同，主要在于二者使用的操作工具不同所导致。术者使用"针刺术"操作时要借助"针具"，而使用"导引术"时只用术者双手，所以在实际操作中又各有独特之处，不尽相同。"针刺术"，有"九针"为用，刺法多变，可刺穴调气，刺脉决闭，刺筋解结；"导引术"，则以指代针，以手驭气，可点穴调气，循经导气，按脉调气，揉筋散结。二者虽术法有别，但作用相近，不过有些操作和作用不可互相代替，亦各有所长，各有所短。例如，"导引术"可用手按压血脉调血以调气，而血脉则不可以施以针刺，但"针刺术"可以通过刺络放血以调气，而"导引术"则不能刺络放血。"针刺术"有"十针九泻"之说，针破皮刺穴后经气可随针孔而出，损伤经气；而"导引术"施术体表，无伤经脉，不会泻出经气。"导引术"可沿经脉循行导气施治；而"针刺术"只能作用在穴位。"针刺"可多穴同治，留针延时；而"导引"施术时由于术者双手同时作用的部位有限，所以只能一个穴位一个穴位去操作，最多同时也只能作用几个穴位。

综上所述，导引疗法可定义为是以《黄帝内经》理论为指导，通过手法作用于人体的经脉腧穴，通过调理经气的升降出入失调和正邪的盛衰，达到扶正祛邪、平衡阴阳的目的，来祛除疾病的一种中医外治方法。

第二章 《内经》论经脉

一、《内经》摘要

《灵枢·经脉》："黄帝曰：人始生，先成精，精成而脑髓生，骨为干，脉为营，筋为刚，肉为墙，皮肤坚而毛发长，谷入于胃，脉道以通，血气乃行。雷公曰：愿卒闻经脉之始也。黄帝曰：经脉者，所以能决死生、处百病、调虚实，不可不通。"

【张志聪注】人始生先成精者，本于先天水火之精气而先生两肾，脑为精髓之海，肾精上注于脑而脑髓生。骨为干者，骨生于水脏，如木之干也。营者，犹营舍之所以藏血气也。筋为刚者，言筋之强劲也。肉为墙者，肉生于土，犹城墙之外卫也。"皮肤坚而毛发长"，血气之充盛也。此言皮肤脉肉筋骨，乃五脏之外合，本于先天之精气也。"谷入于胃，脉道以通，血气乃行"，言营卫气血，生于后天水谷之精也。

《灵枢·决气》："何谓脉？岐伯曰：壅遏营气，令无所避，是谓脉。"

【张志聪注】"壅"，培助也。"遏"，遮蔽也。"避"，违避也。言经脉壅蔽营气，行于脉中，昼夜环转，无所违逆，是谓脉。

《灵枢·逆顺肥瘦》："黄帝曰：脉行之逆顺奈何？岐伯曰：手之三阴，从脏走手；手之三阳，从手走头；足之三阳，从头走足；足之三阴，从足走腹。"

【张志聪注】此言手足阴阳之脉，上下外内，逆顺而行，应地之经水也。

《素问·血气形志》："足太阳与少阴为表里，少阳与厥阴为表里，阳明与太阴为表里，是为足阴阳也。手太阳与少阴为表里，少阳与心主为表里，阳明与太阴为表里，是为手之阴阳也。"

【张志聪注】夫手有三阴三阳，足有三阴三阳，以合十二经脉。阴阳并交，表里相应，是以圣人持诊之道，先后阴阳而持之，诊合微之事，追阴阳之变，彰五中之情，取虚实之要，知此乃足以诊。如切阴不得阳，诊消亡；得阳不得阴，守学不湛。是故脏腑阴阳，相为表里，此皆诊候之要，不可不知。

《素问·血气形志》："夫人之常数，太阳常多血少气，少阳常少血多气，阳明常多气多血，少阴常少血多气，厥阴常多血少气，太阴常多气少血，此天之常数。"

【张志聪注】夫气为阳，血为阴。腑为阳，脏为阴，脏腑阴阳，雌雄相合，而气血之多少自有常数。如太阳多血少气，则少阴少血多气，少阳少血多气，则厥阴多血少气；阳有余则阴不足，阴有余则阳不足，此天地盈虚之常数也。唯阳明则气血皆多，盖血气皆生于阳明也。

《灵枢·经水》："经脉十二者，外合于十二经水，而内属于五脏六腑……凡此五脏六腑十二经水者，外有源泉，而内有所禀，此皆内外相贯，如环无端，人经亦然。故天为阳，地为阴，腰以上为天，腰以下为地。"

【张志聪注】此篇以十二经脉，内属于五脏六腑，外合于十二经水，经水有大小浅深广狭远近之不同。……夫泉在地之下，地居天之中，水随天气上下环转于地之外，而复通贯于地中，故曰："外有源泉，而内有所禀。"盖地禀在泉之水，而外为十二经水之源流，内外相贯，如环无端，而人亦应之。《水热穴论》曰："肾者，至阴也。至阴者，盛水也。肺者，太阴也。少阴者，冬脉也。故其本在肾，其末在肺，皆积水也。"是肾脏之精水，膀胱之津水，皆随肺主之气，而营运于肤表。故腰以上为天，腰以下为地，天地上下之皆有水也。

《灵枢·根结》："太阳为开，阳明为阖，少阳为枢；太阴为开，厥阴为阖，少阴为枢。"

【张志聪注】太阳太阴为开，阳明厥阴为阖，少阳少阴为枢者，三阴三阳之气也。太者气之盛，故主开；阳明者，两阳合明，厥阴者，两阴交尽，故主阖；少者初生之气，故主枢。此阴阳之六气，内合脏腑，外合六经，应司天在泉之气，营运环转之不息，而复通贯于地道经水之中，外内出入者也。

《灵枢·脉度》："经脉为里，支而横者为络，络之别者为孙。"

【张志聪注】只以经脉为数，支而横者，络脉孙络也。夫经脉内营于脏腑，外络于形身，浮而见于皮部者皆络脉也。

《灵枢·经脉》："经脉十二者，伏行分肉之间，深而不见；其常见者，足太阴过于外踝之上，无所隐故也。诸脉之浮而常见者，皆络脉也。六经络，手阳明少阳之大络，起于五指间，上合肘中。饮酒者，卫气先行皮肤，先充络脉，络脉先盛。故卫气已平，营气乃满，而经脉大盛。脉之卒然动者，皆邪气居之留于本末，不动则热，不坚则陷且空，不与众同，是以知其何脉之动也。雷公曰：何以知经脉之与络脉异也？黄帝曰：经脉者，常不可见也，其虚实也，以气口知之。脉之见者，皆络脉也。"

【张志聪注】此申明十二经脉之血气，与脉外皮肤之气血，皆生于胃腑水谷之精，而各走其道。经脉十二者，六脏六腑手足三阴三阳之脉，乃荣血之荣行，伏行于分肉之内，深而不见者也。诸脉之浮而常见者，皆络脉也。支而横者为络，络之别者为孙，盖胃腑所生之血气，精专者独行于经隧，荣行于十二经脉之中，其出于孙络皮肤者，别走于经别，经别者，脏腑之大络也。盖从大络而出于络脉皮肤，下行者，从足太阴之络。而出于足之街，故其常见者，足太阴过于外踝之上，无所隐故也；上行者，从手阳明少阳之络，注于尺肤以上鱼，而散于五指，故曰手阳明少阳之大络，起于五指间，上合肘中，谓行于皮肤之气血，从手阳明少阳之大络，散于五指间，复从五指之井，溜于脉中而与脉中之血气，上合于肘中也。夫阴阳六气，主于肤表，经云："太阴为之行气于三阴。阳明者，表也，亦为之行气于三阳。"盖手太阴主气而外主皮毛，手阳明为太阴之合，故亦为之行气于肤表也。手少阳主气，为厥阴包络之腑，心主包络，主行血于脉中，少阳主行血于脉外，是以手阳明少阳之大络，主行胃腑所出之血气，而注于络脉皮肤之间。《玉版》曰："胃者，水谷血气之海也。海之所行云气者，天下也；胃之所出血气者，经隧也。经隧者，五脏六腑之大络也。"《缪刺论》曰："邪客于皮毛，入舍于孙络，留而不去，闭塞不通，不得入于经，流溢于大络。而生奇病也。"是血气之行于脉外者，外内出入，各有其道，故复引饮酒者以证明之。夫酒者，水谷之悍液，卫者，水谷之悍气，故饮酒者，液随卫气而先行皮肤，是以面先赤，而小便独先下，盖先通调四布于外也。津液随卫气先行皮肤，先充络脉，络脉先盛，卫气已平，荣气乃满，而经脉大盛。此血气之从皮肤而络，络而脉，脉而经，盖从外而内也。如十二经脉之卒然盛者,皆邪气居于脉中也。本末者,谓十二经脉之有本标也。如留于脉而不动则热,不留于脉,则脉不坚而外陷于肤空矣。此十二经脉之流行出入,不与络脉大络之众同也。是以知何脉之动也,以气口知之。气口者,手太阴之两脉口也。此言荣血之行于十二经脉中者,乃伏行之经脉,以手太阴之气口知之;血气之行于皮肤而见于络脉者,候见于人迎气口也。此节凡四转,盖以申明十二经脉之血气,与皮肤之气血,各有出入之道路。再按十二经脉之始于手太阴肺,终于足厥阴肝,周而复始者,乃荣血之行于脉中也。十二经脉之皆出于井,溜于荥,行于经,入于合者,乃皮肤之气血,溜于脉中,而与经脉之血气,合于肘膝之间。本篇之所谓六经脉,手阳明少阳之大络起于五指间,上合肘中者是也。本经《痈疽》曰:"余闻肠胃受谷,上焦出气,以温分肉而养骨节,通腠理;中焦出气如露,上注谷,而渗孙脉,津液和调,变化而赤为血。血和则孙脉先满溢,乃注于络脉皆盈,乃注于经脉。阴阳已张,因息乃行;行有经纪,周有道理;与天协议,不得休止。"此水谷所生之津液,随三焦出气,以温肌肉,渗于孙络,化赤为血,而溢于经脉。本篇之所谓饮酒者,卫气先行皮肤,先充络脉,络脉先盛,卫气已平,荣血乃满,而经脉大盛是也,是脉外之气血,一从经隧而出于孙络皮肤,一随三焦出气以温肌肉,变化而赤,是所出之道路有两歧也。其入于经也,一从指井而溜于经荥,一从皮肤而入于络脉,是所入之道路有两歧也。其经脉之血气,行于脉外,从本标而出于气街,本篇之所谓"留于本末,不动则热,不坚则陷且空,不与众同是"也。此血气出入之道路,合于天地阴阳五运六气。乃本经之大关目,故不厌烦赘而详言之,学人亦不可不用心参究者也。夫血气之从经隧而出于孙络皮肤者,海之所以行云气于天下也;随三焦出气以温肌肉者,应司天在泉,水随气而营运于肤表也。肤表之气血,入于脉中,应天运于地之外,而复通贯于地中。经脉之血气,行于皮肤之外,犹地之百川。流注于泉下,而复营运于天表也。此天地上下升降外内出入之相通也。人合天地阴阳之道,营运不息,可以与天地相参。如升降息,则气立孤危,出入废,则神机化灭矣。

《灵枢·动输》:"黄帝曰:经脉十二,而手太阴、足少阴、阳明,独动不休,何也?岐伯曰:是明胃脉也。胃为五脏六腑之海,其清气上注于肺,肺气从太阴而行之,其行也,以息往来,故人一呼,脉再动,一吸脉亦再动,呼吸不已,故动而不止。"

【张志聪注】此章论营卫宗气,循度行于经脉之外内,冲脉行于足少阴阳明之经,而出于腹气胫气之街,以明血气之行于经脉皮肤之间,交相和平输应者也。帝问手太阴足少阴阳明独动不休者,谓手太阴之太渊经渠,足阳明之人迎冲阳,足少阴太溪之动脉也。伯言是明胃脉者,谓胃为五脏六腑之海,其营卫宗气,皆胃腑谷精之所生也。清气上注于肺者,营气宗气也。肺气从太阴而行之者,脉气随三阴三阳之气而行也。其行也,以息往来者,人一呼一吸,脉行六寸,日夜一万三千五百息,脉行八百十丈为一周也。帝问气之过于寸口,上十焉息者,乃营气卫气宗气,尽走于息道,而变见于寸口也。下八焉伏者,谓流溢于中之营血,下伏于胞中,故如水之下岸也。按本经《营气》曰:"营气之道,内谷为宝,谷入于胃,乃传之肺,流溢于中,布散于外,精专者行于经,常营无已,终而复始。"夫帝言下伏之营血有八,是精专而行于经隧之营,只二分矣。夫营气行于脉中,卫气行于脉外,宗气两行营卫之道,此经脉外内之气,相为和平,而有形之营血,分行外内,亦相为匀等者也。夫冲脉起于胞中,上循背里,为经络之海,其浮而外者,循腹右上行,至胸中而散,充肤热肉,澹渗皮毛;此下伏于胞中之血,半随冲脉而行于脉内,半随冲脉而散于皮肤。又足阳明之脉,与冲脉于脐左右之动脉,而出于腹气之街;冲脉与少阴之大络,循阴股而下出于胫气之街。夫精专者,二分行于经隧,随冲脉者,二分出于气街,是经脉外内之气血,相为匀等矣。皮肤之气血,从指井而溜注于荥输;脉中之血气从本标而外出于肤表,从道往还,莫知其极矣。

《灵枢·经脉》:"**手太阴之别,名曰列缺。起于腕上分间,并太阴之经,宜入掌中,散入于鱼际。其病实则手锐掌热;虚则欠㰦,小便遗数。取之去腕半寸,别走阳明也。**"(注:其他经脉别络见基础知识篇。)

【张志聪注】经别者,五脏六腑之大络也。别者,谓十二经脉之外,别有经络,阳络之走于阴,阴络之走于阳,与经脉缪处,而各走其道,即《缪刺论》之所谓:"大络者,左注右,右注左,与经相干,而布于四末,不入于经俞,与经脉缪处者是也。"《玉版论》之所谓:"胃者,水谷血气之海也,海之所行云气者,天下也;胃之所出血气者,经隧也。经隧者,五脏六腑之大络也。"盖胃腑所生之血气,其精专者独行于经隧,从手太阴肺脉,而终于足厥阴肝经,此荣血之循行于十二经脉之中,一脉流通,环转不息者也。其血气之四布于皮肤者,从脏腑之别络而出,虽与经相干,与经并行,而各走其道,出于孙络,散于皮肤,故手太阴之经别曰列缺,手少阴之经别曰通里,足太阳曰飞扬,足少阳曰光明,与手足之井荥输经合穴不相干也。曰太阴少阴,曰太阳少阳,与脏腑之经脉各缪处也。此胃腑之血气,四布于肤表之阳分者,从大络而出于孙络皮肤,从络脉而阴走于阳,阳走于阴,如江河之外,别有江河,江可通于河,河可通于江,与经脉之荣血,一以贯通者不相同也。故手太阴之别,名曰列缺,起于腕上分间,分间者,谓手太阴之经脉,与经别之于此间而相分也。并太阴之经者,并太阴之经脉而行也。散入于鱼际,谓入鱼际而散于皮肤。

《灵枢·经别》:"**足太阳之正,别入于腘中,其一道下尻五寸,别入于肛,属于膀胱,散之肾,循膂,当心入散;直者,从膂上出于项,复属于太阳此为一经也。足少阴之正至腘中,别走太阳而合,上至肾,当十四椎出属带脉;直者,系舌本,复出于项,合于太阳此为一合。成以诸阴之别,皆为正也。**"(注:其他经脉经别见基础知识篇。)

【张志聪注】此足太阳与足少阴为一合也。正者,谓经脉之外,别有正经,非支络也。足太阳之正,从经脉而别入于腘中,其一道者,经别之又分两歧也。"尻",䐐也。肛乃大肠之魄门,别入于肛者,别从肛门而入属于膀胱,散之肾,复循脊膂上行,当心而散;其直行者,从背膂上出于项,复属于太阳之经脉,此为一经别也。盖从经而别行,复属于太阳之经脉,故名经别,谓经脉之别经也。足少阴之正,至腘中,别走太阳之部分,而与太阳之正相合,上行至肾,当脊之十四椎处,外出而属于带脉;其直行者,从肾上系舌本,复出于项,与太阳上出于项之经,正相合于项间,以为一合也。《阴阳离合论》曰:"阳予之正,阴为之主。少阴之上,名曰太阳;太阴之前,名曰阳明;厥阴之表,名曰少阳。"谓阳乃阴与之正,而阴为之主,阳本于阴之所生,故曰成以诸阴之别。谓三阳之经正,合于三阴,以成手足三阴之经别,此三阳乃归于三阴之正,故曰皆为正也。是以三阳之别,外合于三阴之经,而内合于五脏,三阴之别,只合三阳之经而不合于六腑。尚御公曰:"按十二经脉之荣气流行,六阴脉属脏络腑,六阳脉属腑络脏。本篇三阴之经别,上至肾属心走肺,而皆不络于六腑。又如足太阳之脉,循膂络肾,膀胱之经别,则别入于肛,属膀胱,散之肾;足少阴肾脉,贯脊属肾络膀胱,其经别至中,别走太阳而上至肾,又出属带脉,而复出于项;手少阴心脉,起于心中,出络心系,下膈络小肠,其经别入于渊液两筋之间,属于心；手厥阴心包络之脉，起于胸中，出属心包，下膈历络三焦，而经别下渊液三寸，入胸中，别属三焦；手太阴肺脉，起于中焦，下络大肠，还循胃口，上膈属肺，其经别入渊液少阴之前，入走肺，散之太阳。此经脉与经别出入不同，各走其道，而马氏以正为正经，宜与《经脉》之直行者相合；别者为络，宜与经脉篇之其支者其别者相合。噫！经脉血气之生始出入，头绪纷纭，不易疏也。"

《灵枢·邪气脏腑病形》："黄帝曰：阴之与阳也，异名同类，上下相会，经络之相贯，如环无端。"

【张志聪注】阴之与阳者，谓脏腑之血气，虽有阴阳之分，然总属一气血耳，故异名而同类。上下相会者，标本之出入也。经络之相贯，谓营血之循行，从手太阴出注手阳明，始于肺而终于肝，从肝复上注于肺，环转之无端也。

《素问·骨空论》："冲脉者，起于气街，并少阴之经，挟脐上行，至胸中而散。"

【张志聪注】气街即气冲，系足阳明经穴，在少腹毛中两旁各二寸，横骨之两端。冲脉并足阳明少阴二经之，循腹上行，侠脐左右各五分，上至胸中而散。再按冲任二脉，皆起于胞中，上循背里，为经络之海；其浮而外者，起于窍冲，循腹右上行，至胸中而散，澹渗于肌腠，充肤热肉，生毫毛，此冲脉之血气，行于脉外也。今只言腹而不言背者，谓冲脉之血气，散于脉外，而充于骨空也，故所谓骨空者，谓经脉之气，注于节之交而为穴也，至于骨空之血气，乃脉外之血气也。

《素问·骨空论》："任脉者，起于中极之下，以上毛际，循腹里。上关元，至咽喉，上颐循面入目。"

【张志聪注】此言任脉之有骨空也。任脉乃循于腹之肉穴，然起于中极之下，上毛际而交于横骨，循膺胸之鸠尾、膻中、天突，而至于咽喉，上颐循承浆而入络于齿龈，复循面入目下，而络于承泣，是始终之有骨穴也。

《素问·骨空论》："督脉者，起于少腹以下骨中央，女子入系廷孔，其孔，溺孔之端也。其络循阴器，合篡间，绕篡后，别绕臀至少阴，与巨阳中络者合，少阴上股内后廉，贯脊属肾。与太阳起于目内眦，上额交巅上，入络脑，还出别下项，循肩髆内，挟脊抵腰中，下循膂络肾。其男子循茎下至篡。与女子等，其少腹直上者，贯脐中央，上贯心，入喉，上颐，环唇，上系两目之下中央。"

【张志聪注】此论督脉之循于骨空也。"下骨中央"，毛际下横骨内之中央也。"庭孔"，阴户也。"溺孔之端"，阴内之产门也。此言督脉起于少腹之内，故举女子之产户以明之。当知男子之督脉，亦起于少腹内宗筋之本处也。故下文曰："其男子循茎，下至篡，与女子等。"盖此节举女子则男子可知，下节论男子则与女子等也。"篡"初患切。"臀"音屯。"篡间"，前后阴相交之处。"臀"，尻也。言督脉之别络，前循阴器，合篡间，绕前后二阴之后，又别络者，分而行之，绕臀与足太阳之中络者，合少阴，上股内后廉，贯脊属肾。按足太阳之中络者，循髀枢，络股阳而下贯臀，合足少阴，自股内后廉，贯脊属肾，而督脉之别绕臀者，至少阴，与太阳中络所合之处相合而同上股，贯脊属肾。此言督脉之循于背者，乃从上而下也。夫背为阳，腹为阴，督脉总督一身之阳，故其脉之循于背者，复从上下，若天气之下降也。盖阳生于阴，故其原出于前阴，循腹而上至于目，太阳主诸阳之气，其脉起于两目之睛明穴，而督脉亦与太阳之脉，同上额交巅，络脑出项，循脊而下，此阳气之环转于上下前后，犹天道之绕地而一周也。此言督脉之原,起于少腹内,分而两歧:一循阴茎下至篡,而与女子等;一从少腹直上,贯脐入喉,上颐环唇,入龈交,上齿缝中,上系于两目之下中央,会太阳于睛明穴。

《灵枢·本脏》:"经脉者,所以行血气而营阴阳,濡筋骨,利关节者也。"

【译文】具有供血气通行而营养人体内外的脏腑、组织和器官、滋润筋骨、滑利关节的作用。

《灵枢·经别》:"夫十二经脉者,人之所以生,病之所以成,人之所以治,病之所以起。"

【张志聪注】言十二经脉之外,而有别络。此章之所谓别者,言十二经脉之外,而又有别经,此人之所以生此阴阳血气,病之所以成是动所生。

二、读经心悟

"经脉"是随人的形体长成先天而生的。人出生以后,五谷入于胃,化生出各种营养,全身脉道借之内外贯通,运行血气。

既然"经脉"是"血气"运行的通道,要想明白何为"经脉",首先必须对"血气"有认知。"何谓气?岐伯曰:上焦开发,宣五谷味,熏肤充身泽毛,若雾露之溉,是谓气。"(《灵枢·决气》)"气"若"雾露",乃无形之物。"何谓血?岐伯曰:中焦受气取汁,变化而赤,是谓血。"(《灵枢·决气》)"血"为"受气取汁,变化而赤",乃有形之物。可见"经脉"中运行的"血气",乃有形与无形融合之物。血为阴,气为阳,"万物负阴而抱阳"(《道德经》),因此"血气"乃阴阳对立统一之物也。

《灵枢·决气》曰:"何谓脉?岐伯曰:壅遏营气,令无所避,是谓脉。""壅遏",阻塞、阻止之意;"避",躲开、回避之意。说明"脉"具有约束营血,使之不能向外流溢的作用,因此"脉"应该具有封闭通道的特性。"脉"为有形之物,是有形之血贮存和运行的通道,当然也是与"血"融合一体的"营气"的贮存和运行的通道。《素问·痹论》曰:"营者,水谷之精气也,和调于五藏,洒陈于六府,乃能入于脉也。故循脉上下,贯五藏,络六府也。""营气"作为行于"经脉"中"气"的一种而行脉内。根据"脉"的这些特性,不难推断出"经脉"中的"脉"等同于现代解剖学中的"血管"。《灵枢·动输》曰:"经脉十二,而手太阴、足少阴、阳明独动不休。"这里所说的搏动不止,显然是指肺、肾、胃经上搏动的动脉,具体部位是肺经的太渊,肾经的太溪和胃经的人迎、冲阳穴等处。《灵枢·脉度》曰:"经脉为里,支而横者为络,络之别者为孙,盛而血者疾诛之。"《灵枢·经脉》曰:"诸脉之浮而常见者,皆络脉也。"经脉分出的侧枝有络脉和孙脉,络脉和孙脉浮于体表可见,如果孙脉血盛,可以用刺血的方法把脉中的血液泻出用来治疗疾病。从以上言语中也不难看出"孙脉"就是指浮于体表可见到的"毛细血管","经脉"与人体的"血管"和"血液"有着密不可分的关系。但是"经脉"无论在分布、运行、作用上又不能完全等同于"血脉",因其还具有自身的特性。

"人受气于谷,谷入于胃,以传与肺,五藏六府,皆以受气,其清者为营,浊者为卫。营在脉中,卫在脉外,营周不休,五十而复大会,阴阳相贯,如环无端。"(《灵枢·营卫生会》)"卫者,水谷之悍气也,其气慓疾滑利,不能入于脉也,故循皮肤之中,分肉之间,熏于肓膜,散于胸腹。"(《素问·痹论》)行于"经脉"中的"气",除了行于脉中的"营气",还有行于脉外的"卫气","卫气"不能入脉中。可见"经脉"是"经"和"脉"的共同组成体。

《内经》中并没有给出"经"的具体定义。"经,织也,从糸坚声。"(《说文解字》)本意指编织物的纵线,有路径的意思。明代著名医药学家李时珍所著的《奇经八脉考》一书中说:"内景隧道,唯返观者能照察之。"意思是说,脏腑内景和经络隧道,只有通过某种修炼的人,才能内视(返观)体察认识到。因此,"经"应该是古人"反观"体察到的纵贯头手或头足的外络肢节,内联脏腑,沟通内外,贯通上下的"气"的运行路径,这种路径共"十二条",称为"十二经","十二经"中又分布着"脉",故统称为"十二经脉"。《灵枢·经水》说:"经脉十二者,外合于十二经水,而内属于五脏六腑。"可见,"经脉"中不只是营血与营气行脉中,卫气行脉外,还包涵了运行其中的液体,也就是体液,从现代解剖学上说就是细胞内液和细胞外液,这些体液在《内经》中被称为"经水",并随十二经脉的路径分布,被划分成十二条,称为"十二经水"。因此,"经脉"应看作一个由脉中有有形之血和无形之营气、脉外有无形之卫气和有形之液体共同构成的血气液运行的路径,无形的气影响着血和液体的活性和输布,有形的血和液也会影响气的运行。因为气无形,所以其运行路径无形,而血有形,故血脉有形,"经脉"和"血脉"是两个既相互联系又相互区别的系统,二者是"可分而不可离"的统一系统。

　　《内经》中详细记载了经脉的形成、分布、类别、联系、运行和作用,以及与人体的生存、疾病的发生和健康、疾病的痊愈的密切关系(有关经脉的详细内容请见基础知识篇),明白并精通了这些才能更好地用手法作用于经脉中的血气来影响血气的运行,改变血气的分布,达到"导引行气"治疗疾病的目的。

第三章 《内经》论冲脉

一、《内经》摘要

《灵枢·五音五味》:"冲脉任脉皆起于胞中,上循背里,为经络之海,其浮而外者,循腹右上行,会于咽喉,别而络唇口,血气盛则充肤热肉,血独盛者澹渗皮肤,生毫毛。"

【张志聪注】胞中为血海,下焦少阴之所主也。冲脉任脉,皆起于胞中,上循背里,为经络之海者。胞中之血气,从冲任而半营于脉中也。其浮而外者,循腹右上行,至胸中而散,此半随冲脉而散于皮肤分肉者也。故血气盛则充肤热肉,血独盛则澹渗皮肤,生毫毛。

《灵枢·百病始生》:"伏冲之脉。"

【张志聪注】伏冲者,伏行腹内之冲脉。冲脉者,起于胞中,挟脐上行至胸中而散于皮肤,充肤热肉,濡养筋骨。

《素问·骨空论》:"冲脉者,起于气街,并少阴之经,挟脐上行,至胸中而散。"

【张志聪注】气街即气冲,系足阳明经穴,在少腹毛中两旁各二寸,横骨之两端。冲脉并足阳明少阴二经之间,循腹上行,挟脐左右各五分,上至胸中而散。再按冲任二脉,皆起于胞中,上循背里,为经络之海,其浮而外者,起于窍冲,循腹右上行,至胸中而散,澹渗于肌腠,充肤热肉,生毫毛,此冲脉之血气行于脉外也。

《素问·痿论》:"冲脉者,经脉之海也,主渗灌溪谷,与阳明合于宗筋。"

【张志聪注】溪谷者,大小分肉腠理也。冲脉起于胞中,上循背里,为经络之海,其浮而外者,渗灌于溪谷之间,与阳明合于宗筋,是以宦者去其宗筋,则伤冲任,血泻不复,而须不生。

《灵枢·海论》:"冲脉者,为十二经之海,其输上在于大杼,下出于巨虚之上下廉。"

【张志聪注】冲脉者,为十二经之海。其输上在于太阳之大杼,下至巨虚之上下廉,而出于胫气之街,是冲脉之外通于天气,而内通于经水也。

《灵枢·逆顺肥瘦》:"黄帝曰:少阴之脉独下行,何也? 岐伯曰:不然。夫冲脉者,五藏六府之海也;五藏六府皆禀焉! 其上者,出于颃颡,渗诸阳,灌诸精;其下者,注少阴之大络,出于气街,循阴股内廉,入腘中,伏行骭骨内,下至内踝之后属而别。其下者并行少阴之经,渗三阴;其前者,伏行出跗属,下循跗,入大指间,渗诸络而温肌肉。故别络结则跗上不动,不动则厥,厥则寒矣! 黄帝曰:何以明之? 岐伯曰:五官导之,切而验之,其非必动,然后乃可明逆顺之行也。黄帝曰:窘乎哉! 圣人之为道也,明于日月,微于毫厘,其非夫子,孰能道之也。"

【张志聪注】此言血气行于脉外,以应天之道也。夫司天在上,在泉在下,水天之气,上下相通,应人之血气,充肤热肉,澹渗皮毛,而肌肉充满,若怯然少气者,则水道不行,而形气消索矣。夫冲脉者,五脏六腑之海也。五脏六腑之气,皆禀于冲脉而行。其上者,出于颃颡(颃颡者,鼻之内窍上通天气者也),渗诸阳,灌诸精;其下者注少阴之大络,下出于气街。此五脏六腑之血气,皆从冲脉而渗灌于脉外皮肤之间,应水随气而运行于天表也。夫少阴主先天之水火,水火者,精气也。冲脉并少阴之经,渗三阴,循跗入大趾间,渗诸络而温肌肉,是少阴之精气,又从冲脉而营运出入于经脉皮肤之外内者也。故别络结,则少阴之气不能行于跗上,而跗上不动矣,不动者,乃少阴之气厥于内,故厥则寒矣。此气血结于脉内,而不能通于脉外也。故当导之,以言导气之外出也。验之以脉,知精血之行也。其非跗上不动,然后乃可明逆顺之行。逆顺之行者,少阴之精气渗灌于肤表,而复营运于脉中,应司天在泉之气,绕地环转,而复通贯于地中,明乎日月,微于毫厘者,言圣人之道,如日月丽天,循度环转,无有毫厘差失。故曰圣人之为道者,上合于天,下合于地,中合于人事,必有明法,以起度数,法式检押,乃后可传焉。杨元如曰:"五脏六腑,应五运之在中,五运者,神机之出入也。皮肤经脉,应六气之在外,六气者,左右上下。环转升降者也。五脏六腑之气,禀冲脉而营运于肤表,应地气之出于外也。"莫仲超曰:"所谓冲脉者,顺行逆冲于经脉皮肤之外内,充于形身,无往不到,故曰逆顺之行。盖经脉之血气顺行,则皮肤之气血逆转,所以应天地营运之道也。禀于五脏六腑者,即水谷所生之血气,流溢于中,由冲脉而布散于皮肤之外。少阴之气血,先天之精气也,并冲脉渗于三阴,而行于脉中,循足跗渗足趾之诸络,而出于脉外,是以阳气起于足五趾之表,阴气起于足五趾之里,盖秉足少阴先天之水火也。人之形体肥厚,由水谷所生之血气,充肤热肉,澹渗皮毛。其真骨坚,肉缓节监者,秉先天之精气也。皮肉筋骨,营卫血气,皆本于先天后天生始之血气以资益,而后能筋骨强坚,肌肉丰厚,是以始论人之肥瘦长短,而末结冲脉少阴之出入焉。"

《灵枢·动输》:"黄帝曰:足之阳明,何因而动?岐伯曰:胃气上注于肺,其悍气上冲头者,循咽,上走空窍,循眼系,入络脑,出颅,下客主人,循牙车,合阳明,并下人迎,此胃气别走于阳明者也。故阴阳上下,其动也若一。故阳病而阳脉小者,为逆;阴病而阴脉大者,为逆。故阴阳俱静俱动,若引绳相倾者病。"

【张志聪注】胃气上注于肺者,胃腑所生之营气宗气,上注于肺,而行于经脉之外内,以应呼吸漏下。其悍热之气,上冲头者,循咽上走空窍,循眼系,入络脑,出颅下客主人,循牙车,此阳明之悍气,上走空窍,行于皮肤之气分,而下合于阳明之脉中,并下人迎。此胃腑所生之悍气,别走于阳明者也。故阴阳上下,其动也若一。盖身半以上为阳,身半以下为阴,谓在上之人迎,在下之冲阳,其动之相应也。故阳病而阳脉小,阴脉大者为逆,阴病而阴脉大,阳脉小者为逆。故阴阳上下,静则俱静,动则俱动,若引绳墨,如相倾而不相应者,则为病矣。按上章曰:胸气有街,腹气有街,头气有街,胫气有街。气在腹者止之背俞,与冲脉于脐左右之动脉间。夫足阳明之脉,其支者下人迎,入缺盆,从缺盆下乳内廉。挟脐入气街中;其支者下循腹里,至气街中而合以下髀关,循股外廉至足跗上。夫胃之悍气,合阳明之脉而下人迎,挟脐入气街中,则与冲脉相合,而出于腹气之街矣。其下行而出于足跗者,动于冲阳而上,与人迎之相应也。

《灵枢·动输》:"黄帝曰:足少阴何因而动?岐伯曰:冲脉者,十二经之海也,与少阴之大络,起于肾下,出于气街,循阴股内廉,邪(同"斜")入腘中,循胫骨内廉,并少阴之经,下入内踝之后。入足下,其别者,邪(同"斜")入踝,出属附上,入大指之间,注诸络,以温足胫,此脉之常动者也。"

【张志聪注】此言流溢于中之血气,一从冲脉与足少阴之大络,而下出于足胫之气街。循阴股内廉者,血气出于皮肤,仍循少阴之经而行也。邪入腘中者,与太阳之承山踝上以下也。其别者,乃少阴之支络,别走于踝跗,上入大趾之间,而散于十趾之络,是以阳气起于足五趾之表,阴气起于足五趾之里。盖阴阳二气,本于先天之水火,藏于肾脏,出于下而升于上也。夫卫气者,阳明所生之气也。上节论(《灵枢·动输》:"黄帝曰:足之阳明,何因而动?岐伯曰:胃气上注于肺,其悍气上冲头者,循咽,上走空窍,循眼系,入络脑,出颅,下客主人,循牙车,合阳明,并下人迎,此胃气别走于阳明者也。故阴阳上下,其动也若一。")卫气之别走阳明,合于人迎,是从膺胸脐腹,而下至跗上,如左右之动脉,与冲脉会于脐间,则阳明之血气,随冲脉而出于腹气之街矣。此节论冲脉与少阴出于胫气之街,盖手足十二经之本标,只出于头气之街,胸气之街,营卫之行,从本而入。从标而出,上下相贯,如环无端。其腹气之街,胫气之街,乃别出阳明少阴之血气,不在十二经脉本标之内,故别提出阳明少阴之动输焉。

《灵枢·卫气》:"气在腹者,止之背俞,与冲脉于脐左右之动脉者;气在胫者,止于气街,与承山踝上以下。"

【张志聪注】经云:"冲脉者,经脉之海也。主渗灌谿谷,与阳明合于宗筋,阴阳总宗筋之会,会于气街,而阳明为之长,皆属于带脉,而络于督脉。"是阳明之血气,又从冲脉而出于腹气之街,故与冲脉会于脐之左右动脉也。本经《动输》曰:"冲脉与少阴之大络,起于肾,下出于气街,循阴股内廉,邪入腘中。"腘中乃足太阳之部分,故与足太阳之承山,交会于踝上以下。此足少阴又同冲脉,而出于胫气之街也。

《素问·举痛论》:"寒气客于冲脉,冲脉起于关元随腹直上,寒气客则脉不通,脉不通则气因之故喘动应手。"

【张志聪注】此言冲脉之循于腹者,会于咽喉,而散于脉外也。夫冲脉之循于背者注于经,其浮而外循于腹者,至胸中而散于脉外之气分,故脉不通则气因之,而喘动应手,谓脉逆于胸之下,而气因病于胸之上,喘动应手者,人迎气口,喘急应手也。倪冲之曰:"分别冲脉之有挟脊循腹,故曰随腹直上,则气因之。"

《灵枢·百病始生》:"其着于伏冲之脉者,揣之应手而动,发手则热气下于两股,如汤沃之状。"

【张志聪注】伏冲之脉,挟于脐间,故揣之应手而动,发手则热者,冲脉之血气充于外也。冲脉下循阴股,出于胫气之街,其气下于两股如汤沃之状者,因积而成热也。

二、读经心悟

冲脉起于胞中,分为两条支脉:一支上循背里,伏行于腹之内;另一支浮行于外,位于腹部阳明少阴之间,循腹右上行,至胸中而散。冲脉为经络之海,五脏六腑之海,血海。五脏六腑之气,皆禀于冲脉而行,其上者渗诸阳,灌诸精;其下者渗三阴,五脏六腑之血气,皆从冲脉而渗灌于脉外皮肤之间,充肤热肉,澹渗皮毛。下伏于胞中之血,半随冲脉而行于脉内,半随冲脉而散于皮肤。又足阳明之脉,与冲脉于脐左右之动脉合于宗筋,下至巨虚之上下廉,而出于腹气之街。冲脉与少阴之大络并行,顺着大腿内侧,进入膝腘窝中,潜行于小腿骨内侧,下至内踝胫骨与跗骨相连处时又别行,渗入三阴经。其上者,出于颃颡,输于太阳之大杼。

从冲脉的循行、储血和功能上不难看出其与现代人体解剖学中主动脉的特性基本吻合。

主动脉是人体内最粗大的动脉管,是向全身各部输送血液的主要导管,也叫大动脉。主动脉从心脏的左心室发出,向上向右再向下略呈弓状,再沿脊柱向下行,分为主动脉胸部(胸主动脉)和主动脉腹部(腹主动脉),在胸腔和腹腔内分出很多较小的动脉(冲脉上循背里,伏行于腹内,其浮而外者,起于窍冲,循腹右上行,至胸中而散)。

腹主动脉在第4腰椎体的左前方,分为左、右髂总动脉。髂总动脉行至骶髂关节处又分为髂内动脉和髂外动脉。髂内动脉,是盆部动脉的主干,沿小骨盆后外侧壁走行(冲脉、任脉皆起于胞中)。

髂外动脉,是指自起始部至腹股沟韧带深处以上的一段动脉。股动脉在腹股沟韧带中点深处续髂外动脉,在腘窝移行为腘动脉。动脉在腘窝深部下行,在膝关节下方分为胫后动脉和胫前动脉。胫后动脉沿小腿后部深层下行,经内踝后方至足底分为足底内侧动脉和足底外侧动脉。胫前动脉起始后经胫腓骨之间穿行向前,至小腿前部下行,越过踝关节前面至足背,移行为足背动脉(冲脉出于气街,循阴股内廉,入腘中,伏行骭骨内,下至内踝之后属而别。其下者并行少阴之经,渗三阴;其前者,伏行出跗属,下循跗,入大指间,渗诸络而温肌肉)。

颈外动脉自颈总动脉分出后,转向前外侧,上行入腮腺,末端平下颌颈处分为颞浅动脉和上颌动脉两个终支(冲脉上者,出于颃颡)。

椎动脉起于锁骨下动脉第一段上壁,发出后穿经第6颈椎以上的横突孔,在寰椎侧块后方向内侧弯曲,穿经枕骨大孔进入颅腔,在脑桥下缘,与对侧椎动脉联合形成基底动脉(冲脉输上在于大杼)。

动脉是运送血液离开心脏的血管,从心室发出后,反复分支,越分越细,最后移行于毛细血管,将营养物质、氧气和许多激素及其他信息物质运送到全身各器官、组织和细胞供其生理活动需要,以此协调整个机体的功能(冲脉为经络之海,五脏六腑之海,血海,主渗灌溪谷,上灌诸阳,下渗三阴)。

综上所述,既然冲脉无论在分布上还是在功能上都与动脉特别是与位于腹部、胸部、颈部、上肢和下肢的主要动脉血管相吻合,也就可以认为冲脉与这些动脉应该是等同的。如果用手法作用在这些动脉血管上,也就是作用在冲脉上,就会影响到脉内血与营气的运行与输布,从而影响到冲脉所过之处的经脉中的血气。

成书于清代康熙年间我国现存较早的一本成人按摩推拿专著《按摩经》中就记载了按压腹部动脉治疗疾病的方法,其中有"上中下脘俱按到,呼吸二七把手松,两腿宛如火来烤,热气走到两脚中。左右有动石关穴,此是积聚在内横,一样按法往下送,瘀气下降病觉轻。肓俞穴动肾气走,抬手热气散如风,一样按摩三五次,腹中轻快病无踪"的歌诀。这说明古人早已认识到冲脉与腹部动脉的关系,已运用到临床治疗疾病,并积累了丰富的操作经验。

早年在北京受业于河北省高阳七代世传推拿大师安纯如先生门下的胡秀璋(1914—1984年,天津人,天津中医学院一附院原推拿科主任,著名推拿专家),在1960年编写的《腹部推拿学简编》一书中记载了对腹部冲脉进行按压的临床研究成果。胡秀璋非常重视冲脉,认为冲脉起于少腹胞中,上行则"渗诸阳",下行则"渗诸阴",含蓄了五脏六腑和十二经脉的气血,为"五脏六腑之海""十二经之海""血海"。腹部推拿可通过伏冲之脉直接影响冲、任、督、胃四脉的功能,进而对五脏六腑、十二经脉的气血发生影响,以疏通经脉,行气活血,扶正祛邪,调节脏腑,平衡阴阳,取得治疗脏腑经脉及其相连组织器官疾病的目的。胡秀璋根据患者病情与体质的不同,根据其先师之传授将腹部分为五层,同时又根据病情之不同又定出攻、散、提、带四种补泻手法。

　　《灵枢·百病始生》有"其着于伏冲之脉者,揣之应手而动,发手则热气下于两股,如汤沃之状"之说。《灵枢·刺节真邪》说:"大热遍身,狂而妄见妄闻妄言,视足阳明及大络取之,虚者补之,血而实者泻之。因其偃卧,居其头前,以两手四指挟按颈动脉,久持之,卷而切,推下至缺盆中,而复止如前,热去乃止,所谓推而散之者也。"可见《内经》中同样有按压冲脉或动脉来调理经脉寒热的方法,所以导引疗法不仅仅只是作用于经脉中的"经气",而且还可通过按压"血脉"对血气的输布产生影响,实现调血以调气、血气并调的功效。

第四章 《内经》论血气

一、《内经》摘要

《灵枢·决气》:"黄帝曰:余闻人有精气津液血脉,余意以为一气耳,今乃辩为六名,余不知其所以然。岐伯曰:两神相搏,合而成形,常先身生是谓精。何谓气?岐伯曰:上焦开发,宣五谷味,熏肤充身泽毛,若雾露之溉,是谓气。何谓津?岐伯曰:腠理发泄,汗出溱溱,是谓津。何谓液?岐伯曰:谷入气满,淖泽注于骨,骨属屈伸,泄泽,补益脑髓,皮肤润泽,是谓液。何谓血?岐伯曰:中焦受气取汁,变化而赤,是谓血。何谓脉?岐伯曰:壅遏营气,令无所避,是谓脉。"

【张志聪注】此篇论精气津液血脉,生于后天而本于先天也。本于先天,总属一气,成于后天,辩为六名。故帝意以为一而伯分为六焉。"决",分也。决而和,故篇名《决气》,谓气之分判为六,而和合为一也。吴氏曰:所生之来谓之精,两精相搏谓之神。又曰:神者,水谷之精气也。两神者,一本于天一之精,一生于水谷之精,两神相搏,合而成此形也。所生之来谓之精,故常先身生,谓未成形而先生此精也。上焦之气,宣发五谷之精微,充肤热肉,润泽皮毛,若雾露之溉,是谓气。腠理者,肌肉之纹理。本经曰:"水谷入于口,其味有五,各注其海,津液各走道,故三焦出气以温肌肉,充皮肤,为其津。其流而不行者为液。"是以发泄于腠理,汗出溱溱,是谓津。谷入气满,淖泽注于骨,使骨属屈伸,泄泽,从髓空而补益脑髓,皮肤润泽,是谓液。中焦受水谷之精气,济泌别汁,奉心神变化而赤,是谓血。"壅",培助也。"遏",遮蔽也。"避",违避也。言经脉壅蔽,营气行于脉中,昼夜环转,无所违逆,是谓脉。

《灵枢·刺节真邪论》:"真气者,所受于天,与谷气并而充身也。"

【张志聪注】所受于天者,先天之精气;谷气者,后天水谷之精气,合并而充身者也。

《素问·上古天真论》:"恬淡虚无,真气从之,精神内守,病安从来。"

【张志聪注】"恬",安静也。"淡",朴素也。"虚无",不为物欲所蔽也。

《素问·痹论》:"岐伯曰:营者,水谷之精气也,和调于五藏,洒陈于六府,乃能入于脉也。故循脉上下,贯五藏,络六府也。"

【张志聪注】《灵枢》云:"人受气于谷,谷入于胃,以传于肺。五脏六腑,皆以受气,其清者为营,浊者为卫,营行脉中,卫行脉外。"《营气》曰:"营气之道,内谷为实,谷入于胃,乃传之肺,流溢于中,布散于外,专精者行于经隧,常营无已。"是水谷之精气,从肺气而先和调于脏腑,五脏六腑,皆以受气,而乃能入于脉也。入于脉,故循脉上下,复贯五脏,络六腑。盖言五脏六腑,受谷精之气,营行于经脉,经荣之气复贯络于脏腑,互相资生而资养者也。

《素问·痹论》:"卫者,水谷之悍气也,其气慓疾滑利,不能入于脉也,故循皮肤之中,分肉之间,熏于肓膜,散于胸腹。"

【张志聪注】卫者,水谷之悍气。其气疾滑利,故不能入于脉,不入于脉,故循于皮肤分肉之间。分肉者,肌肉之腠理;理者,皮肤脏腑之纹理也。盖在外,则行于皮肤肌理之间;在内,则行于络脏络腑之募原。募原者,脂膜也,亦有纹理之相通,故曰皮肤脏腑之纹理也。络小肠之脂膜,谓之肓。是以在中焦,则熏蒸于肓膜;行于胸膈之上,则散于心肺之募理;行于腹中,散于肠胃肝肾之募原。是外内上下,皮肉脏腑,皆以受气,一日一夜,五十而周于身。

《灵枢·邪客》:"宗气积于胸中,出于喉咙,以贯心脉而行呼吸焉。"

【张志聪注】宗气行于经脉之外内,行于脉内者,偕营气而行;行于脉外者,随卫气而转,外内自相逆顺而行者也。

《灵枢·营气》:"黄帝曰:营气之道,内谷为宝,谷入于胃,乃传之肺,流溢于中,布散于外,精专者行于经隧,常营无已,终而复始,是谓天地之纪。故气从太阴出,注手阳明。上行注足阳明,下行至跗上,注大指间,与太阴合,上行抵髀,从髀,注心中。循手少阴,出腋,下臂,注小指,合手太阳。上行乘腋,出颈内,注目内眦,上巅,下项,合足太阳。循脊下尻,下行注小指之端,循足心,注足少阴。上行注肾。从肾注心,外散于胸中,循心主脉,出腋下臂,出两筋之间,入掌中,出中指之端。还注小指次指之端,合手少阳。上行注膻中,散于三焦。从三焦,注胆,出胁,注足少阳。下行至跗上,复从跗注大指间,合足厥阴。上行至肝,从肝上注肺,上循喉咙,入颃颡之窍,究于畜门。其支别者,上额循巅,下项中,循脊入骶,是督脉也。络阴器,上过毛中,入脐中,上循腹里,入缺盆。下注肺中,复出太阴。此营气之所行也,逆,顺之常也。"

【张志聪注】此篇论营血营行于经隧之中,始于手太阴肺,终于足厥阴肝,常营无已。终而复始。营血者,中焦受气取汁,化而为血,以奉生身,莫贵于此,故独行于经隧,名曰营气,盖谓血之气为营气也。流液于中,布散于外者,谓中焦所生之津液,有流溢于中而为精,奉心神化赤而为血,从冲脉任脉,布散于皮肤肌肉之外,充肤热肉。生毫毛,其精之专赤者,行于经隧之中,常营无已,终而复始,是谓天地之纪。盖布散于皮肤之外者,应天气之营运于肤表;营于经脉之内者,应地之十二经水也。故营气从手太阴肺脉,出注于手大指之少商,其支者,注于次指之端,以交于手阳明;上行于鼻交颀中。而注于足阳明胃脉;下行至足跗上之冲阳,注足大趾间,与足太阴脾脉,合于隐白;上行抵髀,从髀注心中,循手少阴之脉,出腋下之极泉,循臂注小指之少冲,合手太阳于小指外侧之少泽;上行乘腋,出内,注目内,而交于足太阳之睛明;上巅下项,循脊下尻,下行注足小趾之至阴,循足心之涌泉,注足少阴之经,上行注肾,从肾注心,散于胸中,而交于心主包络,循心主之脉,出腋下臂,出两筋之间,入掌中,出中指端之中冲,还注小指次指端之关冲,而合于手少阳之脉;上行注膻中,散于三焦,从三焦注胆,出胁,注足少阳之脉,下行至跗上,复从跗注大趾间之大敦,合足厥阴之脉;上行至肝,从肝复上注于肺,上循喉咙,入颃颡之窍,究于畜门。"颃颡",鼻之内窍。"畜门",鼻之外窍。"究",终也。其支别者,从肝脉上额循巅,与督脉会于巅顶。复下项中,循脊入骶,是督脉也。督脉之行于前者,络阴器,上过毛中,入脐中,上循腹里,入缺盆,下注肺中,复出循于太阴之脉,此营气之所行,外内逆从之常也。逆从者,谓经脉内外之血气交相逆从而行也。夫营卫者,精气也,乃中焦水谷之精,生此营卫二气。清气行于脉中,浊气行于脉外,此营气与宗气,偕行于二十八脉之中,以应呼吸漏下者也。中焦之汁,化赤而为血,以奉生身,命曰营气。此独行于经隧之血而名营气,营于十二经脉之中,始于手太阴肺,终于足厥阴肝,此与营卫之营气,循度应漏之不同也。是以本篇论营气之行,外营于十二经脉,内营于五脏六腑。其支者行于督脉,复注于肺中,而任脉及两跷不与焉。其营气、宗气,行于脉中,以应呼吸漏下者,行于二十四脉,并任督两跷,共二十八脉,以应二十八宿者也。尚御公曰:"营气、宗气行于脉中者,应呼吸漏下,昼夜而为五十营也。营卫相将,偕行于皮肤肌腠之间者,日行阳二十五度,夜行阴二十五度,外内出入者也。本篇之营气,营于脉中,始于手太阴肺,终于足厥阴肝,昼夜只环转一周,是谓天地之纪。盖天道营运于地之外,昼夜只环转一周,而过一度者也。再《平脉篇》曰:'营卫不能相将,三焦无所仰。'夫营行脉中,卫行脉外,乃各走其道,外内逆顺而行者也。相将而行者,乃脉外之营,与卫气偕行于肌腠之间,故曰三焦无所仰。盖腠者肌肉之纹理,乃三焦通会之处,三焦之气,仰借营卫而游行也。"金西铭问曰:"营血之不营于任脉两跷者何也?"曰:"任脉起于胞中,阳跷乃足太阳之别脉,阴跷乃足少阴之别脉,胞中为血海,膀胱乃津液之府,肾主藏精,皆有流溢于中之精血贯通,故营血不营焉。"又问曰:"营气之不行于冲脉带脉阳维阴维者何也?"曰:"冲任二脉,虽并起于胞中,任脉统任一身之阴,与督脉交通,阴阳环转者也。冲脉上循背里,为经络之海,其浮而外者,循腹上行。至胸中而散,充肤热肉生毫毛,盖主行胞中之血,充溢于经脉皮肤之外内,不与经脉循度环转。越人曰:'阳维阴维者,维络于身,溢蓄不能环流灌溉诸经者也。故阳维起于诸阳之会,阴维起于诸阴之交。'带脉者,有如束带,围绕于腰,统束诸脉,此皆不与经脉贯通,故不循度环转。"莫云从问曰:"脏腑之气,本于五运六气之所生,营气之行,始于手太阴肺,终于足厥阴肝,与五行逆顺之理,不相符合,请详示之。"曰:"血脉生于后天之水谷,始于先天之阴阳,肺属天而主脉,其脉环循胃口,是以胃腑所生之精血,先从肺脉而行,腹走手而手走头,头走足而足走腹,脏腑相传,外内相贯,此后天之道也。以先天论之,肾主天一之水,心包络主地二之火,肝主天三之木,肺主地四之金,脾主天五之土,是以肾传之包络,包络传之肝,肝传之肺,肺传之脾,脾复传于少阴。少阴之上,君火主之,君火出于先天之水中,后天之太阳也。故复从手少阴心,而传于足少阴肾,肾主先天之水,肺主后天之气,督脉环绕于前后上下,应天运之包乎地外,血脉之生始出入,咸从天气以流行,故人之所以合于天道也。"

《灵枢·卫气行》:"卫气之行,一日一夜五十周于身,昼日行于阳二十五周,夜行于阴二十五周,周于五藏。是故平旦阴尽,阳气出于目,目张则气上行于头,循项下足太阳,循背下至小趾之端。其散者,别于目锐眦,下手太阳,下至手小指之间外侧。其散者,别于目锐眦,下足少阳,注小趾次趾之间。以上循手少阳之分侧,下至小指之间。别者以上至耳前,合于颔脉,注足阳明以下行,至跗上,入五趾之间。其散者,从耳下下手阳明,入大指之间,入掌中。其至于足也,入足心,出内踝,下行阴分,复合于目,故为一周。"

【张志聪注】卫气之行,一日一夜,五十周于身者,谓营行脉中,卫行脉外,循脏腑之手足十二经脉,与督脉任脉阳跷阴跷之脉度而行,一呼一吸,脉行六寸,水下二刻,计二百七十息,脉行十六丈二尺为一周。昼行二十五周,夜行二十五周,总属此十六丈二尺之脉度,无分阴与阳也。其昼行于阳二十五周,夜行于阴二十五周,周于五脏者:昼行于三阳之分,夜行于五脏之阴,与循经而行者,各走其道。盖卫气之循经而行者,是脉内之营气,交相循度环转;昼行于阳。夜行于阴者,与脉外之营气,相将而行。昼行于皮肤肌腠之间,夜行于五脏募原之内,与昼夜循行十六丈二尺之经脉五十周者不同也。是以平旦气出于阳而目张,暮则气入于阴而目瞑,故下文曰："日行一舍,人气行一周,与十分身之八。"盖言日行一舍,卫气之循度而行者,环转于十六丈二尺之一周,与行于三阳之分者,亦一周也。夫卫气之昼行于阳,夜行于阴者,应日随天道绕地环转。卫气之循经而行者,应月与海水之盛亏于东西,故曰:人与天地参也,与日月相应也。按《厥论》曰:"阳气起于足五趾之表,阴气起于足五趾之里。"阳明者,表也,为之行气于三阳,而卫气者,阳明水谷之悍气,合于阳明之额脉,下行至足跗上,是以卫气之上入于五趾之间者,合阳明而入于额脉之人迎,下至足跗,故入于足五趾之端,从指井而复出于皮肤之气分也。玉师曰:"经言卫气先行皮肤,先充络脉,是卫气与络脉之相通也。卫气大会于风府,日下一节,二十一日下至尾骶,内行于伏冲之脉,是卫气外行于皮肤,而内行于经脉也。"此言卫气入于阳明之额脉,是营卫之行于经脉外内,又不可执一而论。

《灵枢·动腧》:"**黄帝曰:营卫之行也,上下相贯,如环之无端,今有其卒然遇邪气,及逢大寒,手足懈惰,其脉阴阳之道,相输之会,行相失也,气何由还? 岐伯曰:夫四末阴阳之会者,此气之大络也;四街者,气之径路也。故络绝则径通,四末解则气从合,相输如环。**"

【张志聪注】此申明经脉之血气,从四街而出行于脉外,皮肤分肉之气血,从四末而入行于脉中,上下相贯,环转之无端也。四末者,四肢之杪末,手足之指井也。其脉者,谓手足三阴三阳之经输。阴阳之道者,血气从此所行之道路也。相输之会气从合者,谓皮肤之气血,从四末而溜于脉中,输行于经,而与脉中之血气相会,入于肘膝之间,而与脉中之血气相合,故曰四末解,则气从合。盖假风寒之邪,以明四末乃阴阳之会,气从此而所入之大络也。如因邪气所阻。则手足懈惰,而道路不通,气何由而环转? 如四末和解,则气血输会于脉中,而还转于气街矣。夫经脉者,内连于脏腑,外络于形身,外内出入。常营无已。络脉者,乃经脉之支别,如江河之支流,至梢杪而有尽也。四街者,气之径路也,故络绝则径通。手足十二经之本标。出于头气之街,胸气之街,阳明所生之血气,复出于腹气之街,少阴所藏之血气,复出于胫气之街。此经脉中之血气,复从络脉之尽处,出于气街,而行于皮肤分肉之外也。此营卫之行于皮肤经脉之外内,上下相贯,如环无端,莫知其纪也。王子方曰:"本经云营行脉中,卫行脉外。又曰:浮气之不循经者为卫气,精气之营于经者为营气。今复言营卫之行环转于经脉之外内,岂经义自相矛盾欤?"曰:"卫气昼行于阳,夜行于阴,应天气之晦明,天道右旋,地道左转,天运于地之外,交相逆顺而行,应营气行于脉中,卫气行于脉外,外内清浊之不相干也。然天气营运于地之外,而复通贯于地中,有四时之寒暑往来,生长收藏。此天地阴阳之气,上下升降,外内出入有分有合,环转无端,是以营卫之行,环转于皮肤经脉之外内者,应天地之气交也。夫所谓营行脉中者,始于手太阴肺,终于足厥阴肝。腹走手而手走头,头走足而足走腹,一脉流通,终而复始,此营血之行于脉中也。又别出两行营卫之道,清者为营,浊者为卫,营行脉中,卫行脉外。营于脉中者,循手足之十二经脉,及阴跷阳跷任脉督脉,合十六丈二尺为一周,昼行二十五度,夜行二十五度,应呼吸漏下者,此营气之行于脉中也。卫气昼行阳二十五度,夜行阴二十五度,此营气卫气各走其道,清浊外内之不相干也。若夫手足之三阴三阳,十二经脉,皆从指井所出,而营于五脏之二十五输,六腑之三十六输。夫指井离爪甲如韭许,乃血肉筋骨之尽处,血气皆从何来,而曰所出为井耶? 盖受皮肤之气血,从此而溜注于脉中,十二经脉之血气,始从此而生出,故曰所出为井,所溜为荥,所注为输,所行为经。充肤热肉之气血,妇随夫唱,相将而行,同溜于经脉之中,故曰营卫之行也,上下相贯,四末阴阳之会者,此气之大络也。夫宗气半行于脉中,半行于脉外。营血半营于经隧,半营于皮肤;营气行于脉中,卫气行于脉外。阴中有阳,阳中有阴,犹两仪四象之定体,血气贯通于外内,应天地之气交,一息不运则生化灭矣。夫皮肤气分为阳,经脉血分为阴,阳走阳而阴走阴,此阴阳之相离也。阴出于阳,阳入于阴,此阴阳之相合也。阴阳之道,有离而有合也。若行于阳者,只行于阳;行于阴者,只行于阴,无外内出入之神机,而生化亦灭矣。阴阳之奥,会心者明之。"余伯荣曰:"《五乱》《胀论》,言卫气乱脉,是谓大惋,卫气逆为脉胀,卫气并脉循分为肤胀,若卫气行于脉内,岂非乱脉乎?"曰:"卫气之在路也,常然并脉循分肉,行有逆顺,阴阳相随,乃得天和,谓脉内之血气顺行,而脉外之气血逆转,行有逆顺,乃得天地之和。卫气乱脉者,谓卫气顺脉而行也,若夫环转于皮肤经脉之外内,正所谓交相逆顺而行,又何乱之有。"

《灵枢·营卫生会》:"黄帝问于岐伯曰:人焉受气?阴阳焉会?何气为营?何气为卫?营安从生?卫于焉会?老壮不同气,阴阳异位,愿闻其会。岐伯答曰:人受气于谷,谷入于胃,以传与肺,五藏六府,皆以受气,其清者为营,浊者为卫。营在脉中,卫在脉外,营周不休,五十而复大会,阴阳相贯,如环无端。卫气行于阴二十五度,行于阳二十五度,分为昼夜,故气至阳而起,至阴而止。故曰:日中而阳陇为重阳,夜半而阴陇为重阴。故太阴主内,太阳主外,各行二十五度,分为昼夜。夜半为阴陇,夜半后而为阴衰,平旦阴尽而阳受矣,日中而阳陇,日西而阳衰,日入阳尽,而阴受气矣。夜半而大会,万民皆卧,命曰合阴,平旦阴尽而阳受气。如是无已,与天地同纪。"

【张志聪注】此章论营卫之生始会合,因以名篇。首节论营卫之所生,而各走其道,下节论营卫之会合,相将而行,外内出入,此阴阳离合之道也。谷入于胃,以传于肺,五脏六腑,皆以受气者,此营血之营于五脏六腑十二经脉也。其清者为营,浊者为卫,乃别出两行营卫之道,营在脉中,卫在脉外,营周不休,昼夜五十营。而复大会于手太阴,阴阳相贯,如环无端,此营气之行于脉中,循度环转,以应呼吸漏下者也。卫气夜行于阴二十五度,日行于阳二十五度,分为昼夜,故气至阳则卧起而目张,至阴则休止而目瞑。日中阳气陇,而卫气正行于阳,故为重阳;夜半阴气陇,而卫正行于阴,故为重阴。太阴主地,太阳主天。卫气日行于太阳之肤表,而夜行于五脏之募原,乃太阴所主之地中也。外内各行二十五度,分为昼夜,此卫气之所行也。夜半为阴陇,夜半后为阴衰,平旦阴尽而阳受气矣;日中而阳陇,日西而阳衰,日入阳尽而阴受气矣。夜半而阴阳大会,天下万民皆卧,命曰合阴。此天气夜行于阴,而与阴气会合,天道昼夜之阴阳也。平旦卫气行阴,阴尽而表阳复受此卫气,如是昼夜出入之无已,与天地阴阳之同纪也。

《灵枢·营卫生会》:"黄帝曰:愿闻营卫之所行,皆何道从来?岐伯答曰:营出于中焦,卫出于上焦。"

【张志聪注】复问营卫相将之所行,皆何道从来,而行于脉外也。夫清者为营,浊者为卫,此入胃水谷之精气,别出两行营卫之道,营行脉中,卫行脉外,乃精气也。中焦受气取汁,化而为血,以奉生身,莫贵于此,故独行于经隧,命曰营气,此血之气名营气,故曰营出中焦,与精气之少有别也。《决气》曰:"上焦开发,宣五谷味,熏肤充身泽毛,若雾露之溉,是谓气。"《五味》曰:"辛入于胃,其气走于上焦,上焦者,受气而营诸阳者也。"卫者,阳明水谷之悍气,从上焦而出卫于表阳,故曰卫出上焦。夫充肤热肉之血,乃中焦水谷之津液,随三焦出气,以温肌肉,充皮肤,故《痈疽》章曰:"肠胃受谷,上焦出气,以温分肉,而养骨节,通腠理,中焦出气如露,上注谷而渗孙脉,津液和调,变化而赤为血,血和孙脉先满溢,乃注于络脉皆盈,乃注于经脉,阴阳已张,因息乃行,行有经纪,周有道理,与天协议,不得休止。"夫溪谷者,肌肉之分会也,是津液先和调于分肉孙络之间,变化而赤为血,血和而后孙络满溢,注于络脉经脉,故中焦之津液,化而为血,以奉生身者,谓血营于身形之肌肉也。独行于经隧,命曰营气,谓血注于孙脉经脉也。此血之气命曰营气,与应呼吸漏下之营气少别。故外与卫气相将,昼夜出入,内注于经脉,因息乃行,与天道之营运于外,而复通贯于中之合同也。

《灵枢·营卫生会》:"黄帝曰:夫血之与气,异名同类,何谓也?岐伯答曰:营卫者,精气也。血者,神气也。故血之与气,异名同类焉。"

【张志聪注】营卫生于水谷之精,皆由气之宣发。营卫者,水谷之精气也。血者,中焦之精汁,奉心神而化赤,神气之所化也。血与营卫,皆生于精,故异名而同类焉。

《灵枢·邪客》:"黄帝问于伯高曰:夫邪气之客人也,或令人目不瞑,不卧出者,何气使然?伯高曰:五谷入于胃也,糟粕、津液、宗气,分为三隧。故宗气积于胸中,出于喉咙,以贯心脉,而行呼吸焉。营气者,泌其津液,注之于脉,化以为血,以荣四末,内注五脏六腑,以应刻数焉。卫气者,出其悍气之剽疾,而先行于四末,分肉皮肤之间,而不休者也。昼日行于阳,夜行于阴,常从足少阴之分间,行于五脏六腑。今厥气客于五脏六腑,则卫气独卫其外,行于阳不得入于阴。行于阳则阳气盛,阳气盛则阳跷陷,不得入于阴,阴虚,故目不瞑。"

【张志聪注】此篇论卫气行于形身之外内,宗气行于经脉之外内。行于脉内者,偕营气而行;行于脉外,随卫气而转,外内自相逆顺而行者也。徐振公曰:"此章假邪客以明卫气宗气之行,故篇名《邪客》,而经文皆论其正气焉。此论宗气同营气行于脉中,以应呼吸漏下。卫气行于脉外,昼行于阳,夜行于阴,皮肤经脉之血气,交相逆顺而行也。"按《五味》曰:"大气之搏而不行者,积于胸中,命曰气海,出于肺,循喉咽,故呼则出,吸则入。"此宗气随肺气行于皮肤,呼则气出,而八万四千毛窍皆阖,吸则气入,而八万四千毛窍皆开。此章论宗气贯心脉而行呼吸。心脉者,手心主包络之脉。包络主脉,是从心脉而行于十六经脉之中,呼吸定息,脉行六寸,昼夜一万三千五百息,脉行八百十丈,以终五十营之一周。是宗气营气,皆半营于脉中,而半行于脉外者也。卫气者,悍滑疾,独行于脉外,昼行于阳,夜行于阴,以司昼夜之开阖,行于阳则目张而起,行于阴则目瞑而卧。如厥逆之气,客于五脏六腑,则卫气独卫于外,行于阳不得入于阴,故目不瞑。愚按卫气不得入于阴,则目不瞑之论多有重见,然各有意存,学人宜体析明白。

《灵枢·本脏》:"黄帝问于岐伯曰:人之血气精神者,所以奉生而周于性命者也;经脉者,所以行血气而荣阴阳,濡筋骨,利关节者也;卫气者,所以温分肉,充皮肤,肥腠理,司开阖者也;志意者,所以御精神,收魂魄,适寒温,和喜怒者也。是故血和则经脉流行,营覆阴阳,筋骨劲强,关节清利矣;卫气和则分肉解利,皮肤调柔,腠理致密矣;志意和则精神专直,魂魄不散,悔怒不起,五脏不受邪矣;寒温和则六腑化谷,风痹不作,经脉通利,肢节得安矣。此人之常平也。五脏者,所以藏精神血气魂魄者也。六腑者,所以化水谷而行津液者也。此人之所以具受于天也。"

【张志聪注】此章论在内之五脏六腑,有大小高下、偏正浓薄之不同,亦因形而生病也。夫营卫血气,脏腑之所生也;脉肉筋骨,脏腑之外合也;精神魂魄,五脏之所藏也;水谷津液,六腑之所化也。是以血气神志和调,则五脏不受邪而形体得安。

《灵枢·卫气》:"五脏者,所以藏精神魂魄者也;六腑者,所以受水谷而行化物者也。其气内干五脏,而外络肢节。其浮气之不循经者,为卫气;其精气之行于经者,为营气。阴阳相随,外内相贯,如环之无端。亭亭淳淳乎,孰能窃之。然其分别阴阳,皆有标本虚实所离之处。能别阴阳十二经者,知病之所生;候虚实之所在者,能得病之高下;知六腑之气街者,能知解结契绍于门户;能知虚实之坚软者,知补泻之所在;能知六经标本者,可以无惑于天下。"

【张志聪注】此章论营行脉中,卫行脉外,然经脉皮肤之血气,外内出入,阴阳相贯,环转之无端也。其气者,谓水谷所生之营卫,内荣于五脏,以养精神魂魄,外络于支,以濡筋骨关节,此言脏腑阴阳十二经脉之外内也。其浮气之不循经者为卫气,其精气之行于经者为营气,谓营行脉中,卫行脉外,各走其道,交相逆顺而行者也。"阴阳相随,外内相贯",谓脉内之血气出于脉外,脉外之气血贯于脉中,阴阳相随,外内出入,如环无端,莫知其纪也。合天地之亭毒,乃阴阳之化淳,亭亭淳淳,孰能穷之?然其分别阴阳,皆有标本虚实所离之处。盖以经脉所起之处为本,所出之处为标。虚实者,谓血气出于气街,离经脉而荣于肤腠。则经脉虚而皮肤实矣。高下者,谓本在下而标出于上也。气街者,气之径路,络绝则径通,乃经脉之血气,从此离绝,而出于脉外者也。"契",合也。"绍",继也。门户者,血气所出之门户。知六腑之气街,则知血气之结于脉内者,解而通之,脉内之血气,与脉外之气血,相合相继而行,则知出于气街之门户矣。脉内之血气,从气街而出于脉外,脉外之气血,从井荥而溜于脉中;出于气街,则经脉虚软,而皮肤石坚;溜于脉中,则经脉石坚,而皮肤虚软。故能知虚实,则知补泻之所在矣。皮肤之气血,犹海之布云气于天下,经脉之血气,合经水之流贯于地中,故能知六经之标本,可以无惑于天下。篇名《卫气》者,谓脉内之营气,出于气街,与卫气相将,昼行阳而夜行于阴也。夫营卫者,水谷之精气,营行脉中,卫行脉外,乃无形之气也。水谷之津液,化而为血,以奉生身,命曰营气,乃有形之血,行于经隧皮肤者,皆谓之营气。夫充肤热肉之血,有从冲脉而散于皮肤者,有从大络而出于脉外者,有随三焦出气之津液,化而为赤者,皆谓之营气,盖以血为营,血之气为营气也。此章论行于脉中之营气,出于气街,与卫气相将而行,故篇名《卫气》。曰:阴阳相随,外内相贯,血气之生始出入,阴阳离合,头绪纷纭,学人当于全经内细心穷究,庶可以无惑矣。

二、读经心悟

《内经》对气血的生成、分类、输布、运行、关系、作用进行了详细的论述。古今先贤对这些内容有着不同的认知,可谓仁者见仁,智者见智。如何正确地解读并建立正确的认知,是学习和运用导引疗法的关键所在,下面把笔者的一些感悟和粗浅认识介绍如下,与同行商榷。

气是中国传统文化中一个独特的概念,中国的古人认为万事万物都是由气生成的,是构成宇宙的最基本物质。"人生于地,悬命于天,天地合气,命之曰人"(《素问·宝命全形论》),故气是构成人体的最基本物质,是维持人体生命活动的最基本物质。现代研究认为气是"信息、能量、物质混合统一体",气的概念非常完美地融入中医学的理论中。中医学依据气的来源作为标准把人体内的气划分为真气、元气、宗气、营气、卫气、脏腑经络之气。

血,现在称为血液,是循行于脉中的富有营养的红色的液态物质,是构成人体和维持人体生命活动的基本物质之一。古人常称为"营血"或"营气",血为"中焦受气取汁,变化而赤"(《灵枢·决气》)而成,"营者,水谷之精气也"(《素问·痹论》),"血之与气,异名同类"(《灵枢·营卫生会》)。《内经》中并未提到"血液",而是言"营气",营气与血液两相维附,是血液的组成部分。故《难经本义》有云："气中有血，血中有气，气与血不可须臾相离，乃阴阳互根，自然之理也。"《读医随笔·气血精神论》曰："夫生血之气，营气也。营盛即血盛，营衰即血衰，相依为命，不可分离也。"

要想用"导引行气"的方法治疗疾病，必须掌握气血在经脉中的运行方式和作用原理，下面笔者将自己的理解和认知简述如下。

十二经脉起于手太阴，终于足厥阴，并不是指经脉中的血气从手太阴开始，沿着一定的运行路线，最终到达足厥阴，环转往复，而应该是指水谷精微化生的营气首先注入手太阴，然后依次流注各经脉，最终到达足厥阴，因为十二经脉中本来就原有经气存在，只不过是说脾胃新化生的营气是从手太阴注入经脉，营周不休，环转无端，昼夜更迭五十周而已。如果十二经脉中的营气是在十二经脉构成的环路中按照一定次序运行环转无端，就应该没有起始和终止之说。另外，如果十二经脉中的经气是按此路径循环运行的，也就与十二经脉中的手三阴和足三阴经气"出于井，溜于荥，注于腧，行于经，入于合"的运行相矛盾。十二经脉中营气的运行规律和方式不一定与营气注入各经脉的次序相一致。营气注入的经脉次序和经脉内营气运行的规律应该是两个不同的问题。

卫气与营气如出一辙。卫气虽行于脉外，昼行于阳二十五周，夜行于阴二十五周，环转无端，但只是指脾胃所化生的卫气散于脉外行于阳经或五脏六腑时流注的次序，而非卫气在经脉中的运行规律。卫气行脉外，充于皮肤肌腠之间，随十二经脉分布运行，营气行于脉中，二者各行其道，卫气运行方向与营气运行方向相反，符合太极运转规律，"阴阳相随，外内相贯，如环之无端"。

《灵枢·邪客》曰："营气者，泌其津液，注之于脉，化以为血，以荣四末，内注五脏六腑，以应刻数焉。"《灵枢·本脏》："经脉者，所以行血气而荣阴阳，濡筋骨，利关节者也。"故营气者，为经脉中气之"阴气"也。根据营气的分布可分为两种：一种是运行于十二经脉外的营气，由"脉"中营气渗出脉外，而行于脉外，起到充肤热肉的作用，这与血液循环系统中动脉血管的营养物质渗出血管营养组织细胞的功效相当；另一种就是"脉"中营气，也就是指血管中的营气，其有自己独立的封闭的运行通道，由水谷之津液化而为血，以奉生身，为有形之血，盖以血为营，血之气为营气。

《灵枢·卫气行》曰："卫气之行，一日一夜五十周于身，昼日行于阳二十五周，夜行于阴二十五周，周于五藏。是故平旦阴尽，阳气出于目，目张则气上行于头，循项下足太阳，循背下至小趾之端。"《灵枢·本脏》曰："卫气者，所以温分肉，充皮肤，肥腠理，司开阖者也。"故卫气者，为经脉中气之"阳气"也。卫气出于脉中，而散于脉外，主于皮肉筋骨之间，所以温分肉，充皮肤，肥腠理而司开阖者也。

根据阴阳对立统一和互根理论，营卫是不可完全区分的，应该是营中存卫，卫中有营，即阴中有阳，阳中有阴，只是二者分布的量不同而已，即脉内营气为主导，脉外卫气为主导。故《素问·阴阳应象大论》曰："阴在内，阳之守也；阳在外，阴之使也。"脉内之营气与脉外之卫气，虽各走其道，交相逆顺而行，但两者可互生，脉内之血气出于脉外，脉外之气血贯于脉中，阴阳相随，外内出入，如环无端。

综上所述，经脉中运行着血气，血为有形之物行于脉中，气为无形之物，即有行于脉中者之营气,又有行于脉外者之卫气。营气行脉中,濡养于脉外;卫气行脉外,充肤热肉。可见,营气和卫气共同构成了经脉中的经气,与经气相融合的还有运行其中的血液(分布于经脉中的不只是血液,应包含人体内的各种液体,即体液。人的机体含有大量的水分,这些水和分散在水里的各种物质总称为体液,约占体重的60%。体液可分为两大部分:细胞内液和细胞外液。存在于细胞内的称为细胞内液,约占体重的40%。存在于细胞外的称为细胞外液。细胞外液又分为两类:一类是存在于组织细胞之间的组织间液,包括淋巴液和脑脊液,约占体重的16%。另一类是血液的血浆,约占体重的5%。在这里为了便于叙述,就以"血液"替代"体液")。因此当我们作用在经脉中的经气,对经气的运行和分布产生影响时,就会对其中的血液产生影响;同样我们如果作用在血脉上,对脉中的血的运行和分布产生影响时,也会对经脉中的经气产生影响。通过气与血的这种相互影响的作用,就可对经脉中的血气进行调整,用以治疗因气血运行紊乱而导致的疾病。

但必须明确的是,虽然《内经》所讲的"经脉"中的经气与血液有着密切的关系,二者之间可互相产生影响,但经气的运行与血液循环系统血管中血液的运行是两个完全独立的运行通道,不可混淆。血液在脉中流动,只能受到脉中营气的推动作用,当用手法作用经脉时,只能使经脉中的气产生转移,而不能使被操作经脉部位中脉内的血液随气产生转移。那么又是怎样通过调理经脉中的经气来影响血液的呢?下面举例说明。

例如,患者的一侧肩部受到寒邪的侵袭,产生疼痛感觉,因为寒性收引,所以当肩部受到寒气的时候,经脉及皮肤肌肉等组织就会产生挛缩,经脉内的气由于组织的挛缩和寒气的侵入就会被挤压驱除而减少,导致局部经气和血液运动的活性减弱,经脉内气血的运行受阻,这就是中医所说的"气滞血瘀",神经系统受到挛缩组织的压迫刺激,就会产生局部的疼痛感。这时如果我们根据肩部疼痛部位所循行经过的经脉,选取经脉其他部位的腧穴,将经脉这些部位的经气通过手法的作用转移到肩部受损部位,由于受损部位新增加经气,在新增加经气的作用下,就会把侵入的寒气祛除体外,这就是中医所说的"扶正祛邪",同时由于局部经气增多,就会使该处的血液活性增强,运动加速,经脉等组织就会得到舒展,消除对神经系统的刺激,而使疼痛感消失,疾病就得到了治疗。当然也可采取"左病右治,右病左治""上病取下"等方法进行治疗。

实际上经脉内气(营气和卫气)的作用使体液处于"蒸腾气化"状态,也就是使其保持良好的活动状态,从而能够在人体内通畅的输布和进行新陈代谢,从而保持了整个机体的生命活力。

被称为"百病神针"的"八字治疗法"创始人李柏松通过多年对《内经》和现代医学理论的研究,在临床实践中对疾病的成因与治疗形成了自己独到的见解,其认知可能对理解调理气血治病的机制有帮助,有兴趣的读者可以参考阅读其《中国新针刺:八字治疗法》一书。

李柏松的"八字治疗法"谈及的疾病成因和治疗原理,对"经脉导引术"的理法认知应该是有启发的。虽然"经脉导引术"在治疗的方式方法上与"八字治疗法"不尽相同,但李柏松提到的"自然物质"应等同于经脉中的"气","自然物质"的缺失导致疾病与"自然物质"回归治疗疾病的理论,应该与通过经脉导引行气的治病理论是相同的,只是各自的认知角度和方式不同而已。可见,人体经脉中气运行和分布的正常与否,直接影响着体液的运动代谢和分布的正常与否,进而影响到各个组织器官的生理功能正常与否,因此,通过调节经脉中气的运行和分布就可以调理疾病。

第五章 《内经》论病生

一、《内经》摘要

《灵枢·口问》："夫百病之始生也，皆生于风雨寒暑，阴阳喜怒，饮食居处，大惊猝恐。则血气分离，阴阳破败，经络厥绝，脉道不通，阴阳相逆，卫气稽留，经脉虚空，血气不次，乃失其常。"

【张志聪注】伯言百病之生，不出外内二因。外因者，因于风雨寒暑；内因者，因于喜怒惊恐、饮食居处，皆伤营卫血气，阴阳经脉。若不在经者，请言其所在之病。

《灵枢·寿夭刚柔》："黄帝问于伯高曰：余闻形气，病之先后，外内之应奈何？伯高答曰：风寒伤形，忧恐忿怒伤气；气伤脏乃病脏，寒伤形乃应形；风伤筋脉，筋脉乃应。此形气外内之相应也。"

【张志聪注】此论外因之病，从外而内；内因之病，从内而外，形气外内之相应也。风寒者，外受之邪，故病形；忧恐忿怒，在内之气，故病脏。

《素问·举痛论》："帝曰：善。余知百病生于气也。怒则气上，喜则气缓，悲则气消，恐则气下，寒则气收，炅则气泄，惊则气乱，劳则气耗，思则气结，九气不同，何病之生？岐伯曰：怒则气逆，甚则呕血及飧泄，故气上矣。喜则气和志达，荣卫通利，故气缓矣。悲则心系急，肺布叶举，而上焦不通，荣卫不散，热气在中，故气消矣。恐则精却，却则上焦闭，闭则气还，还则下焦胀，故气不行矣。寒则腠理闭，气不行，故气收矣。炅则腠理开，荣卫通，汗大泄，故气泄。惊则心无所倚，神无所归，虑无所定，故气乱矣。劳则喘息汗出，外内皆越，故气耗矣。思则心有所存，神有所归，正气留而不行，故气结矣。"

【张志聪注】夫寒暑营运，天之阴阳也。喜怒七情，人之阴阳也。是以举痛而论阴阳寒热，知百病之皆生于气焉。董子《繁露》曰："天有春夏秋冬，人有喜怒哀乐。"张兆璜曰："智者之养生，顺四时而适寒温，和喜怒而安居处，则苛疾不起，百病不生。"问寒热七情，皆伤人气，而气有上下消耗之不同，是何病之所生也。怒为肝志，肝主藏血，怒则肝气上逆，故甚则呕血，木气乘脾，故及为飧泄，脾位中州，肝脏居下，故呕血飧泄，皆为气上。喜乃阳和之气，故志意和达，荣卫疏通，其气舒徐而和缓矣。心气并于肺则悲，心悲气并则心系急，心系上连于肺，心系急则肺布而叶举矣。肺主气而位居上焦，主行荣卫阴阳，肺脏布大，而肺叶上举，则上焦之气不通，而荣卫不能行散矣。气郁于中则热中，气不营运故潜消也。气者，水中之生阳也，肾为水脏，主藏精而为生气之原，恐伤肾，是以精气退却，而不能上升。膻中为气之海，上出于肺，以司呼吸，然其原出于下焦，故精气却则上焦闭，闭则生升之气还归于下，而下焦胀矣。上下之气不相交通，故气不行矣。腠理者，肌肉之纹理，乃三焦通会元真之处，寒气客之，则腠理闭而气不通，故气收于内矣。卫行脉外之腠理，汗乃荣血之阴液。夫气为阴之固，阴为阳之守，炅则腠理开，汗大泄，则阳气从而外泄矣。惊则心气散而无所倚，神志越而无所归，思虑惑而无所定，故气乱矣。劳则肾气伤，而喘息于内，阳气张而汗出于外，外内皆越，故气耗散矣。所以任物谓之心，心之所之谓之志，因志而在变谓之思，故思则心神内存，正气留中而不行，故气结矣。

《素问·皮部论》："是故百病之始生也，必先于皮毛，邪中之，则腠理开，开则入客于络脉；留而不去，传入于经；留而不去，传入于腑，廪于肠胃。"

【张志聪注】此言邪入于经，有不动脏而溜于腑者。传入于腑，谓入于大肠小肠胃腑也。"廪"，积也。夫经络受邪，则内干脏腑，其脏气实者，不必动脏，则溜于腑矣。盖阳明居中土，为万物之所归，邪入于胃，则积于肠胃之间，为贲响腹胀诸证。

《灵枢·邪气脏腑病形》："黄帝问于岐伯曰：邪气之中人也奈何？岐伯答曰：邪气之中人高也。黄帝曰：高下有度乎？岐伯曰：身半以上者，邪中之也。身半以下者，湿中之也。故曰：邪之中人也，无有常，中于阴则溜于腑，中于阳则溜于经。黄帝曰：阴之与阳也，异名同类，上下相会，经络之相贯，如环无端。邪之中人，或中于阴，或中于阳，上下左右，无有恒常，其故何也？岐伯曰：诸阳之会，皆在于面。中人也，方乘虚时及新用力，若饮食汗出，腠理开而中于邪。中于面，则下阳明。中于项，则下太阳。中于颊，则下少阳。其中于膺背两胁，亦中其经。黄帝曰：其中于阴，奈何？岐伯答曰：中于阴者，常从臂䏶始。夫臂与䏶，其阴皮薄，其肉淖泽，故俱受于风，独伤其阴。黄帝曰：此故伤其藏乎？岐伯答曰：身之中于风也，不必动藏。故邪入于阴经，则其藏气实，邪气入而不能客，故还之于腑。故中阳则溜于经，中阴则溜于府。黄帝曰：邪之中人脏奈何？岐伯曰：愁忧恐惧则伤心。形寒寒饮则伤肺，以其两寒相感，中外皆伤，故气逆而上行。有所堕坠，恶血留内；若有所大怒，气上而不下，积于胁下，则伤肝。有所击仆，若醉入房，汗出当风，则伤脾。有所用力举重，若入房过度，汗出浴水，则伤肾。黄帝曰：五脏之中风，奈何？岐伯曰：阴阳俱感，邪乃得往。黄帝曰：善哉。"

【张志聪注】此篇论脏腑阴阳色脉气血皮肤经脉外内相应，能参合而行之，可为上工。邪气者，风雨寒暑，天之邪也，故中人也高。湿乃水土之气，故中于身半以下。此天地之邪，中于人身，而有上下之分。然邪之中人，又无有恒常，或中于阴，或中于阳，或溜于腑，或入于脏。此论皮肤之气血，与经络相通，而内连脏腑也。阴之与阳者，谓脏腑之血气虽有阴阳之分，然总属一气血耳，故异名而同类。上下相会者，标本之出入也，经络之相贯，谓荣血之循行，从手太阴出注手阳明，始于肺而终于肝。从肝复上注于肺，环转之无端也。上下左右，头面手足也。或在于头面而中于阳，或在臂而中于阴，故无有恒常也。诸阳之会，皆在于面者，精阳之气，皆上于面而走空窍也。中于面则下阳明，中于项则下太阳，中于颊则下少阳，此手足三阳之络，皆循项颈而上于头面。膺背两胁者，复循头项而下于胸胁肩背也。此三阳络脉所循之处，外之皮肤，即三阳之分部。邪之客于人也，必先舍于皮毛，留而不去，入舍于络脉。下者，谓三阳皮部之邪，下入于三阳之经，故曰中于阳则溜于经。臂䏶者，手臂足之内侧，乃三阴络脉所循之处。外侧为阳，内侧为阴。其阴皮薄，其肉淖泽。故中于阴者，尝从臂䏶始。始者，始于三阴之皮部，而入于三阴之络脉也。《缪刺论》曰："邪之客于形也，必先舍于皮毛，留而不去，入舍于孙脉；留而不去，入舍于络脉；留而不去，入舍于经脉，内连五脏，散于肠胃。"盖五脏之脉，属脏络腑；六腑之脉，属腑络脏，脏腑经脉之相通也。夫血脉为阴，五脏之所主也，故邪入于经，其脏气实,邪气入而不能客,故还之于腑,散于肠胃。阳明居中土,为万物之所归,邪归于阳明之肠胃,而无所复传矣。此论脏气伤而邪中于脏也。夫邪中于阴而溜腑者,脏气实也。脏气者,神气也。神气内藏,则血脉充盛。若脏气内伤,则邪乘虚而入矣。风为百病之长,善行而数变,阴阳俱感,外内皆伤也。本经云:"八风从其虚之乡来,乃能病人,三虚相搏,则为暴病猝死。"此又不因内伤五脏,而邪中于脏也,故圣人避风如避矢石焉。

《灵枢·百病始生》:"黄帝问于岐伯曰:夫百病之始生也,皆于风雨寒暑,清湿喜怒。喜怒不节则伤脏,风雨则伤上,清湿则伤下。三部之气所伤异类,愿闻其会。岐伯曰:三部之气各不同,或起于阴,或起于阳,请言其方。喜怒不节则伤脏,脏伤则病起于阴也,清湿袭虚,则病起于下,风雨袭虚,则病起于上,是谓三部,至于其淫泆,不可胜数。黄帝曰:余固不能数,故问先师,愿卒闻其道。岐伯曰:风雨寒热,不得虚,邪不能独伤人。猝然逢疾风暴雨而不病者,盖无虚,故邪不能独伤人。此必因虚邪之风,与其身形,两虚相得,乃客其形。两实相逢,众人肉坚,其中于虚邪也,因于天时,与其身形,参以虚实,大病乃成。气有定舍,因处为名,上下中外,分为三员。是故虚邪之中人也,始于皮肤,皮肤缓则腠理开,开则邪从毛发入,入则抵深,深则毛发立,毛发立则淅然,故皮肤痛。留而不去,则传舍于络脉,在络之时,痛于肌肉,其痛之时息,大经乃去。留而不去,则传舍于经,在经之时,洒淅喜惊。留而不去,传舍于输,在输之时,六经不通四肢,则肢节痛,腰脊乃强。留而不去,传舍于伏冲之脉,在伏冲之时,体重身痛。留而不去,传舍于肠胃,在肠胃之时,贲响,腹胀,多寒则肠鸣飧泄,食不化,多热则溏出糜。留而不去,传舍于肠胃之外,募原之间,留着于脉,稽留而不去,息而成积。或着孙脉,或着络脉,或着经脉,或着俞脉,或着于伏冲之脉,或着于膂筋,或着于肠胃之募原,上连于缓筋,邪气淫泆,不可胜论。黄帝曰:愿尽闻其所由然。岐伯曰:其着孙络之脉而成积者,其积往来上下,臂手孙络之居也,浮而缓,不能拘积而止之,故往来移行肠胃之间,水凑渗注灌,濯濯有音,有寒则䐜䐜满雷引,故时切痛。其着于阳明之经,则挟脐而居,饱食则益大,饥则益小。其着于缓筋也,似阳明之积,饱食则痛,饥则安。其着于肠胃之募原也,痛而外连于缓筋,饱食则安,饥则痛。其着于伏冲之脉者,揣之应手而动,发手则热气下于两股,如汤沃之状。其着于膂筋,在肠后者,饥则积见,饱则积不见,按之不得。其着于输之脉者,闭塞不通,津液不下,孔窍干壅,此邪气之从外入内,从上下也。黄帝曰:积之始生,至其已成,奈何?岐伯曰:积之始生,得寒乃生,厥乃成积也。黄帝曰:其成积奈何?岐伯曰:厥气生足悗,悗生胫寒,胫寒则血脉凝涩,血脉凝涩则寒气上入于肠胃,入于肠胃则䐜胀,䐜胀则肠外之汁沫迫聚不得散,日以成积。卒然多食饮,则肠满,起居不节,用力过度,则络脉伤,阳络伤则血外溢,血外溢则衄血,阴络伤则血内溢,血内溢则后血。肠胃之络伤则血溢于肠外,肠外有寒,汁沫与血相搏,则并合凝聚不得散,而积成矣。卒然外中于寒,若内伤于忧怒,则气上逆,气上逆则六输不通,温气不行,凝血蕴里而不散,津液涩渗,着而不去,而积皆成矣。黄帝曰:其生于阴者奈何?岐伯曰:忧思伤心,重寒伤肺,忿怒伤肝,醉以入房,汗出当风伤脾,用力过度若入房汗出浴,则伤肾,此内外三部之所生病者也。黄帝曰:善。治之奈何?岐伯答曰:察其所痛,以知其应,有余不足,当补则补,当泻则泻,毋逆天时,是谓至治。"

【张志聪注】按本经云:"风寒伤形,忧恐忿怒伤气,气伤脏,乃病脏,寒伤形,乃病形,风伤筋脉,筋脉乃应。此形气外内之相应也。"又曰:"邪气在上者,言邪气之中人也高,故邪气在上也。清气在下者,言清湿地气之中人也,必从足始,故清气在下也。"是风雨清湿之邪,病在外而伤于形之上下,喜怒不节,则伤脏而病起于阴。夫形者,皮脉肉筋骨,五脏之外合也。此盖承上章而言五行之形,不足于上者,则风雨袭虚而病起于上。不足于下者,则清湿袭虚而病起于下。脏气不足者,则喜怒伤气而病起于阴。故当用五谷五畜五果之五味,合而服之,以补益精气,使阴阳和调,血气充满,病则无由入其腠理。此贤人之所以养生,良医之治未病也。此言风雨之邪,客于形而不伤气者,传舍于内而成积也。《金匮要略》云:"一者经络受邪,入脏腑为内所因。"此言邪伤六经之气,而内入于脏腑者也。盖三阴三阳之气,主于肤表而合于六经。故邪伤于气,则折毛发理,使正气横倾,淫邪泮衍于肌腠络脉之间,而传溜于血脉。经脉内连脏腑,是以大邪入脏,腹痛下淫,可以致死,而不可以致生。盖阴阳六气,生于五行,五脏内合五行,外合六气,故伤于气者,传溜于血脉,则内干脏腑矣。如病形而不病气者,虽传舍于经脉,只留于肠胃之外而成积也。夫虚邪之中人,洒淅动形。真邪之中人也微,先见于色,不知于其身。若有若无,若亡若存。有形无形,莫知其情,是虚邪伤形,而真邪伤气也。真邪者,天之真气,风寒暑湿燥火也。盖天有此六气,而人亦此六气,是以真邪中气,同气相感也。故曰风雨寒热,不得虚邪,不能独伤人。伤人者,谓伤人之形也。虚邪者,虚乡不正之邪风。形者,皮脉肉筋骨,五脏之外合,应地之五行也。地之五行,应天之五时,地之五方。虚风者,春时之风,从西方来;夏时之风,从北方来。此五行不正之气,故伤人之形。是天之六气,伤人之六气;地之五行,伤人之五形。盖人秉天地之形气,而生成此形气也。是以虚邪之风,与其身形两虚相搏,乃客于形,传舍于肠胃之外而成积也。众人肉坚者,承上文而言二十五形之人,血气不足,不能充肤热肉,以致虚邪之客于形,非比众人之肉坚。因于天时者,因春时之西风,夏时之北风也。大病乃成者,大邪着于肠胃之间而成积也。气有定舍者,言邪气淫,不可胜论,或着于孙络,或着于经输,而后有定名也。此论风雨伤上,下节论清湿伤下,末节论喜怒伤中,而分为三员也。徐振公曰:"一篇之中,并不提一气字,而此节用三形字,反复三转。下节云:内伤于忧怒,则气上逆。正所谓风寒伤形,忧恐忿怒伤气,阐发圣义,须全经贯通,方能具大手眼。"此言风雨虚邪,伤于形身之上,从形层传舍于内而成积也。夫邪之中人,必先始于皮毛。人之形虚,则皮肤缓而腠理开,开则邪从毛发入,入则抵深,深则毛发立,盖气者,所以充肤泽毛,如邪伤气,则折毛发理,此邪入于皮肤而气不伤,故毛发立。淅然者,洒淅动形也。皮肤痛者,邪留于皮肤也。络脉者,浮见于皮肤之孙脉络脉,在络之时,痛于肌肉者,邪留于肌肉络脉之间,而不得入于经也。《缪刺论》曰:"邪之客于形也,必先舍于皮毛。留而不去,入舍于孙脉;留而不去,入舍于络脉;留而不去,入舍于经脉,内连五脏,散于肠胃。此邪之从皮毛而入,极于五脏之次也,如此则治其经焉。今邪客于皮毛,入舍于孙络,留而不去,闭塞不通,不得入于经,流溢于大络而生奇病也。""息",止也。大经乃代者,谓邪止于肌肉络脉之间,不得入于经脉,而流于大经也。大经者,经隧也,经隧者,五脏六腑之大络也。传舍于经者,传舍于胃腑之经隧。足阳明之脉病,故惕然而喜惊也。输者,转输血气之经脉,即脏腑之经隧也。脏腑之大络,左右上下,并经而出,布于四末,故邪留于输,则六经不通,四肢之肢节痛也。腰脊乃强者,脏腑之大络,通于督络之长强也。伏冲者,伏行腹内之冲脉。冲脉者,起于胞中,挟脐上行至胸中而散于皮肤,充肤热肉,濡养筋骨。邪留于内,则血气不能充溢于形身,故体重身痛也。留而不去,传舍于肠胃。在肠胃之时,贲响腹胀,多寒则肠鸣飧泄,多热则溏出糜。糜者,谷之不化者也。募原者,肠胃外之膏膜。留着于脉者，募原间之脉络也。稽留其间而不去，则止于此而成积矣。孙脉络脉者，募原中之小络。经脉者，胃腑之大经也。输脉者，脏腑之大络，转输水谷之血气者也。伏冲者，伏行于腹之冲脉。募原者，肠胃之脂膜也。膂筋者，附于脊膂之筋。缓筋者，循于腹内之筋也。此数者，在于肠胃之前后左右，邪随着而为积，邪之淫溢，不可胜数也。徐振公曰："邪伤气，则邪从经脉而内干脏腑。"盖三阴三阳之气，生于脏腑，从经脉而出于肤表，故邪亦从经脉而内干于脏腑也。邪伤形，则从别络而入于肠胃之外，盖形中之血气，出于胃腑水谷之精，渗出于胃外之孙脉络脉，溢于胃之大络，转注于脏腑之经隧，外出于孙络皮肤。所以充肤热肉，渗皮毛，濡筋骨者也。是以形中之邪。亦从外之孙络，传于内之孙络，留于肠胃之外而成积。故下文曰："其着孙络之脉而成积者，其积往来上下，臂手孙络之居也，浮而缓，不能拘积而止之。"盖外内孙络之相通，是以外内之相应也。倪仲宣曰："古来论完谷不化，有言因于寒者，有言因于热者，今本经以多热则溏出糜，是因于热矣。盖火能速物而出，故不及化。"此承上文申明留着而成积者，各有形证也。孙络者，肠胃募原间之小络，盖胃腑所出之血气，渗出于胃外之小络，而转注于大络，从大络而出于孙络皮肤，其着于内之孙络而成积者，其积往来上下，其臂手孙络之居于外也，浮而缓，不能拘束其积而止之，故往来移行于肠胃之间，胃腑之水津，渗注于外，则濯濯有声，盖留滞于孙络，而不能注于大络也。阳明之经乃胃之大络。故挟脐而居，饱则水谷之津注于外，故大；饥则津血少，故小也。缓筋者，经于腹内之筋，故有似乎阳明之积，饱则胀，故痛，饥则止而安也。募原者，肠胃之膏膜，饱则津液渗润于外，故安；饥则干燥，故痛也。伏冲之脉，挟于脐间，故揣之应手而动。发手则热者，冲脉之血气充于外也。冲脉下循阴股，出于胫气之街，其气下于两股，如汤沃之状者，因积而成热也。膂筋者，附于胁膂之内，在肠之后，故饥则积见，饱则不见，而按之不得也。输之脉者，转输津液之脉，脏腑之大络也。胃腑水谷之精，从胃之大络，而注于脏腑之大络，从脏腑之大络，而出于皮肤。故积着于输之脉，则脉道闭塞不通，津液不下，而皮毛之孔窍干塞也，此邪气之从外而内，从上而下，以成其积也。徐振公曰："手孙络之居也，浮而缓者，谓无力也。诊孙络之浮缓者，诊尺肤也。盖脉之急者，尺之皮肤亦急；脉缓者，尺之皮肤亦缓。胃腑所出之气血，从阳明之五里而出于尺肤，是以诊孙络之浮缓，则知其无力而不能拘积也。"倪仲宣曰："寸关尺三部，以候脏腑经脉之气；人迎气口，以候在外之气；尺肤，以候内在之气。"此承上启下之文。风雨者，在天之邪而伤上；清湿者，在地之邪而伤下。在天曰生，在地曰成，故积之始生，得寒而生，清湿之邪，厥逆于下而成积也。此言清湿之邪，伤下之形而成积也。厥逆生足悗者，邪气厥逆于下，则足胫而不得疏利矣；悗则生寒，寒则血脉凝涩，而寒气上入于肠胃，入于肠胃则胀，胀则肠外之汁沫迫聚不得散，日久而成积矣。若卒然多食饮，则肠满，又或起居不节，用力过度，则络脉伤。络脉者，即脏腑所出血气之别络也。阳络者，上行之络脉，伤则血外溢于上而为衄；阴络者，下行之络脉，伤则血内溢而为后血。肠胃之络伤，则血溢于肠外。肠外有寒汁沫，与血相搏，则并合凝聚，不得散而积成矣。或卒然外中于寒邪，若兼之内伤于忧怒，则气上逆，气上逆则六输不通。输者，转输血气之脉；六者，手经之输，即阳络也。六输不通，则温肤热肉之气不行，血凝蕴裹而不散，津液涩于络中，渗于络外，着而不去而积成矣。此言汁沫迫聚，或肠外之寒汁沫，与血相搏。皆为成积也。或外中于寒，兼之内伤忧怒凝血与津液留着，亦皆成积也。按经脉有手三阴三阳之大络，并经而上循于手；足三阴三阳之大络，并经而下循于足。主行血气，渗出于脉外以养形。是以阳络伤,则上出于空窍而为衄血;阴络伤,则内出于肠胃而为便血。六输不得上通于外,则内溢于脉外而成积,是外内皆主渗出于脉外者也。徐振公曰:"因于风雨所生之积,着于有形而生,故曰生;因于清湿所成之积,乃凝血与津汁,搏聚于空郭之中,如怀子之状,虚悬而成形,盖因于天者本于无形,故附于有形而生;因于地者,乃自成其形也。"此言喜怒不节,则伤五脏之形,而病起于阴也。忧思伤心;形寒饮冷则伤肺;忿怒不节则伤肝;醉以入房,汗出当风则伤脾;用力过度,若入房汗出,则伤肾。此外因于天之风雨,地之清湿,内因于五脏之情志,而成上中下三部之积也。按五脏只曰生病,而不曰积,盖五脏之病积,在气而非有形。《难经》所谓:"在肝曰肥气,在肺曰息奔,在心曰伏梁,在脾曰痞气,在肾曰奔豚。"此乃无形之气积,而非有形之血积也。倪仲玉曰:"忧思忿怒伤气,故积在气。"痛者,为积之痛于内也。察其所痛,知其所应者。如着于孙络之积,则外应于手臂之孙络;着于阳明之经积,则外应于光明;着于肠胃募原之积,则外应于谿谷之穴会;着于伏冲之积,则外应于气冲大赫;着于脊筋之积,则应于足少阴太阳之筋;结于缓筋之积,则应于足太阴阳明之筋;成于六输之积,则外应于内关外关通里列缺支正偏历;积于空郭之中,则外应于阳明之五里臂腕之尺肤,积于五脏,察其左右上下,则外应于五脏之经俞。审其有余不足,当补则补,当泻则泻,随四时之序,气之所处,病之所舍,脏腑之所宜,毋逆天时,是谓至治。倪仲玉曰:"外因之积应于形,内因之积应于脉。"

《素问·通评虚实论》:"论凡治消瘅、仆击、偏枯、痿厥、气满发逆,甘肥贵人,则高粱之疾也。隔塞闭绝,上下不通,则暴忧之疾也。暴厥而聋,偏塞闭不通,内气暴薄也。不从内,外中风之病,故瘦留著也。蹠跛,寒风湿之病也。"

【张志聪注】此言百病之始生也,皆生于风雨寒暑,阴阳喜怒,饮食居处。大惊猝恐,则血气分离,阴阳破散,经络厥绝,脉道不通,阴阳相逆,卫气稽留,经脉空虚,血气不次,乃失其常。故有为消瘅、癫仆诸证,然皆有表有里,有实有虚,更贵更贱,或逆或从,皆当详审其脏腑经腧,三部九候,而治以补泻也。"凡治消瘅",五脏之内虚也;"仆击",癫痫之外实也;"偏枯",邪气之在上也;"痿厥",清气之在下也;"气满发逆",浊气之在中也。贵人者,形乐而肌肤盛重,在贵人则为膏粱之浊,溜于肠胃,以致气满而发逆也;"隔塞闭绝",中焦之气不通也;"上下不通",上下之气闭塞也。"忧",郁也。三焦不通,五郁之为病也;"暴厥而聋",厥气上逆,上窍不通也;"偏塞闭结",厥气下逆,下窍不通也。此内气暴薄,而为外窍之不通也。如不从内之忧怒,外之中风,而多病夭者,此缘形弱气衰,墙基卑薄,故肌肉瘦而皮肤薄着也。"蹠",足也。"跛",行不正而偏费也。此风寒湿邪,皆能为此疾也。夫阳受风气,阴受湿气。伤于风者,上先受之;伤于湿者,下先受之。然阳病者,上行极而下;阴病者,下行极而上。是以蹠跛之疾,亦有因风邪之所致。盖言邪随气转,而外内上下之无常也。此言百病之生,皆有虚有实,然总不外乎内因于七情饮食,外因于暑湿风寒,及不内外因之瘦留薄着也。徐公遐曰:"蹠跛为风寒湿之病者,乃反结邪气在上,清气在下之义,知跛之有风邪,则知偏枯之亦有湿邪矣。"

《素问·通评虚实论》:"黄疸暴痛,癫疾厥狂,久逆之所生也。五藏不平,六府闭塞之所生也。头痛耳鸣,九窍不利,肠胃之所生也。"

【张志聪注】此言脏腑、阴阳、表里、上下,交相输应者也。如黄疸者,湿热内郁而色病见于外也。暴痛者,五脏之气不平,猝然而为痛。癫疾厥狂,阴阳偏胜之为病也。此皆阴阳五行之气,久逆不和之所生也。夫五脏之气久逆而不得和平者,六腑闭塞之所生也。六腑不和,则九窍为之不利,盖脏腑阴阳,表里相应,是以证见于外者,病本于内;闭塞于内者,而外窍为之不通。盖言百病之生,总不外乎表里阴阳,血气虚实,读者无仅视为瘅疽、癫痫、痈疽、肠澼之虚实可也。徐公遐曰:"此节照应首节'气虚者,肺虚也'之义。首节论邪病之从外而内,此节言凡病之从内而外。"张兆璜曰:"伯谓虚实,皆从物类始,帝言凡病由于内生,君臣反复咨论,各有其道。"

二、读经心悟

《灵枢·口问》曰:"夫百病之始生也,皆生于风雨寒暑,阴阳喜怒,饮食居处,大惊猝恐。"可见《黄帝内经》中已经很明确地提出了导致疾病的原因。

病因是指导致人体发生疾病的原因。疾病病因作用于人体之后,导致机体的生理状态被破坏,产生了形态、功能、代谢的某些失调、障碍或损害。换言之,病因是指能破坏人体生理动态平衡而引起疾病的特定因素。病因包括六淫、疫疠、七情、饮食、劳倦、外伤,以及痰饮、瘀血、结石等。

在疾病的发生发展过程中,原因和结果是相互制约、相互作用的。在一定的条件下,因果之间可以互相转化,在某一病理阶段中是病理的结果,而在另一阶段中则可能成为致病的原因。例如,痰饮和瘀血是脏腑气血功能失调所形成的病理产物,但这种病理产物一旦形成,又可作为新的病因,导致其他病理变化,出现各种症状和体征。这种病因和病变的因果关系,是通过人体脏腑功能失调而发生的。

根据疾病的发病途径及形成过程,病因可分为外感病因、内伤病因、病理产物形成的病因。外感病因,是指由外而入,或从皮毛,或从口鼻,侵入机体,引起外感疾病的致病因素。外感病是由外感病因而引起的一类疾病,一般发病较急,病初多见寒热、咽痛、骨节酸楚等。内伤病因,又称"内伤",泛指因人的情志或行为不循常度,超过人体自身调节范围,直接伤及脏腑而发病的致病因素,如七情内伤、饮食失宜、劳逸失当等。内伤病因系脏腑气血阴阳失调而为病。由内伤病因所引起的疾病称之为内伤病。内伤病因是与外感病因相对而言的,因其病自内而外,非外邪所侵,故称"内伤"。

"百病皆生于气"。喜、怒、忧、思、恐等情志活动加之寒热失调,能够引起脏腑气机紊乱,或为气不周流而郁滞,或为升降失常而逆乱。脏腑经脉气机紊乱,血行失常,阴阳失调。气郁而湿滞,湿滞而成热,热郁而生痰,痰滞而血不行,血滞而食不化。换言之,由气郁可致血郁、痰郁、湿郁、食郁为病。气贵冲和,运行不息,升降有常。气出入有序,升降有常,周流一身,循环无端,而无病。气和血是构成机体和维持人体生命活动的两大基本物质。气对人体脏腑具有温煦推动作用,血对人体脏腑则具有濡养作用。气血是人体精神情志活动的物质基础,情志活动与气血有密切关系。情志失调可影响脏腑之活动而产生病理变化,直接伤及脏腑。外感风、寒、暑、湿、燥、火六种病邪,先伤皮毛,不去,则由表入里,而伤及经脉,损及脏腑,引起脏腑经脉阴阳气血功能失调而产生病理变化。

正常饮食,是人体维持生命活动之气血阴阳的主要来源之一,但饮食失宜,常是导致许多疾病的原因,为内伤病的主要致病因素之一。饮食失宜包括饥饱无度、饮食不洁、饮食偏嗜等。饮食主要依靠脾胃消化吸收,如饮食失宜,首先可以损伤脾胃,导致脾胃的腐熟、运化功能失常,引起消化机能障碍;其次,还能生热、生痰、生湿,产生种种病变,成为疾病发生的一个重要原因。

劳逸,包括过度劳累和过度安逸两个方面。劳力过度可以损伤内脏功能,致使脏气虚少,即所谓"劳则气耗"。劳神过度可耗伤心血,损伤脾气,甚则耗气伤血,使脏腑功能减弱,正气亏虚,乃至积劳成疾。房劳过度是指性生活不节,房事过度。正常的性生活,一般不损伤身体,但房劳过度会耗伤肾精。过逸是指过度安逸。不劳动又不运动,使人体经脉气血运行不畅,筋骨柔脆,脾胃呆滞,体弱神倦等,还可继发其他疾病。

病理性因素是指在疾病发生和发展过程中由原始致病因素所引起的后果,成为继发性致病因素,故又称"继发性病因"。痰饮、瘀血、结石都是在疾病过程中所形成的病理产物。它们滞留体内而不去,又可成为新的致病因素,作用于机体,引起各种新的病理变化。

痰饮多由外感六淫,或饮食及七情所伤等,使肺、脾、肾及三焦等脏腑气化功能失常,水液代谢障碍,以致水津停滞而成。痰饮形成后,饮多留积于肠胃、胸胁及肌肤;痰则随气升降流行,内而脏腑,外而筋骨皮肉,泛滥横溢,无处不到。既可因病生痰,又可因痰生病,互为因果,为害甚广,从而形成各种复杂的病理变化。痰饮致病或阻碍经脉气血运行,或阻滞气机升降出入,或影响水液代谢,或蒙蔽神明,可谓症状复杂,变幻多端。从发病部位言,饮多见于胸腹四肢,与脾胃关系较为密切。痰之为病,则全身各处均可出现,无处不到,与五脏之病均有关系,其临床表现也十分复杂。

瘀血,是指因血行失度,使机体某一局部的血液凝聚而形成的一种病理产物,这种病理产物一经形成,就成为某些疾病的致病因素而存在于体内。故瘀血又是一种继发性的致病因素。瘀血证则是由瘀血而引起的各种病理变化,临床上表现出一系列的症状和体征。一般认为,因瘀致病的叫"血瘀",因病致瘀的叫"瘀血";先瘀后病者为病因,先病后瘀者为病理。这种区别似无重要的意义,故统称"瘀血"。瘀血的形成,主要有两个方面:一是由于气虚、气滞、血寒、血热等内伤因素,导致脏腑经脉气血功能失调而形成瘀血;二是由于各种外伤或内出血等外伤因素损伤脏腑经脉,直接形成瘀血。瘀血形成之后,不仅失去正常血液的濡养作用,而且反过来影响全身或局部血气的运行,产生疼痛、出血、经脉瘀塞不通,脏腑发生症积,以及"瘀血不去,新血不生"等不良后果。根据"初病在络,久病入经""初病在气,久病入血""气滞必血瘀"等理论,疾病久治不愈,虽无明显的瘀血也可考虑有瘀血的存在。

第六章 《内经》论病机

一、《内经》摘要

《素问·至真要大论》:"帝曰:善。夫百病之生也,皆生于风寒暑湿燥火,以之化之变也。经言盛者泻之,虚者补之,余锡以方士,而方士用之,尚未能十全,余欲令要道必行,桴鼓相应,犹拔刺雪污,工巧神圣,可得闻乎? 岐伯曰:审察病机,无失气宜,此之谓也。帝曰:愿闻病机何如? 岐伯曰:诸风掉眩,皆属于肝。诸寒收引,皆属于肾。诸气膹郁,皆属于肺。诸湿肿满,皆属于脾。诸热瞀瘛,皆属于火。诸痛痒疮,皆属于心。诸厥固泄,皆属于下。诸痿喘呕,皆属于上。诸禁鼓栗,如丧神守,皆属于火。诸痉项强,皆属于湿。诸逆冲上,皆属于火。诸胀腹大,皆属于热。诸躁狂越,皆属于火。诸暴强直,皆属于风。诸病有声,鼓之如鼓,皆属于热。诸病胕肿,痛酸惊骇,皆属于火。诸转反戾,水液浑浊,皆属于热。诸病水液,澄澈清冷,皆属于寒。诸呕吐酸,暴注下迫,皆属于热。故《大要》曰:谨守病机,各司其属,有者求之,无者求之,盛者责之,虚者责之,必先五胜,疏其血气,令其调达,而致和平,此之谓也。"

【张志聪注】夫百病之始生也,皆生于风雨寒暑,阴阳喜怒,饮食居处。大惊猝恐,则血气分离,阴阳破散。以上七篇,统论五运六气之邪,皆外感天地之气而为病,然人身之中,亦有五行六气,或喜怒暴发,或居处失宜,或食饮不节,或猝恐暴惊,皆能伤五脏之气而为病。是以此经言锡之方士,而方士用之,尚未能十全也。要道者,天地人三才之道也。桴鼓相应者,谓天地人之五行六气,如声气之感应也。拔刺者,谓天地阴阳之邪,犹刺之从外,宜拔而去之。雪污者,谓在内所生之病机,使之如污而发雪也。天地人三才之道并用,外内阴阳之法并施,斯成工巧神圣之妙。盖天地之道,胜复之作,不形于诊,重在望闻? 内因之病,偏于问切。病机者,根于中而发于外者也。气宜者,五脏五行之气,各有所宜也。五脏内合五行,五行内生六气,是以五脏之气病于内,而六气之证见于外也。诸厥固泄,皆属于下者,从上而下也。诸痿喘呕,皆属于上者,从下而上也。夫在上之阳气下逆,则为厥冷;在下之阴气上乘,则为痿痹。在上之水液下行,则为固泄;在下之水液上行,则为喘呕。亦犹天地阴阳之气,上下相乘,而水随气之上下也。此五脏之气,而发见于形气也。火者,少阳包络之相火。热者,君火之气也。"诸禁鼓栗",热极生寒也。"如丧神守",相火甚而心神不安也。风者,木火之气,皆能生风。"反戾",了戾也。此言所发之病机各有五脏五行之所属。"有者",谓五脏之病气有余。"无者",谓五脏之精气不足。"盛者",责其太甚。"虚者",责其虚微。如火热之太过,当责其无水也。故必先使五脏之精气皆胜,而后疏其血气,令其调达,致使五脏之气平和,此之谓神工也。

《灵枢·经脉》:"肺手太阴之脉,起于中焦,下络大肠,还循胃口,上膈属肺,从肺系横出腋下,下循臑内,行少阴心主之前,下肘中,循臂内上骨下廉入寸口,上鱼,循鱼际,出大指之端;其支者,从腕后直出次指内廉出其端。是动则病肺胀满,膨膨而喘咳,缺盆中痛,甚则交两手而瞀,此为臂厥。是主肺所生病者,咳,上气,喘渴,烦心,胸满,臑臂内前廉痛厥,掌中热。气盛有余,则肩背痛风寒,汗出中风,小便数而欠。气虚则肩背痛寒,少气不足以息,溺色变。为此诸病,盛则泻之,虚则补之,热则疾之,寒则留之,陷下则灸之,不盛不虚,以经取之,盛者,寸口大三倍于人迎,虚者,则寸口反小于人迎也。"(注:其他经脉病机见基础知识篇。)

【张志聪注】曰肺曰脉者,乃有形之脏腑经脉。曰太阴者,无形之六气也。血脉内生于脏腑,外合于六气,以脉气分而论之,病在六气者,见于人迎气口。病在气而不在脉也,病在脏腑者,病在内而外见于脏腑所主之尺寸也。合而论之,脏腑经脉,内合五行,外合六气,五六相得而各有合也。故曰"肺手太阴之脉",概脏腑经脉阴阳之气而言也。此篇论荣血荣行脉中,始于手太阴肺,终于足厥阴肝,腹走手而手走头,头走足而足走腹,环转无端,终而复始。六脏之脉,属脏络腑,六腑之脉,属腑络脏,脏腑相连,阴阳相贯,先为是动,后及所生。是动者,病在三阴三阳之气,而动见于人迎气口,病在气而不在经,故曰盛则泻之,虚则补之,不盛不虚,以经取之。谓阴阳之气偏盛,浅刺绝皮,益深绝皮,以泻阴阳之盛,致谷气以补阴阳之虚,此取皮肤之气分,而不及于经也。如阴阳之气,不盛不虚,而经脉不和者,则当取之于经也。所生者,谓十二经脉,乃脏腑之所生,脏腑之病,外见于经证也。夫是动者,病因于外,所生者,病因于内。凡病有因于外者,有因于内者,有因于外而及于内者,有因于内而及于外者,有外内之兼病者,本篇统论脏腑经气,故曰肺手太阴之脉,曰是动,曰所生,治病者当随其所见之证,以别外内之因,又必不先为是动,后及所生,而病证之毕具也。膈者,胸内之膈肉,前连鸠尾,后连脊之十一椎,胸旁肋下谓之腋,膊内臑处谓之,尽处为肘,肘以下为臂廉侧也。"寸口",两寸尺之动脉处。"鱼际",掌中大指下高起之白肉,有如鱼腹,因以为名。荣气之道,内谷为实,谷入于胃,乃传之肺。故肺脉起于中焦之胃脘,下络大肠,还循胃口,而复上膈属肺,横出腋下之中府云门,下循内,历天府侠白,行于少阴心主之前,下肘中,抵尺泽,循臂骨之下廉,历孔最列缺,入寸口之经渠太渊,以上鱼,出大指端之少商,其旁而支行者,从列缺分行于腕后,循合谷上行于食指之端,以交于手阳明大肠经之商阳。是动则病肺胀膨膨而喘咳,缺盆中痛。"瞀",目垂貌,甚则交两手而瞀,此为臂气厥逆之所致。盖三阴三阳之气,各循于手足之经,气逆于外,而病见于内也。所生者,肺脏所生之病,而外见于经证。夫五行之气,五脏所主,而六腑为之合,故在脏,则曰主肺主脾主心主肾主肝;在腑,则曰主津主液主气主血主骨主筋。此皆脏腑所生之病,而外见于经证也。是主肺所生之病,故咳嗽上气,渴而烦心。肺主气而为水之生原,肺乃心之盖也。"胸满臑臂痛,掌中热",皆经脉所循之部而为病也。气之盛虚者,谓太阴之气也。肺腧在肩背,因气而痛于腧,所谓气伤痛也。溺色变者,气虚而不化也。夫三阴三阳之气,本于阳明胃腑所生,从手阳明之五里,而散行于肤表,肺主气而外主皮毛,是以手太阴与手足阳明,论气之盛虚,其余诸经略而不论也。夫三阴三阳之气,有因于本气之盛虚,有因于外感风寒,以致气之盛者,故提于十二经之首曰"风寒汗出中风",盖以申明三阴三阳之气在表,而合于天之六气也。为此是动所生诸病,盛则泻之,虚则补之,热则疾出其针以泻其热,寒则留之以俟针下热也。艾名冰台,举冰向日,能于冰中取火,故气陷下者灸之,谓能起生阳之气于阴中也。如阴阳之气,无有盛虚,而所生之经脉不调者,则当取之于经矣。经者,肺手太阴之脉也。所谓气之盛者,寸口大三倍于人迎。虚者,寸口反小于人迎也。尚御公曰:"脏腑之气,候见于手太阴之寸关尺,人迎气口,左右之寸口也。候法不同,各有分别,故首提曰肺手太阴之脉,复曰气有盛虚,曰人迎气口。书不尽言,义已隐括,读者当怿思之。"金西铭曰:"《终始》云:'少气者。脉口人迎俱少而不称尺寸也。'言人迎气口,转应于尺寸,是尺寸与人迎气口,各有分别。"张玉师曰:"人迎气口,以左右分阴阳,脏腑之脉,以尺寸分阴阳。"

《素问·骨空论》:"任脉为病,男子内结七疝,女子带下瘕聚。冲脉为病,逆气里急。督脉为病,脊强反折。"

【张志聪注】此言冲任之脉循于腹,故其病在腹,督脉循于背,故为病在背也。七疝者,其病各异,其名不同。瘕者,假血液而时下汁沫。聚者,气逆滞而为聚积也。冲脉之血气,散于脉外之气分,故病则逆气里急。督脉之脉循于背,故病则脊强反折也。盖背为阳,督脉循于背,而总督一身之阳。经云:"阳病者不能俯,阴病者不能仰。"

《素问·厥论》:"黄帝问曰:厥之寒热者,何也?岐伯对曰:阳气衰于下,则为寒厥。阴气衰于下,则为热厥。"

【张志聪注】"厥",逆也。气逆则乱,故发为眩仆,卒不知人,此名为厥,与中风不同。有寒热者,有阴有阳也。阴阳二气,皆从下而上,是以寒厥热厥之因,由阴阳之气衰于下也。

二、读经心悟

中医诊治疾病的特点是辨证论治。辨证是论治的依据,论治是辨证的落实。产生辨证结论的关键,在于捕捉病机;确定治疗措施的依据,在于针对病机。判断病机的准确与否,对于疗效的取得具有至关重要的意义。

病机是病证中的一部分,"病机"二字的意思,王冰解释为"病之机要",谢利恒解释为"病之机括",张介宾注"机者,要也,变也,病变所由出也"。"要",表明病机不是着眼于局部的、微观的病理变化,而是从整体、宏观角度去把握疾病本质的要领,如王冰注言:"得其机要,则动小而功大,用浅而功深也。""变",提示病机不是静态的,而是具有不断运动、变化的特征。"病变所由出",是言病机即病证产生的缘由、机制。总之,病机即疾病发生、症状出现与变化及病情发展的原因与机制,是疾病外观症状的内在联系,与现代医学的"病理"相近似。

病机十九条载于《素问·至真要大论》,是对病机的论述。前人从实践中把某些类同的证候,归纳于某一病因或某一脏的范围内,作为辨证求因的依据,列为十九条。其中,有五条谈五脏病机,有九条谈火热病机,有三条谈风湿寒病机,有两条谈上下病机。

病机十九条的内容广泛,意义十分重要,它涉及病因(外感与内伤)、出现各种症状的机制、众多症状之间的内在联系、辨证方法等,还通过一种病因能够引发几种不同症状与不同病因也能引发相同症状的现象,说明治疗疾病不能采用见症治症的简单方法,强调对于病因病机的了解分析,应该"审察病机,无失气宜",做到"谨守病机,各司其属",才能达到"疏其气血,令其条达,而致和平"的治疗目的。寒热虚实之阴阳有别,治则亦迥然不同,关键在于掌握病机。病机是中医诊断结论的主体,又是治疗立法的基本依据。所以,临床治病要达"桴鼓相应,犹拔刺雪污,工巧神圣"的疗效,就必须"审察病机",才能做到辨证论治,判断病机的准确与否,对于疗效的取得,具有至关重要的意义。病机十九条就体现了辨证在中医治疗中的重要地位。

十二经脉具有"内属于腑脏,外络于肢节"(《灵枢·海论》)的作用,其他组成部分有十二经别、十二经筋、十二皮部、十五络脉等,都以十二经脉为基础,而奇经八脉又与十二经脉交错联系,关系也十分密切,故十二经脉的病理变化是经脉病机的核心内容。

《灵枢·经脉》不但详述了十二经脉在全身的循行概况,而且在每经循行线路之后还记述了该经的"是动病"和"所生病"的症状,并在手太阴、手阳明、足阳明及足少阴四经中,指出了"气盛有余"实证和"气虚不足"虚证的临床表现,为十二经脉的虚、实病候做了示范性的概括。

《灵枢·经脉》对十二经病候的论述为疾病的辨证和治疗提供了依据。根据论述,十二经脉病候病机可分为以下几个方面。

(1)将十二经脉病候确定分为"是动病"和"所生病"两个部分。其中"所生病"部分,在除手厥阴以外的五条阴经,分别为"是主"肺、脾、心、肾、肝五脏"所生病",这可能与阴经属脏的理论有关。在手厥阴心包经,则为"是主脉所生病",这与心包为心之外卫,而心又主血脉有关。在六条阳经,则为分别主津液、血、液、筋、气、骨"所生病",这不但与阳经属腑有关,还与"大肠主津;小肠主液;胃为水谷之海,主生营血,阳明又为多气多血之经;太阳为诸阳主气,阳气具有'精则养神,柔则养筋'(《素问·生气通天论》)的功能;三焦主通行元气,总司人体气机气化及少阳主骨"等理论有关。

对于十二经病候中的"是动,所生病",《内经》将经脉证候分为"是动""所生病",是中医学早期以经络为主,结合脏腑病变,对疾病进行归纳的一种形式。张志聪言:"六脏之脉,属脏络腑,六腑之脉,属腑络脏,脏腑相连,阴阳相贯,先为是动,后及所生。是动者,病在三阴三阳之气,而动见于人迎气口,病在气而不在经……所生者,谓十二经脉,乃脏腑之所生,脏腑之病,外见于经证也。夫是动者,病因于外,所生者,病因于内。凡病有因于外者,有因于内者,有因于外而及于内者,有因于内而及于外者,有外内之兼病者。"认为是动病为"病因于外",所生病为"病因于内",而且指出了"因于外"的是动病和"因于内"的所生病之间,可以相互影响或兼病。《难经·二十二难》曰:"曰:经言脉有'是动',有'所生病'。一脉辄变为二病者,何也?然:经言'是动'者气也,'所生病'者血也。邪在气,气为是动;邪在血,血为所生病。气主呴之,血主濡之。气留而不行者,为气先病也;血壅而不濡者,为血后病也,故先为'是动',后'所生病'也。"对"是动,所生病"的含义进行了解释,认为是动病的病变在气分,所生病的病变在血分,而且是先有是动病,然后才发展为所生病,符合"初病在气""久病及血"的理论。对于"是动,所生病",历代医家理解不同,解释不一,在这里不再列举。根据笔者临床实践认知,还是赞同张志聪的注释和《难经》中的论述。"是动",是指本经经脉因外邪的引动而发生的疾病或指本经经脉经气之运行发生变动而失常态影响经脉发生的病证;"所生病",是指与本经相连属的脏腑所发生的疾病或是脏腑发生病变影响所属经脉而出现的症候;先"是动"后波及相应脏腑发生病变的症候,或先"所生病"后波及经脉发生病变的症候,或二者相互影响而兼病。初病,经脉由于左右倾移,或感于外邪,或因脏腑影响而伤于经脉气分,致经气盛衰显著,则为"是动";久病,则由经脉而波及脏腑,或外邪由外而入内,或脏腑日久受损,致血分受损,病及脏腑,经脉盛衰则不明显,则为"所生病"。据此,在临床中可辨证病是在经脉循行部位,还是在经脉连属的脏腑,还是本经脉可以调治的其他病候,而采取是以调经脉为主,还是以调脏腑为主,或二者兼调为佳,并选择实施以"盛则泻之,虚则补之,不盛不虚,以经取之"之法而具体施治。

（2）十二经脉病候反映出经脉循行所过及所络属脏腑的病理。十二经病候中有许多症状是与该条经脉的循行所过部位密切相关的,这类病候通常被称为"外经病候"。如在手阳明大肠经的病候中明显指出"当脉所过者热肿",其他如"齿痛颈肿""喉痹,肩前臑痛,大指次指不用"等,显然与手阳明经的"起于大指次指端""循臂上廉""上臑外前廉""上颈""入下齿中"等循行相一致。十二正经内属于脏腑,因此十二经病候又多与内连脏腑的功能失常有一定的联系,体现出内连脏腑的病理。例如,足太阴脾经的"食则呕,胃脘痛,腹胀,得后与气则快然如衰,身体皆重""食不下""溏瘕泄,水闭,黄疸,不能卧"等病候,也都是脾运失常、脾胃升降紊乱的反映。根据症候判断病在经脉还是在脏腑,择而治之。

（3）提示了经脉虚实的病理类型和特点。《灵枢·经脉》在十二经病候中提出了经脉虚证和实证的基本概念。经脉气血盛实是指因邪侵经脉,气实血壅,或脏腑阳热气盛而致经脉气血壅盛,影响相关组织器官机能亢奋的病理状态。引起经脉气血盛实的原因有外感、内伤两个方面。如外邪寒热侵袭经脉,阻闭经气,气血运行不利,"不通则痛",经脉所过之处瘀滞疼痛。内伤发病亦可使经脉气血运行失常,经气壅聚或盛实或机能亢奋而发热。经脉气血亏虚是指因十二经脉经别的气血不足,无以濡养组织器官的病理状态。十二经脉中的气血来源于脏腑,依赖脏腑功能活动而产生,并由经脉输布全身而起濡润滋养作用。若因种种因素导致脏腑功能失常,气血化生不足,或脏腑本身气血亏乏,即可影响经脉,使经脉亏虚;亦可因经络阻滞,影响局部经脉气血不足,无法到达某些肢体组织而致。经脉的气血不足可表现为两个方面的病理变化。一方面不能濡养肢体组织,可见肢体麻木、疼痛、挛急,甚至萎废不用;另一方面不能灌注其所属络的脏腑,以致有关脏腑功能减退。

不同经脉的虚实病候具有不同的特点。例如,手太阴肺经的实证,强调了感受风寒而汗出伤风的病理,与肺为娇脏,主表主卫,易受邪侵的特点相符。又如,在足少阴肾经的病候中,只提到"气不足"的虚证症候,而不见类似于其他经脉所提到的"气有余"的病理,这又是肾的"多虚少实"病理特点在经脉病候中的反映。虽然《灵枢·经脉》对十二经虚实病候的叙述仅是举例,但其精神实质是符合"邪气盛则实,精气夺则虚"的基本概念的。根据病机在性质上为亢盛和衰退,治疗上相应的采取"盛者泻之,虚者补之"的治法。

（4）十二经脉气血的盛衰或运行失常导致经脉气血紊乱的病理变化。经脉气血紊乱是指因外感邪气或内伤气机而致经脉之气升降逆乱,血随气行,导致经脉中气血运行失常,影响经脉所属络的脏腑及循行部位上的组织器官发生病变的病理状态。经脉气血紊乱的病理最常见的有以下几个方面:①厥逆。即经气逆乱,机体阴阳之气不相顺接的病理。《素问·厥论》专门论述了六经之厥和六经厥逆的症状,其症状多与经脉的循行路线及其所属脏器有关。如明确指出"阳气衰于下,则为寒厥。阴气衰于下,则为热厥"。在讨论太阳之厥时说:"巨阳之厥,则肿首头重,足不能行,发为眴仆。"②脏腑之气的上逆与陷下。经气升降失常,亦会导致相连属的脏腑功能紊乱,而产生脏腑之气逆上或陷下的病理。如《灵枢·经脉》说,足太阴之别"厥气上逆则霍乱",虽然指出的是足太阴别络的病理,但与经脉相关。由于足太阴脾经的经气上逆,可以导致脾胃功能紊乱,以致清气不升、下为泄泻,浊气不降、上逆为呕,清浊混乱、呕吐泄泻,则发为霍乱病证。③经脉气血郁滞。经脉气血郁滞是指由于外邪侵袭,或情志内伤,或劳逸失度,导致经气运行不利,阻滞不通,血行受阻的病理。一般情况下多是先经气不利致气血运行阻滞不畅,而后才出现较明显的瘀血阻滞现象,亦可见经气不利和瘀血阻滞同时出现。经脉气血郁滞主要表现为本经脉所过之处的疼痛和相关脏腑的功能障碍两个方面。例如,外感六淫初起,邪阻太阳,太阳主表,太阳经经气不畅,可出现太阳经所过之处,如头、身、项背等强痛不舒,并伴见恶寒发热等表证。又如,风寒外束,手太阴肺经受邪,经气郁滞不畅,影响肺气宣降失常,可见鼻塞流涕、咳嗽气喘、肌肉酸痛、恶寒发热无汗等。再如,七情内伤,最易导致足厥阴肝经经气郁滞不舒,而见循经胀痛,如两胁、少腹等部位疼痛,梅核气等。经气不利则血行不畅,气血阻滞,不但加重胁痛,也是形成瘿瘤、乳房结块、胁下痞块等的主要原因。

第七章 《内经》论治则

一、《内经》摘要

《素问·阴阳应象大论》:"黄帝曰:阴阳者,天地之道也,万物之纲纪,变化之父母,生杀之本始,神明之府也。治病必求于本。"

【张志聪注】道者,阴阳之理也。太极静而生阴,动而生阳,天生于动,地生于静,故阴阳为天地之道。总之曰纲,周之曰纪。万物得是阴阳而统之为纲,散之为纪。《天元纪大论》曰:"物生谓之化,物极谓之变。"《易》曰:"在天成象,在地成形,变化见矣。"朱子曰:"变者,化之渐;化者,变之成。"阴可变为阳,阳可化为阴,变化之道,由阴阳之所生,故谓之父母。王子方曰:"乾为父,坤为母,刚主化,柔主变。"天以阳生阴长,地以阳杀阴藏。阴阳不测之谓神,明者,阴阳合而灵显昭着也。神化天之五气,地之五行,以生万物,故为神明之府。本者,本于阴阳也。人之脏腑气血,表里上下,皆本乎阴阳。而外淫之风寒暑湿,四时五行,亦总属阴阳之二气。至于治病之气味,用针之左右,诊别色脉,引越高下,皆不出乎阴阳之理,故曰治病必求其本。谓求其病之本于阳邪,本于阴邪也;求其病之在阳分、阴分、气分、血分也;审其汤药之宜,用气之升、味之降、温之补、苦之泄也。此篇论治道当取法乎阴阳,故首提曰:"治病必求于本。"后节曰:"治不法天之纪,用地之理,则灾害并至。"天地者,阴阳之道也。

《灵枢·九针十二原》:"欲以微针通其经脉,调其血气,荣其逆顺出入之会。"

【张志聪注】微针,能通调血气者也。逆顺出入者,皮肤经脉之血气,有逆顺之行,有出入之会。盖人秉天地之气所生,阴阳血气,参合天地之道,营运无息,少有留滞,则为疾病。

《灵枢·九针十二原》:"粗守形,上守神。"

【张志聪注】粗守形者,守皮脉肉筋骨之刺。上守神者,守血气之虚实而行补泻也。

《灵枢·九针十二原》:"凡用针者,虚则实之,满则泄之,宛陈则除之,邪胜则虚之。"

【张志聪注】所谓虚则实之者,气口虚而当补之也。满则泄之者,气口盛而当泻之也。宛陈则除之者,去脉中之蓄血也。邪胜则虚之者,言诸经有盛者,皆泻其邪也。

《灵枢·终始》:"凡刺之道,气调而止。"

【张志聪注】此言"凡刺之道,气调而止",谓阴阳之气偏盛,刺之和调则止矣。

《灵枢·九针十二原》:"刺之要,气至而有效。效之信,若风之吹云,明乎若见苍天。"

【张志聪注】此言刺之效,以得气为要也。上文言病各有所宜,此言针各有宜,而有大小长短之形不同,各任其所宜而用之也。若风之吹云,明乎若见青天,邪散而正气光明也。

《灵枢·阴阳二十五人》:"按其寸口人迎,以调阴阳,切循其经络之凝涩,结而不通者,此于身皆为痛痹,甚则不行,故凝涩,凝涩者,致气以温之,血和乃止。其结络者,脉结血不和,决之乃行。"

【张志聪注】诸阴阳之血气，所以充肤热肉，渗泽皮毛，肥腠理，濡筋骨者，皆从本脏本腑之经隧，而出于孙络皮肤，各并本经之脉络，以分界畔。此非经脉之血气，故当按其寸口人迎，以知阴阳之有余不足而调之。"切循其经络之凝涩，结而不通者"，此于形身中，皆有邪痹于皮肉筋骨之间，甚则留而不行，以致经络之血气有所凝涩。盖充肤热肉之气血，从内之经隧，而外出于孙络皮肤，此因邪闭于络脉之外，气血不得外行，以致凝涩于经络之中，故当致诸阳之气以温之，则寒痹解而血得以和于外矣。其结络者，血气留结于脉内，以致脉结而血不行，又当决之使行。盖邪闭于皮腠，而致经络之凝涩者，当理其气，血结于脉络者，当决其血也。

《素问·阴阳应象大论》："故善用针者，从阴引阳，从阳引阴；以右治左，以左治右；以我知彼，以表知里；以观过与不及之理，见微得过，用之不殆。"

【张志聪注】此言用针者，当取法乎阴阳也。夫阴阳气血，外内左右，交相贯通，故善用针者，从阴而引阳分之邪，从阳而引阴分之气。病在左者取之右，病在右者取之左，以我之神得彼之情，以表之证知里之病。观邪正虚实之理而补泻之，见病之微萌，而得其过之所在，以此法用之，而不致于危殆矣。

《素问·离合真邪论》："经言气之盛衰，左右倾移，以上调下，以左调右，有余不足，补泻于荥输，余知之矣。此皆荣卫之倾移，虚实之所生，非邪气从外入于经也。"

【译文】《针经》上说的气之盛衰，左右偏盛，取上以调下，去左以调右，有余不足，在荥输之间进行补泻，我亦懂得了。这些变化，都是由于营卫的偏盛、气血虚实而形成的，并不是邪气从侵入经脉而发生的病变。

《素问·至真要大论》："高者抑之，下者举之，有余折之，不足补之，佐以所利，和以所宜，必安其主客，适其寒温，同者逆之，异者从之。"

【张志聪注】"高者抑之"，谓主气之逆于上也，"下者举之"，谓客气之乘于下也。有余者，胜气也。不足者，所不胜之气而为病也。佐以所利者，利其所欲也……安其主客者，使各守其本位也。适其寒温者，治寒以热，治热以寒，治温以凉，治凉以温也。"同者逆之"，谓气之相得者宜逆治之……"异者从之"，谓不相得者，当从治之。

《灵枢·官能》："用针之理，必知形气之所在，左右上下阴阳表里，血气多少，行之逆顺，出入之合，谋伐有过，知解结，知补虚泻实，上下气门，明通于四海，审其所在，寒热淋露，以输异处，审于调气，明于经隧。左右肢络，尽知其会，寒与热争，能合而调之，虚与实邻，知决而通之，左右不调，把而行之，明于逆顺，乃知可治。阴阳不奇，故知起时，害于本末，察其寒热，得邪所在，万刺不殆，知官九针，刺道毕矣。"

【张志聪注】此章论用针之理，必明知阴阳血气之流行出入，逆顺浅深，五脏六腑之经输配合，虚实疾徐而针论毕矣。"形气之所在，左右上下，阴阳表里，血气多少。"此形中之阴阳血气也。行之逆顺者，皮肤经脉之血气，交相逆顺而行也。出入之合者，经脉外内之气血，有本标之出入，有离而有合也。谋伐有过者，谓有过之脉，宜伐而去之。知解结者，谓契绍之门户，有所结而不通者宜解之，此言血气之流行于经脉外内之间，或留积于脉内，或阻滞于气街之门也。知补虚泻实，上下气门者，知六腑气街之门户，虚实之坚软者，则知补泻之所在也。明通于四海者，知膻中冲脉，胃腑脑髓之出入也。"寒热"，阴阳血气也。"淋露"，中焦所生之津液也。审其所在,以输异处者,当知膻中之宗气,输于经脉之外内,以应呼吸漏下者也。冲脉之血气,半输于十二经脉之中,半散于皮肤之外者也。胃腑所生之津液,淖泽注于骨,而补益脑髓者也。审于调气,明于经隧者,知胃腑所出之血气,注于经隧,经隧者,五脏六腑之大络也。左右肢络尽知其会者,左注右而右注左,左右上下,与经相干,布于四肢,出于络脉,与脉外之气血,相会于皮肤分肉间也。寒与热争者,阴阳之气不和也,故当合而调之。虚与实邻者,血与气之不和也,故知决而通之。左右不调者,人迎气口之不调,故当犯而行之。阴阳不奇者,脏腑阴阳,交相配合,十二经脉,交相贯通也。故知起时者,如乘秋则肺先受邪,乘春则肝先受邪之类也。如春甲乙伤于风者为肝风;以夏丙丁伤于风者为心风之类也。以冬遇此者为骨痹;以春遇此者为筋痹之类也。如正月太阳寅,故为腰肿痛,阳明者午也。阳盛而一阴加之,故洒洒振寒之类也。如手太阳之筋病。名曰仲春痹。足少阳之筋病。名曰孟秋痹也。盖知脏腑之阴阳。故知病起之时也。"本末",病之本标也。"寒热",阴阳之邪也。用针之理,知阴阳血气之流行出入,则知邪之所在矣。

《灵枢·官能》:"**五藏六府,察其所痛,左右上下,知其寒温,何经所在,审皮肤之寒温滑涩,知其所苦,膈有上下,知其气所在,先得其道,稀而疏之,稍深以留,故能徐入之。大热在上,推而下之;从下上者,引而去之;视前痛者,常先取之。大寒在外,留而补之;入于中者,从合泻之。针所不为,灸之所宜。上气不足,推而扬之;下气不足,积而从之;阴阳皆虚,火自当之。厥而寒甚,骨廉陷下,寒过于膝,下陵三里。阴络所过,得之留止,寒入于中,推而行之;经陷下者,火则当之;结络坚紧,火所治之。不知所苦,两跷之下,男阴女阳,良工所禁,针论毕矣。**"

【张志聪注】"五脏六腑,察其所痛",在身形之左右上下,则知寒温之邪,在于脏腑之何经也。审皮肤之寒温滑涩,知其所苦者,《邪气脏腑病形》之所谓脉滑者,尺之皮肤亦滑;脉涩者,尺之皮肤亦涩。心脉滑甚为善渴,涩甚为喑是也。膈有上下,知其气所在者,膈上为宗气之海,上焦开发宣五谷味,熏肤充身泽毛者也。膈下乃胃腑中焦之分,三焦出气以温肌肉,充皮肤者也。故知其气之所在,先得其所出之道路,稀而疏之,以导气之出也;稍深以留,以致谷气,知谷气已至,故能徐而入之,复使气之入也。身半以上为阳,身半以下为阴,大热在上,故当推而下之,使下和于阴也。"从下上者",热厥也,热厥之为热也,起于足而上,故当引行于上而去之。夫大热在上,由中焦之所生,热厥于下,因酒入于胃,气聚于脾中不得散,故视身以前痛者,常先取之,此气因于中,当先取之中焦。太阳之上,寒气主之。太阳之气主于肤表,大寒在外,寒水之气在表也。故当留而补之,候阳气至而针下热,补其阳以胜其寒也。如寒邪上入于中者,从合以泻之,夫合治内腑,使寒邪从肠胃以泻出之也。夫寒气之甚于外而入于中者,因阳气之在下也,故针所不能为者,灸之所宜也。上气不足者,推而扬之;下气不足者,积而从之,谓气本于下之所生也。"阴阳皆虚,火自当之",盖艾能于水中取火,能启阳气于阴中也。厥而寒甚,起于廉骨下之陷中,而上逆于膝,此寒厥也。寒厥起于足五趾之里,集于膝下,而聚于膝上,盖气因于中,阳气衰,不能渗营其经络,阳气日损,阴气独在,故为之寒,是以取阳明之下陵三里以补之,此寒厥之在气也。若寒气从络之所过,得之则留而止之。如寒入于中,则当推而行之,此治寒厥之法也。经气陷下,以火灸之,结络坚紧者,中有着血,血寒,故火所治之。《调经论》曰:"病不知所痛。两跷为上。"盖阳跷阴跷,并起于足踝,上循胸里,故痛在跷脉之上者,不知痛处也。是以不知所苦痛者,当取两跷于踝下也。男子数其阳,女子数其阴,故男取阴而女取阳。此良工之所禁也,能知脏腑阴阳,寒热虚实,表里上下,补泻疾徐,针论毕矣。

《素问·至真要大论》:"调气之方,必别阴阳,定其中外,各守其乡。内者内治,外者外治,微者调之,其次平之,盛者夺之,汗之下之,寒热温凉,衰之以属,随其攸利,谨道如法,万举万全,气血正平,长有天命。"

【译文】调治病气的方法,必须分别阴阳,确定其属内属外,各按其病之所在,在内的治其内,在外的治其外,病轻的调理它,较重的平治它,病势盛的就攻夺它。或用汗法,或用下法,要分辨病邪的寒、热、温、凉,根据病气的所属使之消退,要随其所利。谨慎地遵从如上的法则,就会万治万全,使气血平和,确保天年。

《灵枢·刺节真邪》:"用针者,必先察其经络之实虚,切而循之,按而弹之,视其应动者,乃后取之而下之。"

【张志聪注】此申明血气之行于脉中也。《内经》云:"络满经虚,泻阳补阴;经满络虚,泻阴补阳。"盖以里之经脉为阴,外之络脉为阳,血气之行于脉中,从经而脉,脉而络,络而孙,故必先察其经络之虚实,而后取之。

《灵枢·卫气》:"凡候此者,下虚则厥,下盛则热;上虚则眩,上盛则热痛。故实者绝而止之,虚者引而起之。"

【张志聪注】虚实者,谓十二络脉之血气,有虚而有实也。下虚下盛者,虚实之在本也,是以下虚则厥,下盛则热;上虚上盛者,虚实之在标也,是以上虚则眩,上盛则热痛。故"实者绝而止之",谓绝之于下,而止之盛于上也。"虚者引而起之",谓引之于上,而起之出于下也。此候手足之十二络脉,上出于头气胸气之街者也。朱氏曰:"绝者,绝其经脉之血气,溢于络脉之中。起者,起其经脉之血气,而引出于气街也。此盖以申明血脉之贯通,非补泻之谓也。"

《素问·调经论》:"五藏之道,皆出于经隧,以行血气,血气不和,百病乃变化而生,是故守经隧焉。"

【张志聪注】此言五脏之道,又皆归于经隧。经隧者,五脏之大络,以行血气者也。血气不和,百病乃变化而生,是故调治之道,亦守其经隧焉。

《素问·调经论》:"帝曰:阴与阳并,血气以并,病形以成,刺之奈何?岐伯曰:刺此者,取之经隧,取血于营,取气于卫,用形哉,因四时多少高下。"

【张志聪注】阴与阳并者,谓表里上下阴阳相并也。血气以并者,血并于气,气并于血也。"经隧",大络也。盖五脏之神志、血气,生于胃腑水谷之精,胃之所出气血者,经隧也。经隧者,五脏六腑之大络也,故当取之经隧,以调其五脏焉。夫取之经隧,调其神也。取之营卫,调其气也。"用",以也,言又当以调其形,形者,皮肤肌肉。"哉",者,未尽之辞。盖言上守神,粗守形,神气固当调,而形之不可不用也。因时气之升降浮沉,而用之以多少高下。如曰以月生死为痏数,此多少之谓也。如春时腧在颈项,夏时在胸胁,秋时在肩背,冬时在腰股,高下之谓也。张兆璜曰:"'用',取也。'形',肉也。心藏神,肺藏气,肝藏血,脾藏肉,肾藏志,而成此形,既已调之,神志气血,可不取之形哉?多少高下,皆取之于形。"故曰:"用形哉,因四时多少高下。"

《素问·调经论》:"帝曰:夫子言虚实者有十,生于五藏,五藏五脉耳。夫十二经脉皆生其病,今夫子独言五藏,夫十二经脉者,皆络三百六十五节,节有病必被经脉,经脉之病,皆有虚实,何以合之？岐伯曰：五藏者,故得六府与为表里,经络支节,各生虚实,其病所居,随而调之。病在脉,调之血；病在血,调之络；病在气,调之卫；病在肉,调之分肉；病在筋,调之筋；病在骨,调之骨；燔针劫刺其下及与急者；病在骨,焠针药熨；病不知所痛,两跷为上；身形有痛,九候莫病,则缪刺之；痛在于左而右脉病者,巨刺之。必谨察其九候,针道备矣。"

【张志聪注】神志血气肉,五者各有虚实,故虚实有十,而皆生于五脏。三百六十五节,乃筋骨之会,十二经脉,支分三百六十五络,而皆络于节,节有病必被及于经脉,盖言筋骨血脉外内之相通耳。五脏者,内合五行,外合脉肉筋骨,故得六腑与为表里,以应十二经脉,故五者之虚实,只归于五脏,若经络支节,各生其虚实,则随其病处而调之。张兆璜曰："以五脏合六腑,以配十二经脉,支分三百六十五络,与皮肉筋,被及相连,今各随其病之所居而调之,血气脉肉筋骨,是仍归于五脏矣。"此言六脏所主之气血筋骨脉肉为病,各随其所在而调之。病在心包络所主之脉,即调之脉。在心脏所主之血,即调之络。在肺脏所主之气,即调之于卫。在脾脏所主之肉,即调之分肉。在肝脏所主之筋,即调之筋。在肾脏所主之骨,即调之骨。盖五脏者,五行之所生也,故先言其五脏。地之五行,化生六气,六气之中有二火,一合心脏之阳火,一合包络之阴火,共为六脏,得六腑与为表里。以应十二筋脉,以合血气脉肉筋骨。"燔",音烦,"焠",叶翠,入声。上章论五脏之气不和,以致外合之血气筋骨为病,各随其处而调之,今复论风雨寒湿为病,于脉肉筋骨之间,而各有取刺之法也。按《灵枢·官针》曰："九曰焠刺,焠刺者,刺燔针则取痹也。"又曰："刺寒痹之法。刺布衣者,以火焠之；刺大人者,以药熨之。"盖阳受之风雨寒湿,客于脉肉筋骨之间,皆能为痹,故当以燔针劫刺其所病之下,而及与筋痹之急者,若病在骨,又当用针及药熨。按足太阳之筋病则项筋急,名曰仲春痹；足少阳之筋病,则腘筋急,名曰孟春痹；足阳明之筋病,则腹筋急,名曰季春痹。病手太阳则颈筋急,病手少阴则反折筋急,病手太阴则胁急,或为转筋,或为反折,或为瘛疭,或为卵缩,皆用燔针劫刺。再按《针经》云："内有阴阳,外有阴阳。在外者,皮肤为阳,筋骨为阴。病在阳者,名曰风；病在阴者,名曰痹。"然皮肉筋骨,皆能痹,故曰燔针劫刺其下,而复提出其筋与骨焉。痛而不知其所者,当取之跷脉也。按两跷脉起于足踝,上入阴,上循胸里,故痛在跷脉之上者,不知痛处也。此痹在于肌肉,而不及于经脉者,当缪刺之。按《缪刺论》曰："凡痹往来,行无常者,在分肉间,痛而刺之,左刺右,右刺左,病已止；不已,复刺之如法。"此言病在于经别者,当巨刺也。《缪刺论》曰："邪客于经,左盛则右病,右盛则左病,亦有移易者,左痛未已,而右脉先痛,如此者,必巨刺之。""巨",大也。《九针论》曰："八曰长针,取法于綦针,长七寸,主取深邪远痹者也。"盖经脉在里而入深,故当用长大之针以取之。"九候",三部九候也。九候外合九窍,内合九脏,循行于上中下之三部,皆五脏所生之血气也。此篇首论五脏所藏之神志血气,有虚有实,复总归于血气阴阳,复调之于皮肉筋骨,并取邪痹于身形跷脉之间,然必察其九候之脉,而知病之所证,调经之道,于斯为备矣。

二、读经心悟

"用针之理即导引之理,用针之法亦即导引之法",因为在《内经》中大量记载了"针刺"理法,而"用针之类,在于调气"(《灵枢·刺节真邪》),"导引"主在"行气",所以我们可从"针刺"的"理、法、方、术"中汲取"导引"的"理、法、方、术",只不过在操作上是以指代针、以手驭气而已。

对于身体某局部或某脏腑生理功能减弱而导致的疾病,通过经脉中经气的转移方式,能够增强局部或脏腑经气,使其生理功能得到恢复,这就是中医所述的"补虚"。当然对身体某局部或某脏腑因气血旺盛有余,同样可以通过经脉系统将其多余的气血进行转移,而消除因气血旺盛有余而导致的生理功能失常,这就是中医所说的"泄实"。如果是由于经脉气血运行紊乱而导致的生理功能失常,产生病症,同样可以通过促进或拟制、收敛或发散经脉中经气的方式对紊乱的运行进行调理,使其恢复正常的运行模式,而消除因经脉气血运行紊乱所导致的病症,这就是中医所说的"调其血气,荣其逆顺"。如果是由于经脉壅塞,导致某一组织或器官得不到气血的濡养或经脉气血运行紊乱导致功能失常形成疾病,就可以用按摩或刺血的方法疏通经脉,使经脉重新畅通而消除疾病,这就是中医所说的"通其经脉"。

要通过调理经脉中运行的经气来治疗疾病,必须通晓经脉中经气的运行规律,方可做到有的放矢。那么,经脉中的经气是如何运行的呢?《内经》中多处对经脉中营卫气进行了叙述,但根据笔者多年临床经验认为,如果按照《内经》中的治疗原则,具体实施中会有诸多矛盾之处,故当接触到祝华英所著《黄帝内经十二经脉揭秘与应用》一书中对经脉经气运行的描述才使我茅塞洞开,使经脉导引疗法中经脉气机出入升降、虚实补泻等诸多问题的理法迎刃而解,有力推动了《内经》中的导引疗法体系的复原再现。

祝华英为湖北省武当山道教协会道医、武当山紫霄宫道长,经年修身炼性静化身心的周天功法,亲身体悟出十二经脉运行的真谛,始作《黄帝内经十二经脉揭秘与应用》,将研究发现玄机奥秘和盘托出,毫无保留地贡献给人类的健康事业。明代李时珍在《奇经八脉考》中强调:"内景隧道,唯返观者能照察之,其言必不谬。"近人余纯在《针灸指南》中也主张:"学习针灸者,必先自愿练习……静坐动法,则人身内经脉之流行及气化之开阖,始有确实根据,然后循经取穴,心目洞明。"祝华英所论修身炼性开悟十二经脉运行之谈当属无误,也可谓心目洞明。现将《黄帝内经十二经脉揭秘与应用》中对经脉运行的主要描述摘录如下。

经络学说是我国前圣先哲们对人体解剖学、生理学、病理学、诊疗学研究得出的核心理论,是指导中医临床诊疗的基础知识之一。虽然从古至今许多医家不断利用"阴阳十二经脉"理论,在临床应用中起到了一定的作用,但笔者认为如不明"阴阳十二经脉"之内在机能,就不能发挥"阴阳十二经脉"应有的调治作用,并且容易产生误差。

特别是用针灸治疗疾病,因为它是以"阴阳十二经脉"的路线及经脉所涉及的穴位为理论基础,所以必须了解人体"阴阳十二经脉"之内在运动机理,才能调整疾病。由此可见,十二经脉理论对针灸、按摩及穴位治疗等都是十分重要的。

人体"阴阳十二经脉"理论出自于《灵枢》《素问》,而人体的每一脏、每一腑都有两道经脉路线,一道在左,一道在右。笔者认为:《灵枢》中有关"阴阳十二经脉"的一切论述,仅只说出了人体一个侧面的正运机理,却隐藏了另一个侧面的负运机理,所以古书中的"阴阳十二经脉"学说是不完整、不周全的。按《灵枢》云:"手之三阴从胸走手,手之三阳从手走头,足之三阳从头走足,足之三阴从足走腹。"如果手足"阴阳十二经脉"一直是按以上所说的线路循行,即形成"自我矛盾",简述如下。

井荥俞经合的出入矛盾

《灵枢·本输》曰:"手太阴肺经,出于少商为井木,溜于鱼际为荥,注于太渊为俞,行于经渠为经,入于尺泽为合。"如肺经全是从胸走手,从"少商穴"出是合乎运行线路的,但入于"尺泽穴"即形成"经气倒流"的矛盾现象。何以手太阴肺经在走过的道中所"入"呢?"手阳明大肠经,出于商阳为井金,溜于二间为荥,注于三间为俞,过于合谷为原,行于阳溪为经,入于曲池为合。"若手阳明大肠经全是从手走头,则入走"曲池穴"是合理的,但出于"商阳穴"就互相矛盾了。其商阳穴位于手指端,为何从手阳明经的"起点"而出?为了简笔可以类推。足三阴经的"出"呈矛盾现象;足三阳经的"入"也呈矛盾现象。以上乃出入矛盾。

"根、结"矛盾

《灵枢·根结》曰:"太阳根于至阴,结于命门;阳明根于厉兑,结于颡大;少阳根于窍阴,结于窗笼;太阴根于隐白,结于太仓;少阴根于涌泉,结于廉泉;厥阴根于大敦,结于玉英,络于膻中。"经又云:"足之三阳从头走足,足之三阴从足走腹。"如结合此理推断,其足三阴的根在足,结在胸腹是合理的;如将足三阳的"根、结"居点与足三阴的"根、结"居点相对照定位,其足三阳的"根"当在头,"结"应在足。何以足三阳的根反在足,结反在头呢?此乃"根、结"矛盾。

"根、溜、注、入"矛盾

《灵枢·根结》云:"足阳明根于厉兑,溜于冲阳,注于下陵,入于人迎……手阳明根于商阳,溜于合谷,注入阳溪,入于扶突……"据手、足三阳经脉的根、溜、注、入循行走向,其手三阳经是从手走头而根、溜、注、入的即十分合理。但是足三阳经的根、溜、注、入就不合理了,不但不能从头走足,为何反从足走头,而"根、溜、注、入"呢?此乃"根、溜、注、入"矛盾。

十二经络揭秘

笔者经修炼打通任、督二脉并行大、小周天功法。有一天中午练功,当在咽津服气之时,明显感觉像是吞下一个清凉的圆团,降入脐部(下丹田)随之即停止了后天的鼻息,同时在"下丹田"出现了先天呼吸(胎息),即觉得身心非常清爽明净,而周身的气、血似停若滞,清晰地感觉脐部(下丹田)有约 3 cm 的透明圆球在微微地缓慢地正反往来旋转。约 10 分钟后,即明显感觉到四肢之内、外侧各显出 3 条经脉并一致地运动着。但左侧与右侧之手足三阴、三阳经脉的运行不同,而是相对立的往返运动。当左侧的手三阴经机能正运行出指端时,而左侧之手三阳经即正运行至头;左侧之足三阳经即正运行至足;左侧之足三阴经即正运行至腹;同时其右侧之足三阴经即反运行至足趾;右侧之足三阳经即反运行至头;右侧之手三阳经即反运行至手;右侧之手三阴经即反运行至胸中。再接着右侧正运而左侧就反运,左侧正运而右侧就反运。

由于这种左、右侧相对立往返无休止的三阴三阳同速运动,使笔者亲身体验到"十二经脉"的运行是呈现双向正、负运行规律的。可是,手三阴经与手三阳经的双向回旋运动不过肘,足三阴经与足三阳经的双向回旋运动不过膝。这种阴、阳、正、负运动便是笔者悟透十二经脉的关键所在。

笔者处于这种"服息"的状态历时较长,故清晰地觉察到:

(1)左手之手三阴经的机能正运行出至手指的同时,而左手之手三阳经即正运行至头;左足之足三阳经即正运行至足,左足之足三阴经即正运行至腹。同时,其右侧之、足三阴经即反运行至足,右侧之足三阳经即反运行至头,右侧之手三阳经即反运行至手,右侧之手三阴经即反运行至胸中。再接着,右侧正运,而左侧反运。左侧正运,而右侧就反运。正常人每行一个呼吸之时,其左侧约正运行二次负运行二次,右侧亦正运行二次负运行二次。所以十二经脉的内在机能始终都是正、负无休止的升、降、进、退运行。

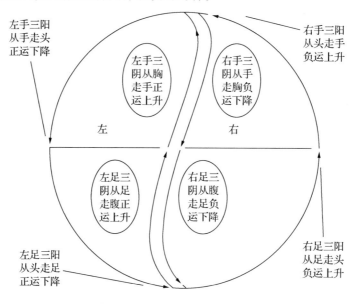

十二经脉左侧正运、右侧负运图

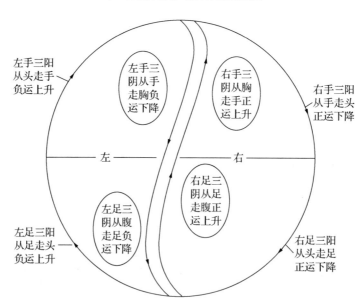

十二经脉右侧正运、左侧负运图

胎息发现左右手足十二经脉正反运行方向表

左侧正运右侧反运		右侧正运左侧反运	
左侧手三阴	胸→手	右侧手三阴	胸→手
左侧手三阳	手→头	右侧手三阳	手→头

续表

左侧正运右侧反运		右侧正运左侧反运	
左侧足三阳	头→足	右侧足三阳	头→足
左侧足三阴	足→腹	右侧足三阴	足→腹
右侧足三阴	腹→足	左侧足三阴	腹→足
右侧足三阳	足→头	左侧足三阳	足→头
右侧手三阳	头→手	左侧手三阳	头→手
右侧手三阴	手→胸	左侧手三阴	手→胸

（2）人体中线的督、任二脉是"两条"经脉相合并的,也有左、右各自不同的升降往返运动机能。

（3）足三阳经和足三明、经手三阳经和手三阴经之"别络穴处"的阴阳机能交合,是人体表、里、阴、阳经脉交换最奥秘的联系之所。这一现象在后章解释根、溜、注、入矛盾的运动中详述。

（4）头部的两侧,亦有左、右各自不同的升降进退运动机能,只是运动路线复杂,故感觉不太分明,仅感觉其复杂的经脉升降运动机能,由头部至项部而止。

（5）胸腔和腹腔内的脏、腑也有类似的阴阳进退机能运动,但因其脏腑的位置分散而难以分辨清楚。如果依据手、足四肢的三阴经和三阳经之明显对立的运动规律,故对头部和脏阴腑阳的经脉运行,即能够推理而得到解释。

在"胎息"的状态历时达 4 小时之后,由一点思维念头略心,陡然间笔者恢复了后天呼吸,周身而由凉转温,其手、足之三阴三阳经脉的运动机能也消失。

根据这次"胎息"的体验,使笔者多年研究"十二经脉"所遇到种种不可理解的矛盾获得了解释。现将研究"十二经脉"的收获贡献于世,以供爱好研究"十二经脉"的同行验证落实,使祖国医学发扬光大。

根据这次练功体验,使笔者在多年的经络学说研究中所遇到的矛盾,即上文所提出的"三个"不可理解的矛盾,获得了解决,详述如下。

其一,解释出井入合矛盾。

当手太阴经正运行时,其经气外出运行到少商井穴;手太阴经反运行时,其经气内入运至尺泽合穴。当手阳明经正运上行时,其经气运行至曲池合穴;手阳明经反运下行时,其经气运行至商阳井穴。所以手三阴经出井穴时,手三阳经即入合穴;手三阳经出井穴时,手三阴经即入合穴。这种三阴三阳经气相对立的运行机理,便是"阳在外阴之使也,阴在内阳之守也"。

其二,解释"根、结"矛盾。

当足三阴经正运上升之时,其经气运行到"结穴";足三阴经反运之时,其经气运行至"根穴";当足三阳经正运下降之时,其经气运行至"根穴";足三阳经反运上升之时,其经气运行到"结穴"。所以阳经在"根"而阴经就在"结"。阴经在"根"而阳经就在"结"。故足三阳和足三阴都与相表里的阴阳经不断地根结着。

其三,解释"根、溜、注、入"矛盾。

关于手、足三阳经之"根、溜、注、入"的矛盾,归根到底是其运动的机理不同。手三阳经是正运之时产生根、溜、注、入的;足三阳经是反运之时产生根、溜、注、入的。仅举手、足阳明经为例,当足阳明经反运时,其经气即从"厉兑穴"退缩而上行溜于"冲阳穴",并继续上注于"下陵穴",同时,在颈部的足阳明经气即上升运行至"颊大穴",同时并分出一道别行经气进入"人迎穴",这进入人迎穴的"别行经气"入于何所呢?因此时足太阴脾经的经气反运至足,而脾经的"散舌下之脉"经气空虚,所以足阳明经气是由人迎穴"入贯舌中"而与足太阴脾经"散舌下之脉"相吻合,便形成了"如环之无端"的阴阳交合机能。当足阳明经正运下行时,处于颊大穴的足阳明经气即下降于颈部,同时,在下肢的足阳明经气即由下陵穴、冲阳穴而下运行至"厉兑穴",并同时分出一道别行经气进入"丰隆穴"而与足太阴脾经相吻合。因此时足太阴脾经的经气在正运上升,便形成"如环之无端"的阴阳交合机能。手阳明经根、溜、注、入的阴阳交合机能与足阳明经同理,所不同的是足阳明经是在反运之时产生根、溜、注、入的,而手阳明经是正运之时产生根、溜、注、入的。

如上所述,我们可以看出肘、膝以下的穴位是阴阳经气交换最灵活奥妙之处。《灵枢·九针十二原》云:"经脉十二,络脉十五……二十七气所行,皆在五俞也。"所以医者当注意调治肘、膝以下的阴阳经气。人体十二经的路线及穴位是不移动的,但要特别注意这个出、入、升、降灵活往返的阴阳经气。其人体的某一道阴阳经脉路线好比火车道(铁轨),其腧穴犹如火车站,人体的阴阳经气好比"火车",其"火车"既能运行到终点站,又能返回到起点站。若没有"火车"运行往来,其火车道与火车站也没有作用。故人死了,虽然其经络、腧穴仍在,但却失去了阴阳经气的往来灵机,如此便是没有生命了。经云:"所言节者,神气之所游行出入也,非皮肉筋骨也。"故古圣最重视这灵活的阴阳经气。经云:"手之三阴从胸走手,手之三阳从手走头……"按以上所述,仅只说出了人体一个侧面的"正运机理",故在机理上却隐藏了3/4。所以研究十二经脉机理,必须举一而反三,才能把握住十二经脉的整体。

综上,说明人体"十二经脉"的阴阳运动,是左右、正负、阴阳对立统一的生理机能,确是人体唯一的"统全息"生命活力。目前由"十二经脉"之"统全息"所分化出来的"局部小全息"已经在医学上有了使用。例如,人体的两耳及手、足等的"全息"诊疗,据说疗效甚佳。如果研究人体"阴阳十二经脉"之"总全息"生命机理,在医疗实践上定能显出更神奇的疗效。可惜的是:阴阳"十二经脉"的机理还未为世知,今后当待中外医学界进一步探究落实。笔者于20世纪60年代开始研究经络学说,但经脉学说中的十二经脉、经别、经筋、经络、奇经八脉等错综复杂的路线和分支常使笔者茫然不解。幸运的是,机缘巧合,在修道中终于明白了十二经脉的简要机理。经云:"知其要者,一言而终。"始信古圣的著述,句句真实。笔者先居乡村,后往深山,并没有现代化的医疗设备,在诊疗中先察脉口、人迎以确定阴阳十二经脉的盛衰,然后拟定出灵活的治疗方案。无论用针灸、按摩,还是用中药治疗,全凭十二经脉机理作指南。几十年来,诊治数万患者,都取得满意的疗效,而且还治愈了许多名家束手无策、名院未能治愈的疑难病症。实践是检验真理的唯一标准,事实证明:十二经脉的机理确实是真实有效的。

第八章 《内经》论治法

一、《内经》摘要

《灵枢·阴阳二十五人》:"气有余于上者,导而下之,气不足于上者,推而休之,其稽留不至者,因而迎之,必明于经隧,乃能持之,寒与热争者,导而行之,其宛陈血不结者,则而予之。"

【张志聪注】气有余于上者,导而下之;不足于上者,推而上之。盖气血之出于皮肤,而又有上下有余不足之分者,因络脉所出于上下,有疏通阻滞之不同也。其有稽留于经络中而不至者,因而迎之,此必明于经隧,乃能持之。经隧者,五脏六腑之大络也。胃海所出之气血,而布散于天下者,从脏腑之大络,而出于孙络皮肤,大络虽与经脉缪处,然上下左右与经相干,而布于四末,盖并经而外出于皮部,各随本经之脉以分界限。是以足阳明之上血气盛,则髯美长;足太阳之上血气盛,则美眉也。"寒与热争者",阴阳之血气混乱也,故当导而行之,使各归于本部。盖手足三阴三阳之血气,行于皮肤分肉之间,如不分界畔,则混乱交争矣。宛陈者,陈莝之物,宛积于肠胃之内,以致血气不至,此不因于血结于脉络而不通,故当则而予之。盖用逐陈莝之法则,而予夺之也。此手足三阴三阳之血气,本于胃腑之所生,从经隧而外出。

《素问·血气形志》:"形数惊恐,经络不通,病生于不仁,治之以按摩醪药。"

【张志聪注】惊则气乱,恐则气下。盖血随气行,气数乱逆则经络不通,荣卫不行,是以病生于不仁,宜按摩醪药,以行其荣卫血气焉。

《灵枢·刺节真邪》:"上寒下热,先刺其项太阳,久留之,已刺则熨项与肩胛,令热下合乃止,此所谓推而上之者也。"

【张志聪注】此言下焦所生之气,从下而上也。太阳为诸阳主气。而太阳之气,生于膀胱水中,上寒下热,此太阳之气,留于下而不上。故先刺其项太,久留之以候气至,已刺则熨项与肩胛,令火热与下之阳气交合乃止,此所谓推而上之者也。

《灵枢·刺节真邪》:"上热下寒,视其虚脉而陷之于经络者,取之,气下乃止,此所谓引而下之者也。"

【张志聪注】此言上焦所生之气,从上而下也。上焦开发,宣五谷味,熏肤充身泽毛,是谓气。此上焦之气,从上而下。如上热下寒,当视其虚脉而陷之于经络者取之,此因脉虚而气陷于脉内,不能熏肤热肉,故下寒也。故当取之于经,俟气下乃止,此所谓引而下之者也。

《素问·阴阳应象大论》:"其慓悍者,按而收之。其实者,散而泻之。"

【张志聪注】气之悍利者,宜按摩而收引。阳实者宜散之,阴实者宜泻之。

《素问·举痛论》:"寒气客于肠胃之间,膜原之下,血不得散,小络急引故痛,按之则血气散,故按之痛止。"

【张志聪注】膜原者,连于肠胃之脂膜,亦气分之腠理……如寒气客于肠胃膜原之间,则内引小络,故痛也……此邪在膜原之气分,牵引小络而痛,故按之即止。

《素问·举痛论》:"寒气客于背俞之脉则脉泣,脉泣则血虚,血虚则痛,其俞注于心,故相引而痛。按之则热气至,热气至则痛止矣。"

【张志聪注】此言太阳为炅热之气,虽寒客于经俞,得气至则痛止矣。背俞之脉者,足太阳之脉也。太阳之脉循于背,而五脏六腑之俞皆在太阳之经,故曰背俞之脉,脏腑之血气,皆注于腧,故寒克之则脉涩而血虚,血虚则痛矣。夫心主血脉,五脏六腑之腧皆注于心,故相引心而痛。心为阳中之太阳,盖与太阳之气,标本相合,是以按之则热气至,而痛止矣。

《素问·三部九候论》:"上实下虚,切而从之,索其结络脉,刺出其血,以见通之。"

【张志聪注】《刺节真邪》曰:"大经调者,谓之不病,虽病谓之自已也。一经上实下虚而不通者,此必有横络盛加于大经,令之不通,视而泻之,此所谓解结也。"是以上实下虚者,有横络盛加于经,以致上下不通,而有盛实也。切而从之者,切其某经之所阻,而从治之也。索其结络者,索其横络之结,而刺出其血。以见通之者,视而泻之也,以上言病在经脉者,为可治也。

《素问·血气形志》:"今知手足阴阳所苦,凡治病必先去其血,乃去其所苦,伺之所欲,然后泻有余,补不足。"

【张志聪注】知所苦者,知邪病在手足之何经也?"先去其血",除宛陈也,宛陈去则无所苦矣。伺之所欲者,伺其欲散、欲软、欲缓、欲收,盖必先定五脏之病,五脏已定,九候已备,而后乃存针。有余者,邪气盛也;不足者,精气夺也。有余则泻之,不足则补之。

《灵枢·脉度》:"经脉为里,支而横者为络,络之别者为孙,盛而血者疾诛之。盛者泻之,虚者饮药以补之。"

【张志聪注】此承上文而言脉度之十六丈二尺,只以经脉为数,支而横者,络脉孙络也。夫经脉内营于脏腑,外络于形身,浮而见于皮部者皆络脉也。盛而血者,邪盛于外,血留于络脉,故当疾诛之。盛者,邪客于外,故当泻之。虚者,本虚于内,故当饮药以补之。盖言血气本于脏腑之所生也。

《素问·离合真邪论》:"此邪新客,溶溶未有定处也。推之则前,引之则止,逆而刺之,温血也。刺出其血,其病立已。"

【张志聪注】此言若先补之,则血不得散,而邪不得出也。"溶溶",流貌。言邪之新客于经脉之中,溶溶流转,未有定处,推之则前,引之则止,盖流动而易泻者也,若逆而刺之,是谓内温,血不得散,气不得出。此甚言其泻邪之妙,刺出其血,其病立已,邪病已去,而真气即复矣。

《灵枢·刺节真邪》:"治厥者,必先熨调和其经,掌与腋,肘与脚,项与脊以调之,火气已通,血脉乃行。然后视其病,脉淖泽者,刺而平之;坚紧者,破而散之,气下乃止,此所谓以解结者也。"

【张志聪注】治厥者必先熨,通其气也;调和其经,通其经也。谓所受于天之精气,行于经脉之外内者也。调之掌与腋,肘与脚,项与脊,谓血气之行于上下四旁,无处不到也。淖泽者,行之太过,当刺而平之。紧涩者,涩滞不通,当破而散之,此所谓以针而解结者也。

《灵枢·刺节真邪》:"用针之类,在于调气,气积于胃,以通营卫,各行其道。宗气留于海,其下者,注于气街,其上者,走于息道。故厥在于足,宗气不下,脉中之血,凝而留止,弗之火调,弗能取之。"

【张志聪注】此言后天饮食之谷气,乃营卫宗气,各走其道,充于形身之上下者也。厥在足者,少阴之气厥也。寒气厥逆于下,是以宗气不能不行。"脉中之血,凝而留止,弗之火调,弗能取之。"谓下焦之精气,乃阴阳水火,得火热而后能温其水寒。夫所受于天者,少阴肾脏之精气也。冲脉与少阴之大络,起于肾,出于气街,循阴股内廉,邪入腘中。厥在于足,而宗气不下者,谓宗气下行,而与少阴之气相合也。夫所谓合并而充身者,下焦先天之气,上与阳明之谷气相合,而出入于关节肌腠之间,然而后天所生之宗气,亦下行而与少阴之精气相合,注于气街,入于腘中,并行于经脉皮肤之外内者也。

《灵枢·刺节真邪》:"六经调者,谓之不病,虽病,谓之自已也。一经上实下虚而不通者,此必有横络盛加于大经,令之不通,视而泻之,此所谓解结也。"

【张志聪注】此申明血气之行于脉外也。六经者,手足之十二经别也。大经者,经隧也。经隧者,五脏六腑之大络也。胃腑所出之气血,充于皮肤分肉之间者,从脏腑之大经,而外出于皮肤。横络者,经脉之支别也。如一经上实下虚而不通者,此必有经脉之横络,盛加于大经,而令之不通也,故视而泻之。此所谓解结也。

《灵枢·经筋》:"足太阳之筋……在燔针劫刺,以知为数,以痛为输。"

【张志聪注】"燔针"烧针也。劫刺者,如劫夺之势,刺之即去,无迎随出入之法。知者,血气和而知其伸舒也。以痛为输者,随其痛处而即为所取之腧穴也。

《灵枢·终始》:"凡刺之道,毕于终始,明知终始,五脏为纪,阴阳定矣。阴者主脏,阳者主腑,阳受气于四末,阴受气于五脏,故泻者迎之,补者随之,知迎知随,气可令和,和气之方,必通阴阳。五脏为阴,六腑为阳,传之后世,以血为盟。敬之者昌,慢之者亡。无道行私,必得夭殃。谨奉天道,请言终始。"

【张志聪注】此篇论人之脏腑阴阳、经脉气血,本于天地之所生,有始而有终也。《五运行大论》曰:"东方生风,风生木,木生酸,酸生肝。南方生热,热生火,火生苦,苦生心。"夫风寒暑湿燥热,天之六气也,木火土金水,地之五行也。天食人以五气,地食人以五味,是天之六气,化生地之五行五味,五行五味,以生人之五脏。五脏内合六腑,以应地之五行,外合六经,以应天之六气,故曰:"明知终始,五脏为纪。"谓人之五脏,本应五行之化也。"请言终始,经脉为纪,平与不平,天道毕矣。"谓人之经脉,应天之六气也。末结曰:"太阳之脉,其终也戴眼反折。太阴终者,腹胀不得息。"是人之阴阳血气,始于地之五行,天之六气所生,而终于地之六经,天之六气也。故曰:"其生五,其数三。"谓生于五行,而终于三阴三阳之数也。阴者主脏,阳者主腑,脏腑阴阳之相合也。"阳受气于四末",阳受天气于外也;"阴受气于五脏",阴受地气于内也。"故泻者迎之",迎阴气之外出也;"补者随之",追阳气之内交也。故曰:"知迎知随,气可令和,和气之方,必通阴阳。"

《灵枢·终始》:"阴盛而阳虚,先补其阳,后泻其阴而和之;阴虚而阳盛,先补其阴,后泻其阳而和之。"

【张志聪注】此复论调和经脉之阴阳,所谓盛则泻之,虚则补之者,调和三阴三阳之气也。不虚不实,以经取之者,谓阴阳之气已调,无虚实之偏僻,而经所不调者,又当取之于经也。夫经脉之血气,本于脏腑所生,故当先补其正虚,而后泻其邪实。

《灵枢·终始》："人迎一盛,泻足少阳而补足厥阴,二泻一补,日一取之,必切而验之,疏取之上,气和乃止。人迎二盛,泻足太阳补足少阴,二泻一补,二日一取之,必切而验之,疏取之上,气和乃止。人迎三盛,泻足阳明而补足太阴,二泻一补,日二取之,必切而验之,疏取之上,气和乃止。脉口一盛,泻足厥阴而补足少阳,二补一泻,日一取之,必切而验之,疏而取上,气和乃止。脉口二盛,泻足少阴而补足太阳,二补一泻,二日一取之,必切而验之,疏取之上,气和乃止。脉口三盛泻足太阴而补足阳明,二补一泻,日二取之,必切而验之,疏而取之上,气和乃止。所以日二取之者,阳明主胃,大富于谷气,故可日二取之也。人迎与脉口俱盛三倍以上,命曰阴阳俱溢,如是者不开,则血脉闭塞,气无所行,流淫于中,五脏内伤。如此者,因而灸之,则变易而为他病矣。"

【张志聪注】补泻者,和调阴阳之气平也。阳二泻而阴一泻者,阳常有余而阴常不足也。阳补二而阴补一者,阳可盛而阴不可盛也。故溢阳不曰死,溢阴者死不治矣。必切而验之者,切其人迎气口,以验三阴三阳之气也。"疏"当作"躁",谓一盛而躁,二盛而躁,当取手之阴阳也。阳明主胃,大富于谷气,故可日二取之。盖三阴三阳之气,乃阳明水谷之所生也。人迎与脉口俱盛,命曰阴阳俱溢,盖阴盛于内,则阳盛于外矣,阳盛于左则阴盛于右矣。如是者,若不以针开之,则血脉闭塞,气无所行,流溢于中,则内伤五脏矣。夫盛则泻之,虚则补之,陷下则灸之,此阴阳之气,偏盛不和,非陷下也,故灸之则生他病矣。

二、读经心悟

"用针之理即导引之理,用针之法亦即导引之法。"《内经》中叙述了通过经脉调理疾病的诸多操作方法,虽然叙述并不具体全面,但却为"经脉导引术"的具体操作方法提供了可靠的原始依据,为后人能够做到举一反三、扩展发挥、推而广之打下了基础。

针对脏腑经脉中血气的盛衰、升降、瘀滞、结节等问题及导致的寒热症候,在治疗方式和操作手法上提出了按、推、摩、熨、刺血、灸、燔针劫刺等具体方法。在操作部位上不但包涵点、线、面,而且对经脉气机的不同状况还明确了调气的方向,成为具体实施导引操作的依据。

从《黄帝内经》中知导引经脉血气的操作方法有"按"和"推";疏通经脉瘀堵的"解结"操作方法有"按摩"和"刺血";消除经筋病灶的操作方法有"燔针劫刺";消除寒邪侵入经脉的方法有"熨"。

"导,引也。"(《说文解字》)本义为"以手牵引,引导""引,开弓也"(《说文解字》)。有"带领,拉,牵挽"之意,因此"经脉导引术"的治病方法就是通过导引以行经脉之气,如何来"行气"呢? 就可以用"按"、"摩"和"推"的操作手法来实现。

明代医家周于蕃(撰有《小儿推拿秘诀》)谓:"按而留之者,以按之不动也。按字,从手从安,以手探穴而安于其上也。"之言道出了"按"的操作方法和要领。按法是指以手指、掌的不同部位或肘部施术有经脉、腧穴或施治的部位,按而留之的操作手法。《内经》载按法有"按之则血气散""按之则热气至""其慓悍者,按而收之"之功效,说明按法对经脉中气血的运行有直接或间接的影响。按法在"经脉导引术"中是最常用的一种操作手法,使用按法可以影响经脉腧穴中的经气来改变经脉内经气的运行和分布,对伏行于腹内上循背里的冲脉和一些可触及的动脉血管也需采用按法调血以调气。通常对于呈现点状的腧穴多用指按法,对于面积较大的施治部位常采用掌按法,对于承受力较强或作用较深的部位常采用肘按法。在临床中在什么情况下可运用按法操作,还需辨证实施。

采用经络穴位治疗疾病的方法常称作"点穴疗法",其常用的操作方法为点法。点法与上面提到的按法有何区别和联系呢?点法又是怎样具体操作的呢?下面做一简单说明:点法由按法演化而成,是指用指端或肘尖或屈曲的指间关节突起部分为力点,着力于某一治疗点上,按而压之,戳而点之。点法具有力点集中、刺激性强等特点,可以有效影响经脉腧穴中的经气来改变经脉内经气的运行和分布,也是"经脉导引术"中的主要操作手法。点法可属于按法的范畴,但与按法亦有区别,不尽相同,按法要求"按而留之",意思是指按压后要在施治部位持续停留一定时间;点法要求"戳而点之",意思是指按压后只在施治部位短暂停留即可撤力抬起,但可在同部位连续点按。

摩为摸、抚之意,古同"磨",是指用手轻轻按着一下一下地移动。《素问·病能》云:"摩之切之。"《至真要大论》云:"摩之浴之。"《灵枢·调经论》云:"按摩勿释者再。"《素问·血气形志》云:"经络不通,病生于不仁,治之以按摩醪药。"可见用"按摩"的手法有疏通经脉之功效。"按之则血气散"(《素问·举痛论》),"按者,谓以手往下抑之也。摩者,谓徐徐揉摩之也。按其经络,以通郁闭之气;摩其壅聚,以散瘀结之肿,其患可愈"(清代吴谦《医宗金鉴》),"按而留之,摩以去之"(明代周于蕃《小儿推拿秘诀》),"按摩者,开通闭塞,导引阴阳"(清代张振鋆《厘正按摩要术》),以上医家之言皆阐述了"按与摩"的联合使用和不同作用。

推,从手,隹声。本义为手向外用力使物体移动或向前移动。清代吴谦言:"推者,谓以手推之,使还旧处也。"(《医宗金鉴》)故推法是指用指、掌或肘部着力于一定部位进行单方向的直线移动。经脉在人体内外循行,以区域线条型分布,经气在经脉运行,可用推法沿经脉循行路线推动经气运行以影响经气的运行和分布。《内经》有云:"气不足于上者,推而休之","上寒下热,……此所谓推而上之者也"。清代光绪年间徐谦光所著的《推拿三字经》记载了推拿技法,多为治疗当时民间流行的某些成人及小儿疾病时所用,该推拿技法多作用于手臂线性穴位以调理经脉血气,且多用推法,其中有"大三万、小三千、婴三百、加减良、分岁数"之说,即根据患者的岁数大小和病情不同明确推拿时的次数,"大三万"即指对于成人患者推的次数要多。故推法是"经脉导引术"中用以"导引行气"的主要手法之一。

《内经》中明确指出:"凡治病必先去其血,乃去其所苦,伺之所欲,然后泻有余,补不足。"(《素问·血气形志》)意思是说在治病时如果遇到经脉不通或气血壅塞,首先要先除之,而后方可进行补泻,给出了在运用经脉治疗疾病时操作的先后次序。所以在运用"经脉导引术"时,应该先除其"宛陈",以通经脉,这也体现了"以通为治""以通为用"的中医治疗原则。

另外,对经脉中特别是络脉中出现的瘀血,如果影响经脉气血运行,应"盛而血者疾诛之"(《灵枢·脉度》),"刺出其血"(《素问·离合真邪论》),"索其结络脉,刺出其血,以见通之"(《素问·三部九候论》),这就是指通过采用刺破经脉,放出经脉中瘀血的方法来疏通血脉,以恢复经脉气血的运行。对于筋经受损导致形成的痉挛、结节、条索等病理产物,则可以用"燔针劫刺"的方式用以"解结",当然不用此法,也可用按摩的方法进行消除,使经筋舒展,以消除对经脉的影响,而使经脉畅通,经气运行无碍。

第九章 《内经》论运用

一、《内经》摘要

《灵枢·寒热病》："身有所伤，血出多及中风寒，苦有所堕坠，四支懈惰不收，名曰体惰，取其小腹脐下三结交。三结交者，阳明、太阴也，脐下三寸关元也。"

【张志聪注】此言皮肤之血气有伤，当取之阳明太阴也。夫首言皮腠之寒热者，三阴之气也。此言皮腠之血气受伤，亦取之太阴阳明，阴阳血气之相关也。身有所伤，血出多，伤其血矣。及中风寒，伤其营卫矣。夫人之形体，藉气而血濡，血气受伤，故若有所堕坠，四肢懈惰不收，名曰体惰。夫充肤热肉之血气，生于阳明水谷之精，流溢于中，由冲任而布散于皮腠，故当取小腹脐下之阳明太阴，任脉之关元，以助血气之生原。三结交者，足太阴阳明与任脉交结于小腹脐下也。沈亮宸曰："首言三阴之气，本于里阴，而外主于皮毛肌骨，下节论三阳之气，从下而生，而上出于颈项头面。此言肤表之血气，亦由下而上充于皮肤，盖阴阳血气，皆从下而上也。"

《灵枢·寒热病》："厥痹者，厥气上及腹，取阴阳之络，视主病也，泻阳补阴经也。颈侧之动脉人迎。人迎，足阳明也，在婴筋之前。婴筋之后，手阳明也，名曰扶突。次脉，足少阳脉也，名曰天牖，次脉，足太阳也，名曰天柱。腋下动脉臂太阴也，名曰天府。阳迎头痛，胸满不得息，取之人迎。暴喑气鞕，取扶突与舌本出血。暴聋气蒙，耳目不明，取天牖。暴挛痫眩，足不任身，取天柱。暴瘅内逆，肝肺相搏，血溢鼻口，取天府。此为天牖五部。"

【张志聪注】此言阳气生于阴中，由下而上也。厥痹者，痹闭于下，以致三阳之气，厥逆止及于腹，而不能上行于头项也。取阴阳之络，视主病者，视厥痹之在何经也。泻阳者，泻其厥逆而使之上也。补阴者，阳气生于阴中也。次脉者，从喉旁而次序于项后，《本输》之所谓一次脉二次脉也。盖三阳之经气，皆循颈项而上充于头面也。"腋下动脉"，手太阴也。"太阴"统主阴阳之气者也。此下五节。承上文而分论厥逆之气，各有所见之证，各随所逆之经以取之。阳明头痛，阳明之气，厥逆于腹，不得循人迎，而上充于头，是以头痛。逆于中焦，故胸满不得息，当取之人迎，以通其气。鞕，梗同。夫金主声，心主言，手阳明主气而主金，故阳明气逆于下，则暴喑，而气梗矣。取扶突与舌本出血，则气通而音声出矣。手少阳之脉入耳中，至目锐，少阳之气厥于下，则上之经脉不通，是以暴聋气蒙，耳目不明，当取之天牖。足太阳主筋，故气厥则暴挛而足不任身矣。太阳之脉，起于目内之睛明，气不上通，故痫眩也，当取之天柱。"瘅"，消瘅。"暴瘅"，暴渴也。肝脉贯肺，故手太阴之气逆，则肝肺相搏，肺主气而肝主血，气逆于中，则血亦留聚而上溢矣。肺乃水之生原，搏则津液不生而暴瘅矣。皆当取手太阴之天府。以疏其搏逆，夫暴疾，一时之厥证也。此因于气厥，故用数暴字。"牖"，窗也。头面之穴窍，如楼阁之大牖，所以通气者也。气厥于下，以致在上之经脉不通，而为耳目不明，暴暗痫眩诸证。盖言三阳之气，由下而生，从上而出，故总结曰：“此为大牖五部。”以下复论其经络焉。沈亮宸曰："人迎扶突，天牖天柱，头气之街也。腋下动脉，胸气之街也。”莫云从问曰：“《本输》论次脉，乃手足三阳之六经。此节只言手阳明、少阳、足阳明、太阳为大牖何也？”曰：“太阳之气，生于膀胱水中；少阳之气，本于命门相火；阳明之气，生于中焦胃腑。在经脉有手足之六经，在二气只论三阴三阳也，其手阳明与太阴为表里，主行周身之气，故合为五大牖焉。”

《素问·水热穴论》：“帝曰：水俞五十七处者，是何主也？岐伯曰：肾俞五十七穴，积阴之所聚也，水所从出入也。尻上五行行五者，此肾俞，故水病下为胕肿大腹，上为喘呼，不得卧者，标本俱病，故肺为喘呼，肾为水肿，肺为逆不得卧，分为相输俱受者，水气之所留也。伏菟上各二行，行五者，此肾之街也，三阴之所交结于脚。踝上各一行，行六者，此肾脉之下行也，名曰太冲。凡五十七穴者，皆藏之阴络，水之所客也。”

【张志聪注】此言水随经而上下也。肾者，至阴也。穴者，气之所聚，故肾五十七穴，积阴之所聚也。水随此经腧，而外内出入者也。“尻”，臀也。尻上五行，中行乃督脉之所循，旁四行乃太阳之经脉。盖督脉起于至阴，循阴器，绕篡后，别绕臀，合少阴太阳，贯脊入肾，太阳为少阴之寒府，是此五行乃水阴之所注，故皆为肾俞。是以病水，则下为肿大腹，上则为喘呼，不得卧者，此标本俱病。盖肾为本，肺为标，在肺则为喘呼，在肾则为水肿，肺为气逆，故不得卧也。此水分为相输，而上下俱受病者。盖肾俞之循尻而下，复循腹而上贯肺中，水气之留于经腧故也。夫有形之血，行于脉中，无形之气，行于脉外，是以有形之水，行于无形之气分，无形之水气，行于有形之脉中，水随经而行于上下，而水气亦随经而留于脉中也。故肿大腹者，水所从出入于外内；喘呼不得卧者，水气上逆于脉中。“伏兔”，在膝上六寸起肉，以左右各三指按膝上，有肉起如兔之状，故以为名。各二行者，谓少阴之大络与少阴之经，左右各二，共四行也。“行五者”，谓少阴经之阴谷、筑阴、交信、复溜，及三阴之所交结之三阴交穴也。“街”，气街也。气街者，气之径路也。经络者，经别之大络也。如经络之气结，则别走于气街，故络绝则经通，此少阴之经，同少阴之大络下行于脚，而交结于三阴，故曰肾之街也。按《灵枢》：“黄帝问曰：少阴之脉独下行，何也？岐伯曰：夫冲脉者，五脏六腑之海也，五脏六腑皆禀焉。其上者出于颃颡，渗诸阳，灌诸精；其下者，注少阴之大络，出于气街，循阴股内廉，入腘中，伏行骭骨内，下至内踝之后，属而别其下者，并于少阴之经，渗三阴。”此冲脉之注于少阴之大络而交结三阴于足之间，故曰“伏兔上各二行，此肾之街也”。此言少阴之本，直起于至阴之下也，踝上各一行者，左右二足各一行也。“行六者”，谓照海、水泉、大钟、太溪、然谷、涌泉六穴也。此肾脉之直下行于至阴也。夫圣人南面而立，前曰广明，后曰太冲，太冲之地，名曰少阴。少阴根起于涌泉，是泉在地之下，从至阴而涌出，故曰：“肾者，至阴也。至阴者，盛水也。”凡此五十七穴，皆水脏之阴络，水之所客也。客者，谓留舍于脉络之间，非入于脉中也。

《素问·水热穴论》：“帝曰：夫子言治热病五十九俞，余论其意，未能领别其处，愿闻其处，因闻其意。岐伯曰：头上五行行五者，以越诸阳之热逆也；大杼、膺俞、缺盆、背俞，此八者，以泻胸中之热也；气街、三里、巨虚上下廉，此八者，以泻胃中之热也；云门、髃骨、委中、髓空，此八者，以泻四肢之热也；五藏俞傍五，此十者，以泻五藏之热也。凡此五十九穴者，皆热之左右也。”

【张志聪注】《气穴论》中言热俞有五十九穴。故帝曰夫子言治热病五十九穴,余论其意,但未能别其处,因闻其意者,因其处而知其泻热之意也。头上五行,每行有五穴,俱在头之巅顶,诸阳之气上升于头,故取刺以越诸阳之热逆,中行属督脉之上星、囟会、前顶、百会、后顶五穴。旁两行系足太阳经之五处、承光、通天、络却、玉枕十穴。又旁两行,系足少阳经之临泣、目窗、正营、承灵、脑空十穴。"大杼"穴在项大椎两旁,属足太阳膀胱经。膺俞一名中府,在胸中行两旁,各开六寸,属手太阴肺经。缺盆穴在肩上横骨陷者中,属足阳明胃经;"背俞"即风门穴,在大椎下第二椎两旁,各开一寸五分,属足太阳膀胱经,此八者,在胸中前后之上,以泻胸中之热。气街、三里、巨虚上下廉。此八者,以泻胃中之热也。"气街"在少腹下横骨两端,动脉应手;"三里"在膝下三寸,骨外大肉分间;"巨虚上廉"在三里下三寸;"巨虚下廉"在上廉下三寸,并足阳明胃经,刺之以泻胃中之热。"云门"在巨骨下,胸中行两旁,相去各六寸,属手太阴肺经;"髃骨"在肩端两骨间,属手阳明大肠经;"委中"在足膝后屈处,中央约纹中,动脉应手,属足太阳膀胱经;"髓空"即横骨穴,所谓股际骨空,在阴上曲骨旁,属足少阴肾经。盖手太阴与阳明为表里;足少阴与太阳为表里;手之太阴,从腹走手;手之阳明,从手走头;足之少阴,从足走腹;足之太阳,从头走足,并主血气,故此八者,以泻手足之热也。按王氏辈以督脉之腰俞为髓空,是止七穴而非八矣。王芳侯曰:"骨髓皆属于肾。""五脏腧",各开中行一寸五分,肺俞在三椎间,心俞在五椎间,肝俞在九椎间,脾俞在十一椎间,肾俞在十四椎间,左右各五,并属足太阳膀胱经,以泻五脏之热。凡此五十九穴,皆热之左右而泻之也。

《素问·痹论》:"帝曰:以针治之,奈何?岐伯曰:五脏有俞,六腑有合,循脉之分。各有所发,各随其过,则病瘳也。"

【张志聪注】此论治脏腑之痹,而各有法也。夫荥俞治经,故痹在脏者,当取之于俞。合治内腑,故痹在腑者,取之于合也。又当循形身经脉之分,皮肉筋骨,各有所发,各随其有过之处而取之,则其病自瘳矣。

《素问·气穴论》:"岐伯再拜而起曰:臣请言之,背与心相控而痛,所治天突与十椎及上纪,上纪者,胃脘也,下纪者,关元也。"

【张志聪注】"心",谓心胸也。夫背为阳,胸腹为阴,督脉循于背,总督一身之阳。任脉循于腹,统任一身之阴。"控",引也。背与心相控而痛者,阴阳相引而为痛也。此先论阴阳二气,总属任督之所主,而后论脏腑阴阳之气,各有所注之穴焉。天突在结喉下中央,乃阴维任脉之会。十椎在大椎下第七椎,乃督脉至阳之穴,督脉阳维之会也。盖大椎上尚有三椎,总数之为十椎也。"胃脘",中脘也。中脘者,胃之募也。王冰曰:"手太阳、少阳、足阳明三脉所生,脉气所发也。"关元在脐下三寸,足三阴任脉之会。此四穴者,乃阴阳气之交会也。张兆璜曰:"先以胸背分阴阳,后以上下分阴阳。"

《素问·骨空论》:"黄帝问曰:余闻风者百病之始也,以针治之奈何?岐伯对曰:风从外入,令人振寒,汗出头痛,身重恶寒,治在风府,调其阴阳,不足则补,有余则泻。大风颈项痛,刺风府,风府在上椎。大风汗出,灸譩譆,譩譆在背下侠脊傍三寸所,厌之,令病者呼譩譆,譩譆应手。从风憎风,刺眉头。失枕,在肩上横骨间。折使榆臂,齐肘,正灸脊中。眇络季胁引少腹而痛胀,刺譩譆。腰痛不可以转摇,急引阴卵,刺八髎与痛上,八髎在腰尻分间。鼠瘘寒热,还刺寒府。寒府在附膝外解荣,取膝上外者使之拜取,足心者使之跪。"

【张志聪注】按此篇论骨空。而帝所问在风者,谓治大风寒热诸证,皆取刺于骨空也。夫人有三百六十五节,节之交,神气之所游行出入。骨空者,节之交会处也。《灵枢·骨度》曰:"先度其骨节之大小、广狭,而脉度定矣。"是经脉之度数,随骨之长短,骨节之空处,即脉之穴会,故曰所言节者,神气之所游行出入,非皮肉筋骨也。风从外入者,同气客于皮肤之间也。风为阳邪,伤人阳气,故令人振寒汗出,头痛身重恶寒也。调其阴阳,和其血气也。正气不足则补之,邪气有余则泻之。此言风在皮肤之气分,而治在风府者,风府乃督脉阳维之会也。此言风邪入于经者,亦当治其风府也。夫风伤卫,卫气一日一夜大会于风府,是以大风之邪,随卫气而直入于风府者,致使其头项痛也。"风府",督脉之穴名。"上椎",大椎也。曰风府在上椎者,谓经脉之穴,在于骨空之间也。汗为阴液,大风汗出者,阳气伤而邪陷于经脉之下,故当灸之。"譩譆",足太阳经脉之穴,在背骨六椎间,旁开三寸所,以手压之,令病者呼譩譆,其脉应手。盖意为脾志,喜为心志,心有所忆谓之意,意之所在,神亦随之。夫血气者,神气也,节之交,神气之所游行出入,言脉气之出于骨空者,神气之所注也。"从风",迎风也。迎风、憎风,是邪在头额间。故当取眉间之骨穴,失枕则为颈项强痛之患,故当刺肩上横骨间之穴。夫髓乃骨之精,脑为髓之海,髓之上会于脑者,由枕骨间之脑空而入,故此节论失枕,下节曰头横骨曰枕。"折"者,谓脊背磬折而不能伸舒也。"榆"读作摇,谓摇其手臂下垂齐肘尖,而正对于脊中,以灸脊中之节穴。"眇络季胁",肋骨之尽处,少阳厥阴之部署也。痛引少腹者,连及于膀胱也。夫太阳为诸阳主气,故阳气陷下者,灸太阳之。胁腹引痛者,亦刺譩譆以疏泄,盖志意和,则筋骨强健,而邪病自解矣。张兆璜曰:"心有所忆谓之意,意之所在谓之志,少阳主骨,厥阴太阳主筋。少厥属木,木生于水,故痛引少腹。"腰痛不可以转摇者,肾将惫也。"急引阴卵",连及于厥阴也,亦当取足太阳之上、次、中、下之八穴,及与少阴厥阴本部之痛处。盖八髎在腰尻之骨间,筋骨为病,当从骨空之穴以刺之。"鼠瘘",寒热病也。其本在脏,其末上出于颈腋之间。夫天开于子,足少阴者,天乙所生之水脏也。其本在脏者,在少阴之肾脏也。寒腑者,膀胱为肾脏寒水之腑也。病在脏而还取之府者,谓阴脏之邪,当从阳气以疏泄也。"荣",荣穴也。谓所取寒府之穴,在附于膝之外,筋荣间之委中穴也。"拜",揖也,取膝上外解之委中者,使之拜,则膝挺而后直,其穴易取也。如当再取肾脏之本经者,使之跪,跪则足折,而涌泉之穴宛在于足心之横纹间矣。以上论大风寒热诸证,当取头项脊背足膝之骨空者,皆太阳之穴也。

《灵枢·九针十二原》:"五脏有六腑,六腑有十二原,十二原出于四关,四关主治五脏。五脏有疾,当取之十二原。十二原者,五脏之所以禀三百六十五节气味也。五脏有疾也,应出十二原。十二原各有所出。明知其原,睹其应,而知五脏之害矣。阳中之少阴,肺也,其原出于太渊,太渊二。阳中之太阳,心也,其原出于大陵,大陵二。阴中之少阳,肝也,其原出于太冲,太冲二。阴中之至阴,脾也,其原出于太白,太白二。阴中之太阴,肾也,其原出于太溪,太溪二。膏之原,出于鸠尾,鸠尾一。肓之原,出于脖胦,脖胦一。凡此十二原者,主治五脏六腑之有疾者也。胀取三阳,飧泄取三阴。"

【张志聪注】"肓"音荒。此论气味所生之津液,从脏腑之膏肓,外渗于皮肤络脉,化赤为血,营于经腧,注于脏腑,外内出入之相应也。津液者,水谷气味之所生也。中焦之气,蒸津液,化其精微,发泄于腠理,淖泽注于骨,补益脑髓,润泽皮肤,是津液注于三百六十五节,而渗灌于皮肤肌腠者也。溢于外则皮肉膏肥,余于内则膏肓丰满。盖膏者,脏腑之膏膜;肓者,肠胃之募原也。气味所生之津液，从内之膏肓，而淖泽于外，是以膏肥之人，其肉淖而皮纵缓，故能纵腹垂腴，外内之相应也。《痈疽》章曰："中焦出气如露，上注谷，而渗孙脉，津液和调，变化而赤为血，血和则孙脉先满溢，乃注于络脉皆盈，乃注于经脉，阴阳已张，因息乃行，行有经纪，周有道理，与天协议，不得休止。"夫溪谷者，皮肤之分肉，是津液外注于皮肤，从孙络化赤而注于脏腑之原经，故曰："十二原者，五脏之所以禀三百六十五节气味也。"四关者，两肘两腋，两髀两腘，皆机关之室，真气之所过，血络之所游行者也。十二原出于四关，四关主治五脏者，谓脏合，而腑有原，原有关而关应脏，脏腑阴阳相合，外内出入之相通也。故曰明知其原，睹其应而知五脏之害矣。肝、心、脾、肺、肾，内之五脏也。阳中之少阴，阴中之少阳，五脏之气也。故脏腑有病，取之经脉之原。胀取三阳，飧泄取三阴，此病在三阴三阳之气而取之气也。此节论血气生始出入之原，故篇名《九针十二原》，谓九针之道与阴阳血气之相合也。

《灵枢·九针十二原》："阴有阳疾者，取之下陵三里，正往无殆，气下乃止，不下复始也。疾高而内者，取之阴之陵泉；疾高而外者，取之阳之陵泉也。"

【张志聪注】阴有阳疾者，阳邪而入于内也。下陵三里，在膝下三寸，足阳明之经，阳明之主阖也。"正往无殆，气下乃止"，使即从下解也。"疾高而内者"，里阴之病，见于上也。阴陵泉乃太阴之经，太阴之主开也，使在内之病，从开而上出也。盖言阳病之入于内者，即从下解，阴病之出于上者，即从外解也。"疾高而外者"，外邪高而病在外之下也。阳陵泉乃少阳之经，少阳之主枢也。盖邪在高而欲下入于内，故使从枢外出，勿使之内入也。玉师曰："疾高而取阴之陵泉，阳之陵泉，应司天在泉，上下相通，从气而上出也。"

《灵枢·邪气藏府病形》："黄帝曰：荥腧与合，各有名乎？岐伯曰：荥腧治外经，合治内府。黄帝曰：治内府奈何？岐伯曰：取之于合。黄帝曰：合各有名乎？岐伯答曰：胃合于三里，大肠合入于巨虚上廉，小肠合入于巨虚下廉，三焦合入于委阳，膀胱合入于委中央，胆合入于阳陵泉。黄帝曰：取之奈何？岐伯答曰：取之三里者，低跗取之；巨虚者，举足取之；委阳者，屈伸而索之；委中者，屈而取之；阳陵泉者，正竖膝予之，齐下至委阳之阳取之；取诸外经者，揄申而从之。"

【张志聪注】"揄"，音于，引也，抒也。此申明三阳之气，外合于三阳之经，三阳之经，内合于六腑也。所谓太阳少阳阳明者，三阳之气也，营运于脉外，与六腑之经脉相合，脉外之气与经脉合于荥输之间。是以荥输治外经，治在外之经脉也，脉内之血气，与三阳之气，合于肘膝之间，是以合治内腑，盖脉中之血气，六腑之所出。三里巨虚，皆足阳明之经。巨虚上下廉，乃手太阳阳明之合。故取三里者，低跗取之，以足经之在下也。巨虚者，举足取之，欲其伸舒于上也。委阳者，足太阳之经，三焦之合，屈伸而索之者，索三焦之气，往来于上下也。膀胱主水，故屈而取之，少阳属木，故竖膝予之，使木气之条达也。齐下至委阳之阳取之者，谓胆与三焦，总属少阳之气也。盖言在经脉，则有手足之分，合于三阴三阳之气，又无分手与足。"取诸外经者"，取五脏六腑之荥输。揄申而取之者，伸舒其四体，使经脉之流通也。帝始问五脏六腑之荥输，伯止答六腑之合，而未言取诸外经，君臣反复问答，盖以详明阴阳血气之出入，经脉外内之贯通。

《灵枢·邪气藏府病形》："大肠病者，肠中切痛，而鸣濯濯。冬日重感于寒即泄，当脐而痛，不能久立，与胃同候，取巨虚上廉。胃病者，腹膜胀，胃脘当心而痛，上肢两胁，膈咽不通，食饮不下,取之三里也。小肠病者,小腹痛,腰脊控睾而痛,时窘之后,当耳前热,若寒甚,若独肩上热甚,及手小指次指之间热,若脉陷者,此其候也。手太阳病也,取之巨虚下廉。三焦病者,腹气满,小腹尤坚,不得小便,窘急,溢则水留,即为胀。候在足太阳之外大络,大络在太阳少阳之间,亦见于脉,取委阳。膀胱病者,小腹偏肿而痛,以手按之,即欲小便而不得,肩上热,若脉陷,及足小趾外廉及胫踝后皆热,若脉陷,取委中央。胆病者,善太息,口苦,呕宿汁,心下澹澹,恐人将捕之,嗌中吤吤然数唾。在足少阳之本末,亦视其脉之陷下者灸之;其寒热者取阳陵泉。"

【张志聪注】大肠者传道之官,故病则肠中切痛而鸣濯濯。阳明秉清金之气。故冬日重感于寒即泻,当脐而痛。大肠主津液,津液者,淖泽注于骨,故病而不能久立也。大肠属胃,故与胃同候,取胃经之巨虚上廉。腹者,肠胃之郭郭,胃脘在鸠尾内,正当心处。故病则腹胀,胃脘当心而痛。"上肢",心肺之分;"两胁",肝之分也。食饮入胃,散精于肝,浊气归心,输布于肺,胃病则气逆而不能转输,是以上肢两胁膈咽不通,食饮不下,当取之三里也。"睾",音皋,阴丸也。小肠病者,谓病小肠之腑气也。小肠名赤肠,为受盛之府,上接于胃,下通大肠,从阑门济泌别汁而渗入膀胱,其气与膀胱相通,是以小腹痛,腰脊控睾而痛,时窘之后,当耳前热者,病腑气而痛窘之后,则入于手之经脉矣。手太阳之脉,起于小指之端,循臂出肩解,上颊入耳中,至目眦。脉陷者,此太阳之经脉病也。故首提曰小肠病,末结曰手太阳病,是腑气之从下而上,合于手太阳之经,故当取之巨虚下廉。三焦者,下约膀胱,为决渎之府,病则气不输化,是以膈气满而不得小便也,不得小便,则窘急而水溢于上,留于腹中而为胀,候在足太阳经外之大络,大络在太阳少阳经脉之间,其脉亦见于皮部,当取之委阳。此言六腑之气,皆从足三阳之别络,而通于经脉者也。开之曰:"按足三阳之脉,循于足者,亦皆系支别。"膀胱者,津液之府,气化则出,腑气病,故小腹肿痛而不得小便也。肩上,足小趾外廉,及胫踝后,乃足太阳经脉之所循,若热而脉陷,此病腑而及于经矣,故当取委中之中央。胆病,则胆气不升,故太息以伸出之,口苦呕宿汁者,胆汁也。心下淡淡,恐人将捕之者,胆气虚也。嗌中然数唾者,少阳之脉病也。足少阳经脉之本在下,其末在颈嗌之间,宜灸之以起陷下之脉气。其寒热者,少阳之枢证也,当以经取之,少阳之经气,外内出入者也。

《灵枢·四时气》:"飧泄补三阴之上,补阴陵泉,皆久留之,热行乃止。"

【张志聪注】"飧",音孙。此内因之病,在脾而为肿泄也。脾为湿土,乃阴中之至阴,脾气虚寒,则为飧泄,故当补三阴之上,补阴陵泉,皆久留之,候热气行至乃止。"三阴之上",足三阴交穴。阴陵泉,脾之合穴也。

《灵枢·四时气》:"着痹不去,久寒不已,卒取其三里。"

【张志聪注】此邪留于骨节而为痹也。《素问·痹论》曰:"湿胜为着痹。"盖湿流于关节,故久寒不已,当卒取其三里。取阳明燥热之气,以胜其寒湿也。沈亮宸曰:"溪谷属骨,此承上文肌腠未尽之水,流于关节,则为着痹,故取阳明之三里,从腑以泻脏也。"

《灵枢·四时气》:"肠中不便,取三里,盛泻之,虚补之。"

【张志聪注】沈亮宸曰:"此病在三焦,而为肠中不便也。三焦之气,蒸化水谷,济泌别汁。水谷者,常并居于胃中,成糟粕而俱下于大肠,是以肠中不便者,三焦之气虚也。三焦之部署,在胃腑上中下之间,故独取足阳明之三里,邪盛者泻之,正虚者补之。"

《灵枢·四时气》："腹中常鸣气上冲胸，喘不能久立。邪在大肠，刺肓之原，巨虚上廉、三里。"

【张志聪注】"肓"，音荒。此邪在大肠而为病也。大肠为传导之官，病则其气反逆，是以腹中常鸣，气上冲胸，喘不能久立。膏肓，即脏腑之募原，膏在上而肓在下，肓之原在脐下一寸五分，名曰脖胦，乃大肠之分，巨虚上廉，在三里下三，取巨虚三里者，大肠属胃也。

《灵枢·四时气》："小腹控睾，引腰脊，上冲心。邪在小肠者，连睾系，属于脊，贯肝肺，络心系。气盛则厥逆，上冲肠胃，熏肝，散于肓，结于脐，故取之肓原以散之，刺太阴以予之，取厥阴以下之，取巨虚下廉去之，按其所过之经以调之。"

【张志聪注】"睾"，音高。沈亮宸曰："控睾引腰脊上冲心者，小肠之疝气也。肓乃肠外之脂膜，故取肓之原以散之，刺手太阴以夺之，取足厥阴以下之，取巨虚下廉，以去小肠之邪，按其所过之经以调其气。"

《灵枢·四时气》："善呕，呕有苦，长太息，心中憺憺，恐人将人将捕之；邪在胆，逆在胃，胆液泄，则口苦，胃气逆，则呕苦，故曰呕胆。取三里以下。胃气逆，则刺少阳血络，以闭胆逆，却调其虚实，以去其邪。"

【张志聪注】此邪在胆而为病也。呕有苦，胆气逆在胃也。胆气欲升，故长太息以伸之。病则胆气虚，故心中憺憺，恐人将捕之。病在胆，逆在胃者，木邪乘土也。胆汁通于廉泉玉英，故胆液泄，则口苦，胆邪在胃，故胃气逆则呕苦也，取三里以下胃气之逆。刺少阳经之血络，以闭胆逆，调其虚实，以去其邪。

《灵枢·四时气》："饮食不下，膈塞不通，邪在胃脘。在上脘则刺抑而下之，在下脘则散而去之。"

【张志聪注】此邪在胃脘而为病也。食饮不下，膈塞不通。如邪在上脘，则不能受纳水谷，故当抑而下之。如邪在下脘，则不能传化糟粕，故当散而去之。沈亮宸曰："食饮不下，膈塞不通，病在上也。然下焦阻塞，则上焦亦为之不利。盖水谷入口，则胃实而肠虚，食下则肠实而胃虚，如下气闭而食不下，则胃实而上焦膈塞矣。是以经文总言其病，而治分上下，学人体会毋忽。"

《灵枢·四时气》："小腹痛肿，不得小便，邪在三焦约，取之太阳大络，视其络脉，与厥阴小络，结而血者，肿上及胃脘，取三里。"

【张志聪注】此邪在膀胱而为病者。三焦下腧出于委阳，并太阳之正，入络膀胱，约下焦，实则闭癃，虚则遗溺。小腹肿痛，不得小便，邪在三焦约也，故当取足太阳之大络小络孙络也。足太阳厥阴之络，交络于踹之间，视其结而血者去之。盖肝主疏泄，结在厥阴之络，亦不得小便矣。如小腹肿，上及胃脘，取足三里。

《灵枢·五邪》："邪在肺则皮肤痛，寒热，上气喘，汗出，欬动肩背。取之膺中外腧，背三节五脏之傍，以手疾按之，快然，乃刺之。取之缺盆中以越之。"

【张志聪注】肺主皮毛，故邪在肺则病皮肤痛。寒热者，皮寒热也。盖脏为阴，皮肤为阳，表里之气，外内相乘，故为寒为热也。上气喘者，肺气逆也。汗出者，毛腠疏也。咳动肩背者，咳急息肩，肺俞之在肩背也。"膺中外俞"，肺脉所出之中府云门处。"背三节五脏之旁"，乃肺腧旁之魄户也。缺盆中者，手阳明经之扶突，盖从腑以越阴脏之邪也。

《灵枢·五邪》:"邪在肝,则两胁中痛,寒中,恶血在内行善掣节,时脚肿。取之行间,以引胁下,补三里以温胃中,取血脉以散恶血;取耳间青脉,以去其掣。"

【张志聪注】肝脉循于两胁,故邪在肝则胁中痛。两阴交尽,是为厥阴,病则不能生阳,故为寒中。盖邪在肝胁中痛,乃病经脏之有形。"寒中",病厥阴之气也。"内",脉内也。行善掣节者,行则掣节而痛,此恶血留于脉内,脉度循于骨节也。时脚肿者,厥阴之经气下逆也。当取足厥阴肝经之行间,以引胁下之痛。补足阳明之三里,以温寒中,取血脉以散在内之恶血。"耳间青脉",乃少阳之络,循于耳之前后,入耳中,盖亦从腑阳以去其掣节。

《灵枢·五邪》:"邪在脾胃,则病肌肉痛,阳气有余,阴气不足,则热中善饥;阳气不足,阴气有余,则寒中肠鸣、腹痛;阴阳俱有余,若俱不足,则有寒有热,皆调于三里。"

【张志聪注】脾胃主肌肉,故邪在脾胃则肌肉痛。脾乃阴中之至阴,胃为阳热之腑,故阳明从中见太阴之化,则阴阳和平,雌雄相应。若阳气有余,阴气不足,则热中而消谷善饥。若阳气不足,阴气有余,则寒中而肠鸣腹痛。阴阳俱有余者,邪病之有余;俱不足者,真气之不足。皆当调之三里而补泻之,亦从腑而和脏也。

《灵枢·五邪》:"邪在肾,则病骨痛,阴痹。阴痹者,按之而不得,腹胀,腰痛,大便难,肩背颈项痛,时眩。取之涌泉、昆仑。视有血者尽取之。"

【张志聪注】在外者,筋骨为阴,病在阴者,名曰痹阴。痹者,病在骨也。按之而不得者,邪在骨髓也。腹胀者,脏寒生满病也。腰者,肾之府也。肾开窍于二阴,大便难者,肾气不化也。肩背颈项痛,时眩者,脏病而及于腑也。故当取足少阴之涌泉,足太阳之昆仑,视有血者尽取之。

《灵枢·五邪》:"邪在心则病心痛喜悲,时眩仆。视有余不足而调之其输也。"

【张志聪注】"邪在心",邪薄于心之分也。喜为心志,心气病则虚,故喜悲,神气伤,故时眩仆,视有余不足而调其输也。按皮脉肉筋骨,五脏之外合也。邪在心而不病脉者,手厥阴心主包络主脉也。《邪客》曰:"心者,五脏六腑之大主也,精神之所舍也。其脏坚固,邪勿能容也。容之则伤心,伤心则神去,神去则死矣。故诸邪在于心者,皆在于心之包络,包络者,心主之脉也。本输者,皆因其气之虚实疾徐以取之。"故邪在心,邪在于包络,心之分也。视有余不足而调之者,因心气之虚实,而调之也。此邪薄于心之分,以致心气之有余不足,邪不在心,故不外应于脉。沈亮宸曰:"邪干脏则死,非独伤于心也。曰邪在肺,邪在肝者,邪薄于五脏之分,病脏气而不伤其脏真,故首言三节五脏之旁,以手疾按之,快然乃刺之。盖五脏之旁,乃五脏之气舍也,病在气当取之气。取之气故以手按之则快然。曰三节,曰五脏之旁,俱宜体会。"

《灵枢·癫狂》:"厥逆腹胀满,肠鸣,胸满不得息,取之下胸二胁,咳而动手者,与背输,以手按之,立快者是也。"

【张志聪注】此言厥逆之气,上乘于太阴阳明,而将成癫疾也。腹胀满者,乘于足太阴阳明也。肠鸣者,乘于手阳明也。胸满不得息者,乘于手太阴也。胸下二胁,乃手太阴中府云门之动脉处。背俞者,肺之俞也。取之下胸二胁,咳而动手者,再以手按其背俞,而病患立快者,是厥逆之气上乘,是成癫疾矣。病在气,故按之立快,盖言厥癫疾者,在气而不在经也。朱卫公曰:"肺合天气,故候于手太阴。"

《灵枢·热病》:"热病,而汗且出及脉顺可汗者,取之鱼际、太渊、大都、太白。泻之则热去,补之则汗出太甚,取内踝上横脉以止之。"

【张志聪注】此外因之热与肺热相交,可俱从汗解也。"热病而汗且出及脉顺者",外内之热,皆在于肤表也,故取手太阴之鱼际太渊,补足太阴之大都隐白,盖泻肺经则热去,补脾土则津液生而汗出矣。"内踝上横脉",即足太阴之三阴交,盖汗随气而宣发于外,取气下行,则汗止矣。夫外内之热,入深者死不可治,外出者易散而愈。《金匮玉函》曰:"非谓一病,百病皆然,在外者可治,入里者死。然因于内者,从内而外;因于外者,从外而内,是以上工治皮毛,其次治肌肉,其次治经脉,其次治六腑,其次治五脏,治五脏者半死半生。"

《灵枢·终始》:"刺诸痛者,其脉皆实。故曰:从腰以上者,手太阴阳明皆主之;从腰以下者,足太阴阳明皆主之。病在上者下取之;病在下者高取之;病在头者取之足;病在腰者取之腘。"

【张志聪注】经云气伤痛,诸痛者,其脉皆实,言四方之气归于中央而为实也。手太阴阳明主天,足太阴阳明主地,身半以上为天,身半以下为地。故曰承上文而言,言人之形气,生于六合之内,应天地之上下四旁,故曰天地为生化之宇。此言形身之上下,应天地之气交,《六微旨大论》曰:"天气下降,气流于地,地气上升,气腾于天,上下相召,升降相因。"是以病在上者下取之,病在下者高取之,因气之上下升降也。《邪客》曰:"天圆地方,人头圆足方以应之。"病在头者取之足,以头足之应天地也;病在腰者取之腘,以肾脏膀胱之水气,应天泉之上下也。夫谨奉天道,请言终始,知血气之生始出入,应天地之五运六气,上下四旁,天道毕矣。

《灵枢·寒热病》:"热厥,取足太阴少阳皆留之。寒厥,取足阳明少阴于足皆留之。"

【张志聪注】此论阴阳之气不和,而为寒厥热厥也。盖在表之阴阳不和,则为肌皮之寒热,发原之阴阳不和,则为寒厥热厥矣。马元台曰:"少阳当作少阴,少阴当作少阳。按《素问·厥论》曰:'阳气衰于下,则为寒厥。阴气衰于下,则为热厥'。盖以热厥为足三阳气胜,则所补在阴。故当取足太阴少阴皆留之,以俟针下寒也。寒厥为足三阴气胜,则所补在阳,故当取足阳明少阳于足者留之,以俟针下热也。"余伯荣曰:"取之于足者,谓阳气生于下也。"

《灵枢·背俞》:"黄帝问于岐伯曰:愿闻五脏之腧,出于背者。岐伯曰:背中大腧,在杼骨之端,肺腧在三焦之间,心腧在五焦之间,膈腧在七焦之间,肝腧在九焦之间,脾腧在十一焦之间,肾腧在十四焦之间。皆挟脊相去三寸所,则欲得而验之,按其处,应在中而痛解,乃其输也。灸之则可刺之则不可。气盛则泻之,虚则补之。以火补者,毋吹其火,须自灭也;以火泻之,疾吹其火,传其艾,须其火灭也。"

【张志聪注】倪冲之曰:"五脏六腑之腧,皆出于背,帝只问五脏之腧者,脏腑雌雄相合,论地之五行也。焦,椎也,在脊背骨节之交,督脉之所循也。大杼在第一椎端之两旁,肺俞在三椎之间,心俞在五椎之间,膈俞在七椎之间,肝俞在九椎之间,脾俞在十一椎之间,肾俞在十四椎之间,皆挟脊相去三寸所,左右各间中行一寸五分也。按其腧,应在中而痛解者,太阳与督脉之相通也。是以问五脏之腧,而先言大杼者,乃项后大骨之端,督脉循于脊骨之第一椎也。问五脏而言七焦之膈俞者,五脏之气,皆从内膈而出,故曰七节之旁,中有小心。中膈者,皆为伤中,其病虽愈,不过一岁必死。夫五脏之腧皆附于足太阳之经者,膀胱为水府,地之五行,本于天一之水也。按太阳之经而应于督脉者,太阳寒水之气,督脉总督一身之阳,阴阳水火之气交也。灸之则可者,能启脏阴之气也。刺之则不可者,中心者环死,中脾者五日死,中肾者七日死,中肺者五日死,盖逆刺其五脏之气,皆为伤中,非谓中于脏形也。以火补之者,以火济水也。以火泻之者,艾名冰台,能于水中取火,能启发阴脏之气,故疾吹其火,即傅上其艾,以导引其外出也。"朱氏曰:"太阳之上,寒水主之,是以标阳而本寒,秉水火阴阳之气者也。督脉环绕于周身之前后,从阴而上行者,循阴气,别绕臀,上股内后廉,贯脊属肾。从阳而下行者,与太阳起于目内,上额交巅,入络脑,还出别下项,挟脊抵腰中。下循膂络肾,是督脉环绕于前后上下,而属络于两肾者也。天一生水,地二生火,此太极始分之阴阳。人秉先天之水火,化生五行以成此形,是以五脏之腧,皆本于太阳,而应于督脉也。"

《灵枢·卫气失常》:"黄帝曰:卫气之留于腹中,蓄积不行,菀蕴不得常所,使人支胁胃中满,喘呼逆息者,何以去之?伯高曰:其气积于胸中者,上取之,积于腹者,下取之,上下皆满者,旁取之。黄帝曰:取之奈何?伯高对曰:积于上,泻人迎、天突、喉中;积于下者,泻三里与气街;上下皆满者,上下取之,与季胁之下一寸;重者,鸡足取之。诊视其脉大而弦急,及绝不至者,及腹皮急甚者,不可刺也。黄帝曰:善。"

【张志聪注】"菀",音郁。此篇论卫气失常,以明卫气所出所主之常所,有浮沉浅深,及太过不及之别。按第七十六《卫气行》章,论卫气昼行于阳,夜行于阴,外内出入之循度。此篇论卫气始生始出之道路,主于皮肉筋骨之间,所以温分肉,充皮肤,肥腠理而司开阖者也。夫卫气者,阳明水谷之悍气也。谷入于胃,其精微者,先出于胃之两焦,以溉五脏,别出两行营卫之道,营行脉中,卫行脉外。所谓别出者,与谷入于胃,乃传之肺,流溢于中,布散于外,精专者行于经隧,常营无已,终而复始之营气,所出之道路各别也。卫气与宗气所出之道路各别也。两行者,谓营气出于气分,而行于脉中;卫气出于脉中,而散于脉外。此阴阳血气交互之妙道也。夫精专者,行于经隧之营血,始于手太阴肺,终于足厥阴肝,脏腑相通,外内相贯,环转无端,终而复始,与营行脉中,一呼一吸,脉行六寸,日行二十五度,夜行二十五度之道路各别也。所谓营行脉中,以应呼吸漏下者,乃中焦所生之津液,随三焦出气,外注于皮肤豀谷之气分,渗入于孙脉络脉,化而为赤者也。《五癃篇》之所谓:"三焦出气,以温肌肉,充皮肤,为其津,其流而不行者为液。"《决气》章之所谓:"糟粕津液宗,分为三隧。营气者,泌其津液,注之于脉,化而为血,以营四末,内注五脏六腑,以应刻数。"《痈疽》章之所谓:"中焦出气如露,上注谷,而渗孙脉,津液和调,变化而赤为血,血和则孙脉先满溢,乃注于络脉皆盈,乃注于经脉,阴阳已张,因息乃行,行有经纪,周有道理,与天协议,不得休止。"是行于脉中,以应呼吸之营气,乃中焦所生之津液,随三焦之出气,注于皮肤分肉之气分,渗于孙络,变化而赤为血,因息乃行,行有经纪。与《营气》之始于手太阴肺,终于足厥阴肝之道路各别也。宗气积于胸中,上出于肺,循喉咽,呼则出,吸则入。夫肺主皮毛,人一呼则气出,而八万四千毛窍皆阖,一吸则气入,而八万四千毛窍皆开,此宗气之应呼吸而司开阖者也。卫气者,出其悍气之疾。而先行于四末分肉皮肤之间,昼日行于阳,夜行于阴,司昼夜之开阖者也。呼吸之开阖,人之开阖也;昼夜之开阖,应天之开阖也。是以营气卫气之所出所行,各有其道,故曰别出两行营卫之道。此篇论卫气之始生始出,从阳明之脉络,分行于上下四旁,而布散于形身之外。蓄积菀蕴者,犹草木之生长茂盛于内也。不得常所者,不得所出所主之常处也。故内积于上者,取之大迎天突,盖卫气之上出者,从胃之大迎,任之天突,而外出于皮肤也。积于下者,取之三里,盖卫气之下出者,从胃之三里,而外出于皮肤也。积于中者,取之气街,与季胁之带脉,盖卫气之布于四旁者,从腹之气街,带脉之章门，而外出于四旁也。夫卫气乃胃腑水谷所生之气，足阳明与任脉会于中脘，上会于承浆，与带脉会于脐之左右，而出于腹气之街，是阳明所生之气，从阳明之经脉而出，散于皮肤，此卫气始出之常所也。夫卫为阳，从脉而出，由内而外，自阴而出于阳；营为阴，从谷气分而入于孙脉经脉，自外而内，由阳而入于阴，此阴阳血气外内交互之妙道也。鸡足者，以足缓伸缓缩，如鸡足之践地，盖以疏阳明之经脉，以通卫气之所出。胗视其脉大而弦急，及绝不至者，及腹皮急甚者，此卫气留滞于始生之处，非蓄蕴于所以所出之道路，故不可取之外穴也。此论卫气始生始出之常所，与行阳行阴之度数不同，故反论其失常以证明之。

《灵枢·邪客》："黄帝问于岐伯曰：人有八虚，各何以候？岐伯答曰：以候五脏。黄帝曰：候之奈何？岐伯曰：肺心有邪，其气留于两肘；肝有邪，其气流于两腋；脾有邪，其气留于两髀；肾有邪，其气留于两腘。凡此八虚者，皆机关之室，真气之所过，血络之所游。邪气恶血，固不得住留。住留则伤筋络骨节；机关不得屈伸，故病挛也。"

【张志聪注】此言五脏之血气，从机关之虚，出于肤表，与营卫宗气之相合也。《九针》章曰："节之交，神气之所游行出入。"两肘两腋两髀两腘，乃关节交会之处，心脏之神气，从此而出，如五脏有邪，则气留于此，而不得布散矣。"真气之所过"谓五脏之经脉，各从此而经过，"邪气住留，则伤经络"，谓邪在于皮肤，留而不去，则伤经络矣。此言机关之室，在于骨节之交，五脏之血气，从此而出于分肉皮肤，不涉于血脉也。故五脏有邪，则气留于此。如外感于邪气，恶血留滞于此，则骨节机关，不得屈伸而病挛也。按本篇论营气行于脉中，卫气行于脉外，而宗气贯心脉而行于脉中，从手太阴而行于脉外，卫气日行于皮肤分肉，夜行于五脏之阴，而五脏之气，又从机关之虚，外出于肤表，此形身脏腑之气，游行于外内，而交相出入者也。至于皮肤经脉之血气，屈折于外内之间，出入于本标之处，皆假邪客，以明正气之流行，乃修身治民之大张本也。

《素问·咳论》："帝曰：治之奈何？岐伯曰：治脏者，治其腧；治腑者，治其合；浮肿者，治其经。"

【张志聪注】咳在五脏，当治其腧，五脏之腧，皆在于背。欲知背俞，先度其两乳间，以草度其背，是谓五脏之腧，灸刺之度也。合治内腑，故咳在六腑者，取之于合，胃合于三里，大肠合入于巨虚上廉，小肠合入于巨虚下廉，三焦合入于委阳，膀胱合入于委中央，胆合入于阳陵泉。浮肿者，取肺胃之经脉以治之。

《灵枢·五乱》："黄帝曰：何谓逆而乱？岐伯曰：清气在阴，浊气在阳，营气顺脉，卫气逆行，清浊相干，乱于胸中，是谓大悗。故气乱于心，则烦心、密嘿、俛首、静伏；乱于肺，则俛仰喘喝，按手以呼；乱于肠胃，则为霍乱；乱于臂、胫，则为四厥；乱于头，则为厥逆、头重、眩仆。黄帝曰：五乱者，刺之有道乎？岐伯曰：有道以来，有道以去，审知其道，是谓身宝。黄帝曰：善！愿闻其道？岐伯曰：气在于心者，取之手少阴，心主之输；气在于肺者，取之手太阴荥、足少阴输；气在于肠胃者，取之足太阴，阳明不下者取之三里；气在于头者，取之天柱、大杼，不知，取足太阳荥输；气在于臂足，取之先去血脉，后取其阳明、少阳之荥输。黄帝曰：补泻奈何？岐伯曰：徐入徐出，谓之导气；补泻无形，谓之同精。是非有余不足也，乱气之相逆也。黄帝曰：允乎哉道！明乎哉论！请着之玉版，命曰治乱也。"

【张志聪注】本经《邪客》曰："五谷入于胃也，其糟粕津液宗气，分为三隧。故宗气积于胸中，出于喉咙，以贯心脉而行呼吸焉。营气者，泌其津液，注之于脉，化而为血，以营四末，内注五脏六腑。以应刻数焉。"此言宗气积于胸中，上贯心脉，同营气行于脉中，以应呼吸漏下。《五味》曰："谷始入于胃，其精微者，先出于胃之两焦，以溉五脏，别出两行营卫之道，其大气之搏而不行者，积于胸中，命曰气海，出于肺，循喉咽，故呼则出，吸则入。"此言宗气积于胸中，上出于肺，偕卫气行于脉外，以应呼吸漏下。此营行脉中，卫行脉外，宗气两行营卫之道，一呼一吸，脉行六寸，漏下二刻，人二百七十息，脉行十六丈二尺为一周，漏下百刻，人一万三千五百息，脉行五十度而大周于身，此清气在阴，浊气在阳，营行脉中，卫行脉外，清浊之不相干也。又曰："卫气者，出其悍气之疾，而先行于四末分肉皮肤之间，而不休者也。昼日行于阳，夜行于阴，常从足少阴之分间，行于五脏六腑。"此营卫相将，偕行于脉外，昼行阳二十五度，夜行阴二十五度，与营行脉中，卫行脉外之各走其道，清浊之不相干也。"经脉十二以应十二月者。"五脏六腑之经脉，循度环转，行十六丈二尺为一周也。分为四时者，一日之中有四时，朝则为春，日中为夏，日入为秋，夜半为冬。卫气昼行于阳，夜行于阴，其气各异。营卫相随，阴阳相和，而清浊不相干也。夫循脉之营卫宗气，从胸而上出于心肺，顺脉而行，以营四末，内注五脏六腑，以应刻数。其营卫相随，昼行阳而夜行阴者，与脉逆行，从头注于臂胻。以行三阳之分，夜则内行脏腑之阴，与营行脉中，卫行脉外之气不相干也。所谓清浊相干者，循脉之营卫，与行阴行阳之营卫相干，是以乱于胸，乱于心肺，及乱于肠胃臂胻头也。道者，谓各有循行之道路。有道以来，有道以去者，言有道以来，而清浊相干，亦当有道以去，而阴阳相和也。故审知逆顺之道，是谓养身之宝。取手少阴手太阴之荥输者，取气以顺其宗气之上行也。本经云："宗气流于海，其上者走于息道，其下者注于气街。"又曰："冲脉者，十二经之海也，与少阴之大络，起于肾，下出于气街"，"取足少阴输者，顺宗气之下行也。取足太阴阳明，而复取之三里者，先取气而后取脉也。取天柱大杼而复取之荥输者，先取脉而后取气也。盖清浊相干，乃经脉外内之血气厥逆也"。《经脉》曰："六经络，手阳明少阳之大络，起于五指间，上合肘中"，"逆气在于臂足，取之先去血脉，后取其阳明少阳之荥输者，先去其脉中之逆，使脉外之血气，溜注于脉，而阴阳已和也"。徐入徐出者，导其气之来去也。营卫者，精气也，同生于水谷之精，故谓之同精。出入补泻，非为有余不足，乃导乱气之相逆也。

《灵枢·胀论》："黄帝曰：夫气之令人胀也，在于血脉之中邪，藏府之内乎？岐伯曰：三者皆存焉，然非胀之舍也。黄帝曰：愿闻胀之舍？岐伯曰：夫胀者，皆在于藏府之外，排藏府而郭胸胁、胀皮肤，故命曰：胀。黄帝曰：藏府之在胸胁腹里之内也，若匣匮之藏禁器也，各有次舍，异名而同处一域之中，其气各异，愿闻其故？黄帝曰：未解其意，再问。岐伯曰：夫胸腹，藏府之郭也；膻中者，心主之宫城也；胃者，太仓也；咽喉、小肠者，传送也；胃之五窍者，闾里门户也；廉泉、玉英者，津液之道也；故五藏六府者，各有畔界，其病各有形状。营气循脉，卫气逆为脉胀；卫气并脉循分为肤胀。三里而泻，近者一下，远者三下，无问虚实，工在疾泻。"

【张志聪注】姚士因曰："此病在气而及于脏腑血脉之有形，故三者皆存焉，然非胀之舍也。胀之舍在内者，皆在于脏腑之外，空郭之中；在外者，胀于皮肤腠理之间，故命曰胀，谓胀在无形之气分也。"王芳侯曰："帝问脏腑在于胸腹之内，如匣匮所藏之禁器，而各有界畔，五脏六腑，其气各异，今胀气皆在于脏腑之外，何以分别某脏某腑之胀乎？"此下有岐伯所答之缺文。此言卫气生于胃腑水谷之精。日行于阳，夜行于阴，逆于阳，则为脉胀、肤胀，逆于阴，则为空郭之胀，及五脏六腑之胀。夫胸腹者，脏腑之郭郭。膻中者，心主之宫城。胀者皆在于脏腑之外，排脏腑而郭胸胁。此卫气逆于阴，而将为脏腑之胀矣。胃主受纳水谷，为太仓而居中焦，在上为咽喉，主传气而送水谷，在下口为小肠，主传送糟粕津汁，胃之五窍，犹闾里之门户。盖水谷入胃。其味有五。津液各走其道，酸先入肝，苦先入心，甘先入脾，辛先入肺，咸先入肾。五脏主藏水谷之精者也，其流溢于下焦之津液，从任脉而出于廉泉玉英，以濡上之空窍，故五脏六腑。各有界畔，其病各有形状也。如营气循脉，卫气逆于脉中，则为脉胀，若并脉而循行于分肉，则为肤胀。盖卫气虽常然并脉循行于分肉，而行有逆顺，若并脉顺行，而乘于脉中，则为脉胀，行于肤肉，则为肤胀，此皆卫气之逆行，故曰若顺逆也。当取足阳明胃经之三里而泻之，在于肤脉而近者一泻，在于城郭而远者三下，无问虚实，工在疾泻，盖留之则为脏腑之胀矣。卫气出于太仓，故泻胃之三里。姚氏曰："营气循脉，卫气逆为脉胀，与上章之营气顺脉，卫气逆行同义。"吴氏曰："卫气逆于空郭之中，则为鼓胀；着于募原而传送液道阻塞者，则为肠胃之胀；门户界畔不清，则为五脏之胀。此皆胃腑之门户道路，故泻足之三里。若病久而成虚者，泻之反伤胃气，故曰工在疾泻，疾泻者，治其始蒙也。"杨元如曰："逆则生长之机渐消，故久而未有不成虚者，审其传送阻塞者泻之，门户液道不通者通之，界畔不清者理之，正气不足者补之，补泻疏理兼用，斯为治胀之良法。若新病而不大虚者，急宜攻之，可一鼓而下。"朱永年曰："医者只知泻以消胀，焉知其中之门户道路，知其门户道路，可以批郤导窾矣，故本经乃端本澄源之学。"倪冲之曰："廉泉玉英者，津液之道也，液道不通，则空窍闭塞，而气逆于中矣。故治胀者，当先通其津液。故曰若欲下之，必先举之。"朱卫公曰："液者，所以灌精濡空窍者也，其别气出于耳而为听，宗气上出于鼻而为臭，浊气出于胃，走唇舌而为味，其精阳气，上走于目而为睛，故液道不通，则诸气皆逆矣。"

《灵枢·卫气》："请言气街：胸气有街，腹气有街，头气有街，胫气有街。故气在头者，止之于脑；气在胸者，止之膺与背俞；气在腹者，止之背俞，与冲脉于脐左右之动脉者；气在胫者，止于气街，与承山踝上以下。"

【张志聪注】"街"，路也。气街者，气之径路。"络绝则径通"，乃络脉之尽绝处，血气从此通出于皮腠者也。"止"，尽也。止之于脑者，言头气之街，络脉尽于脑也。止之膺与背俞者，谓胸气之街，络脉有尽于膺胸之间者，有从胸上循肩背而始绝者，脉内之血气，或从膺腋之络脉尽处，而出于皮肤，或从背俞之络脉尽处而出于皮肤也。夫十二经脉，上出于头气之街，胸气之街者，血气从下而上出于标也。经云："冲脉者，经脉之海也。主渗灌豀谷，与阳明合于宗筋，阴阳总宗筋之会，会于气街，而阳明为之长，皆属于带脉，而络于督脉。"是阳明之血气，又从冲脉而出于腹气之街，故与冲脉会于脐之左右动脉也。本经《动输》曰："冲脉与少阴之大络，起于肾，下出于气街，循阴股内廉，邪入腘中。"腘中乃足太阳之部分，故与足太阳之承山，交会于踝上以下。此足少阴又同冲脉，而出于胫气之街也。

《灵枢·海论》："黄帝问于岐伯曰：余闻刺法于夫子，夫子之所言，不离于营、卫、血、气、夫十二经脉者，内属于府藏，外络于肢节，夫子乃合之于四海乎？岐伯答曰：人亦有四海、十二经水。经水者，皆注于海；海有东西南北，命曰四海。黄帝曰：以人应之（四海），奈何？岐伯曰：人有髓海，有血海，有气海，有水谷之海，凡此四者，以应四海也。黄帝曰：远乎哉！夫子之合天地四海也，愿闻应之奈何？岐伯答曰：必先明知阴阳、表里、荥输所在，四海定矣！黄帝曰：定之奈何？岐伯曰：胃者，水谷之海也，其输上在气冲，下至三里；冲脉者，为十二经之海，其输上在于大杼，下出于巨虚之上下廉；膻中者，为气之海，其输上在于柱骨之上下，前在于人迎；脑为髓之海，其输上在于其盖，下在风府。"

【张志聪注】夫天主生物，地主成物，是以人之形身，应地之四海，十二经水。然水天之气，上下相通，是以头气有街，胸气有街，腹气有街，胫气有街，经气上下之出入也。故合人于天地四海，必先明知阴阳表里，荥输之所在，四海定矣。胃者水谷之海，其输上在气冲，气在腹者，止之背俞，下至足之三里，是水谷之海，上通于天气，而下通于经水也。冲脉者，为十二经之海，其输上在于太阳之大杼，下至巨虚之上下廉，而出于胫气之街，是冲脉之外通于天气，而内通于经水也。膻中者，为气之海，在膺胸之内，宗气之所聚也。宗气流于海，其下者注于气街，其上者走于息道，故气在胸者，止之膺与背俞，故其输上在背之天柱，前在膺胸之人迎，是气海之上通于天，而下通于经水也。脑为髓之海，气在头者，止之于脑，其输上在于其盖，下在督脉之风府，是髓海之上通于天，而下通于经水也。是十二经脉，应地之十二经水。经水者，皆注于海，海有东西南北，而海之云气，上通于天，是以人之所以合天地四海也。

《灵枢·刺节真邪》："黄帝曰：刺节言撤衣，夫子乃言尽刺诸阳之奇输，未有常处也，愿卒闻之。岐伯曰：是阳气有余，而阴气不足，阴气不足则内热，阳气有余则外热，内热相搏，热于怀炭，外畏绵帛近，不可近身，又不可近席。腠理闭塞，则汗不出，舌焦唇槁，腊干嗌燥，饮食不让美恶。黄帝曰：善。取之奈何？岐伯曰：取之于其天府大杼三痏，又刺中膂，以去其热，补足手太阴，以去其汗，热去汗稀，疾于彻衣。黄帝曰：善。"

【张志聪注】此因津液不外濡于皮毛，以致阳热盛而不可近席，不上济于心脏，以致内热盛而热如怀炭。盖阳气者，火热之气；阴气者，水阴之气也。故曰尽刺诸阳之奇输。奇输者，六腑之别络也。津液生于胃腑水谷之精，大肠主津液，小肠主液，胆者中精之府，膀胱者州都之官，津液藏焉，是六腑之津液，从大络而外濡于皮肤分肉者也。心为阳中之太阳，太阳膀胱为水府，水火上下相济者也。水液不上滋于心，以致心火盛而热于怀炭，舌焦唇槁，腊干嗌燥，心不和，故饮食不知味也。或之于其者，谓水谷之津液，皆藏于膀胱，水液随太阳之气，营运于肤表，或不必尽刺诸阳之奇输，取之于其天府大杼三痏，使膀胱所藏之津，外濡于皮毛。又刺太阳经之中膂，通津液上滋于心脏，以去其热。手太阴乃金水之生源，而外主皮毛；足太阴主脾而外主肌肉，脾主为胃行其津液者也。故当补足手太阴以出其汗，热去汗稀，疾于撤衣之去热也。

《灵枢·刺节真邪》："大热遍身，狂而妄见妄闻妄言，视足阳明及大络取之，虚者补之，血而实者泻之。因其偃卧，居其头前，以两手四指挟按颈动脉，久持之，卷而切，推下至缺盆中，而复止如前，热去乃止，所谓推而散之者也。"

【张志聪注】此言中焦所生之气，从中而出，散行于上下者也。中焦之气，阳明水谷之悍气也。大热遍身，狂而妄见妄闻，此阳明之气，逆而为热狂也。故当视足阳明之皮部，及大络取之，虚者补之，如逆于血脉之中，而血实者泻之。盖中焦之气，从大络而出于皮肤者也，其悍气之上冲头者，循咽上走空窍，出颀，下客主人，循牙车，复与阳明之脉相合，并下人迎，从膺胸而下至足跗。故当因其偃卧，居其头前，以两手四指，挟按颈中人迎之动脉，久持之。盖使悍热之散于脉外，勿使合于脉中，此所谓推而散之者也。

《灵枢·百病始生》："其着于伏冲之脉者，揣之应手而动，发手则热气下于两股，如汤沃之状。"

【张志聪注】伏冲之脉，挟于脐间，故揣之应手而动，发手则热者，冲脉之血气充于外也。冲脉下循阴股，出于胫气之街，其气下于两股如汤沃之状者，因积而成热也。

二、读经心悟

《内经》中记载了诸多临床病症治疗时应采用的具体经络和腧穴，运用经络穴位的原则和规律，施治时具体的操作方式和方法，以及患者产生的感觉和反应等。例如："五脏有六腑，六腑有十二原，十二原出于四关，四关主治五脏。五脏有疾，当取之十二原"（《灵枢·九针十二原》）；"荥腧治外经，合治内府"（《灵枢·邪气藏府病形》）；"刺诸痛者，其脉皆实。故曰：从腰以上者，手太阴阳明皆主之；从腰以下者，足太阴阳明皆主之。病在上者下取之；病在下者高取之；病在头者取之足；病在腰者取之腘"（《灵枢·终始》）；"饮食不下，膈塞不通，邪在胃脘。在上脘则刺抑而下之，在下脘则散而去之"（《灵枢·四时气》）；"其着于伏冲之脉者，揣之应手而动，发手则热气下于两股，如汤沃之状"（《灵枢·百病始生》）；"治热病五十九俞"和"水俞五十七处者"（《素问·水热穴论》）等。这里不再赘述，下面笔者将自己临床运用中的认知叙述如下，供学习参考。

《内经》指出"气穴所发，各有处名"。腧穴是人体脏腑经络气血输注出入的特殊部位。"腧"通"输"，或从简作"俞"。"穴"是空隙的意思。《黄帝内经》称之为"节""会穴""气穴""气府"等；《针灸甲乙经》中则称之为"孔穴"；《太平圣惠方》又称作"穴道"；《铜人腧穴针灸图经》通称为"腧穴"；《神灸经纶》则称为"穴位"。《素问·气府论》解释腧穴是"脉气所发"；《灵枢·九针十二原》说"神气之所游行出入也，非皮肉筋骨也"。

现代研究认为腧穴是人类及动物共有的电位最高的皮下电场区，是神经主干和神经末梢经过的地方，是人类和动物身体中电势能最高的地方，是活体中重要的电场，既与神经系统密切相关，又与血管、淋巴管、肌肉等组织有关的复杂综合结构及其机能密切相关。至于穴位的具体结构或它的实质到底是什么？科学家们仍是各持己见，众说纷纭，未见一个明确答案。

《内经》有"六经为川"之说，腧穴可以认为是溪流中出现的一个个小水潭，是经脉中经气流注汇聚出入的部位。经脉是人体先天的系统，其运行规律应符合天体宇宙的运行规律，也是与宇宙天体万物进行气场沟通交换的通道，是实现"天人相应"的桥梁，其中经脉上分布的腧穴就是与天体宇宙万物重要的沟通交换场所。经脉既是人体经气吸纳贮存运行的通道，也是邪气侵入驻留传送的通道，当然也是邪气排泄出体外的通道，所以脏腑经脉中有邪气入侵驻留的时候，腧穴部位也就会汇聚邪气，从内通向外，反应为病痛。如果从外通向内，刺激腧穴，就可以防治疾病。

《灵枢·海论》曰："人亦有四海、十二经水。经水者，皆注于海……人有髓海，有血海，有气海，有水谷之海……胃者，水谷之海也，其输上在气冲，下至三里；冲脉者，为十二经之海，其输上在于大杼，下出于巨虚之上下廉；膻中者，为气之海，其输上在于柱骨之上下，前在于人迎；脑为髓之海，其输上在于其盖，下在风府。"《素问·阴阳应象大论》说："六经为川，肠胃为海。"民国医家彭子益所著的《圆运动的古中医学》有云："脏腑如储电之瓶，经如传电之线。"皆阐明了经脉和脏腑之间内在的关系。《灵枢·卫气》又言："请言气街，胸气有街，头气有街，胫气有街。故气在头者,止之于脑;气在胸者,止之膺与背俞;气在腹者,止之背俞,与冲脉于脐左右之动脉者;气在胫者,止于气街,与承山踝上以下。"张志聪注:"气街者,气之径路。"综上所述可看出,"气街"为"四海"与经脉中经气出入联络的主要通道,可谓"四街"通"四海"也。

"气街"内通五脏六腑,外联头颈四肢,是气血输布到人体各部的主要通道,因此可以通过对"气街"部位的作用来调理经脉中气血的运行输布来治疗疾病。那么"气街"在何处呢?沈亮宸曰:"人迎、扶突、天牖、天柱,头气之街也。腋下动脉,胸气之街也。"经云:"冲脉者,经脉之海也。主渗灌谿谷,与阳明合于宗筋,阴阳总宗筋之会,会于气街,而阳明为之长,皆属于带脉,而络于督脉。"是阳明之血气,又从冲脉而出于腹气之街,故与冲脉会于脐之左右动脉也,故腹气之街位于脐之左右动脉处。《灵枢·动输》曰:"冲脉者,十二经之海也,与少阴之大络,起于肾下,出于气街,循阴股内廉,邪入腘中,循胫骨内廉,并少阴之经,下入内踝之后。入足下,其别者,邪入踝,出属跗上,入大指之间,注诸络,以温足胫,此脉之常动者也。"《灵枢·海论》又言:"冲脉者,为十二经之海,其输上在于大杼,下出于巨虚之上下廉。"为足阳明少阴同冲脉出于胫气之街,故胫气之街位于足阳明少阴膝下之循行部位也。明气街之分布,知血气之门户,则可导气血之运行,调经脉之不测,愈机体之疾患。

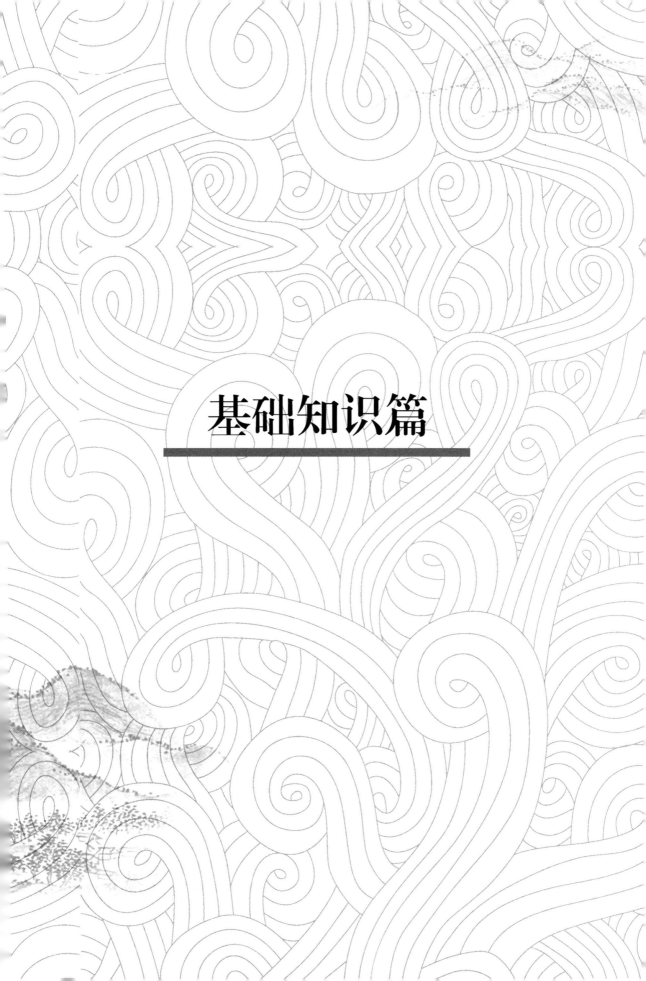

基础知识篇

第十章　经络知识

《黄帝内经》载："经脉者,人之所以生,病之所以成,人之所以治,病之所以起。"而经脉则"伏行分肉之间,深而不见,其浮而常见者,皆络脉也",并有"决生死,处百病,调虚实,不可不通"的特点,故针灸"欲以微针通其经脉,调其血气,营其逆顺出入之会,令可传于后世"。由此可见,经络理论对指导中医各科实践有着决定性的作用。

经络,是经和络的总称。"经"的原意是"纵丝",有路径的意思,简单说就是经络系统中的主要路径,存在于机体内部,贯穿上下,沟通内外,是经络系统中纵行的主干;"络"的原意是"网络",简单说就是主路分出的辅路,存在于机体的表面,纵横交错,遍布全身,无处不至。

经络相贯,遍布全身,形成一个纵横交错的联络网,通过有规律的循行和复杂的联络交会,组成了经络系统,把人体五脏六腑、肢体官窍及皮肉筋骨等组织紧密地联结成统一的有机整体,从而保证了人体生命活动的正常进行。所以说,经络是运行全身气血,联络脏腑形体官窍,沟通上下内外,感应传导信息的同路系统,是人体结构的重要组成部分。

学习经络重在掌握经络的循行及其所联络的脏腑组织器官,从而明其所犯何因至其病症,方能定夺通彻、升降、补泄、祛邪之法而治之。

一、经络系统

经络系统是由经脉、络脉及其连属部分构成的。经脉和络脉是它的主体。

(一)经脉系统

1. 十二经脉

正经:正经有十二,即手三阴经、足三阴经、手三阳经、足三阳经,共四组,每组三条经脉,合称十二经脉。

十二经别:十二经别是十二经脉别出的正经,它们分别起于四肢,循行于体内,联系脏腑,上出颈项浅部。阳经的经别从本经别出而循行体内,上达头面后,仍回到本经;阴经的经别从本经别出而循行体内,上达头面后,与相为表里的阳经相合。为此,十二经别不仅可以加强十二经脉中相为表里的两经之间的联系,而且因其联系了某些正经未循行到的器官与形体部位,从而补充了正经之不足。

十二经筋:十二经筋是十二经脉之气"结、聚、散、络"于筋肉、关节的体系,是十二经脉的附属部分,是十二经脉循行部位上分布于筋肉系统的总称,它有连缀百骸,维络周身,主司关节运动的作用。

十二皮部:十二皮部是十二经脉在体表一定部位上的反应区。全身的皮肤是十二经脉的功能活动反映于体表的部位,所以把全身皮肤分为十二个部分,分属于十二经,称为"十二皮部"。

2. 奇经八脉

奇经有八,即督脉、任脉、冲脉、带脉、阴跷脉、阳跷脉、阴维脉、阳维脉,合称奇经八脉。奇经八脉有统率、联络和调节全身气血盛衰的作用。

(二)络脉系统

络脉有别络、孙络、浮络之分。

十五别络:别络有本经别走邻经之意,共有十五支,包括十二经脉在四肢各分出的络,躯干部的任脉络、督脉络及脾之大络。十五别络的功能是加强表里阴阳两经的联系与调节作用。

孙络:孙络是络脉中最细小的分支。

浮络:浮络是浮行于浅表部位而常浮现的络脉。

二、十二经脉

十二经脉根据各经所联系的脏腑的阴阳属性及在肢体循行部位的不同,具体分为手三阴经、手三阳经、足三阴经、足三阳经四组。

十二经脉的名称是:手太阴肺经、手厥阴心包经、手少阴心经、手阳明大肠经、手少阳三焦经、手太阳小肠经、足太阴脾经、足厥阴肝经、足少阴肾经、足阳明胃经、足少阳胆经、足太阳膀胱经。循行分布于上肢的称手经,循行分布于下肢的称足经。分布于四肢内侧的称为阴经,属脏;分布于四肢外侧的称阳经,属腑。

(一)十二经脉的走向规律

手三阴经循行的起点是从胸部始,经臑(上臂内侧肌肉)臂走向手指端;手三阳经从手指端循臂指而上行于头面部;足三阳经,从头面部下行,经躯干和下肢而止于足趾间;足三阴经脉,从足趾间上行而止于胸腹部。"手之三阴,从胸走手;手之三阳,从手走头;足之三阳,从头走足;足之三阴,从足走腹。"这是对十二经脉走向规律的高度概括。

(二)十二经脉的交接规律

阴经与阳经交接:即阴经与阳经在四肢相交接。如手太阴肺经在食指端与手阳明大肠经相交接;手少阴心经在小指与手太阳小肠经相交接;手厥阴心包经由掌中至无名指端与手少阳三焦经相交接;足阳明胃经从跗(即足背部)上至大趾与足太阴脾经相交接;足太阳膀胱经从足小趾斜走足心与足少阴肾经相交接;足少阳胆经从跗上分出,至大趾与足厥阴肝经相交接。

阳经与阳经交接:即同名的手足三阳经在头面相交接。如手足阳明经都通于鼻,手足太阳经皆通于目内眦,手足少阳经皆通于目外眦。

阴经与阴经交接:即阴经在胸腹相交接。如足太阴经与手少阴经交接于心中,足少阴经与手厥阴经交接于胸中,足厥阴经与手太阴经交接于肺中等。

走向与交接规律之间亦有密切联系,两者结合起来,则是:手三阴经,从胸走手,交手三阳经;手三阳经,从手走头,交足三阳经;足三阳经,从头走足,交足三阴经;足三阴经,从足走腹(胸),交手三阴经,构成一个"阴阳相贯,如环无端"的循行径路,这就是十二经脉的走向和交接规律。

总之,十二经的循行,凡属六脏(五脏加心包)的经脉称为"阴经",多循行于四肢内侧及胸腹。上肢内侧者为手三阴经,由胸走手;下肢内侧者为足三阴经,由足走腹(胸)。凡属六腑的经脉称为"阳经",多循行于四肢外侧及头面、躯干。上肢外侧者为手三阳经,由手走头;下肢外侧者为足三阳经,由头走足:阳经行于外侧,阴经行于内侧。

(三)十二经脉的分布规律

十二经脉在体表的分布是有一定规律的,具体从以下3个方面叙述。

头面部:阳明在前,少阳在侧,太阳在后。另外,足厥阴经也循行至顶部。

躯干部:十二经脉在躯干部分布的一般规律是足三阴与足阳明经分布在胸、腹部(前),手三阳与足太阳经分布在肩胛、背、腰部(后),手三阴、足少阳与足厥阴经分布在腋、胁、侧腹部(侧)。

四肢部:阴经分布在四肢的内侧面,阳经分布在外侧面。在小腿下半部和足背部,肝经在前,脾经在中线。至内踝上八寸处交叉之后,脾经在前,肝经在中线。

(四)十二经脉的表里关系

手足三阴、三阳十二经脉,通过经别和别络相互沟通,组成六对,"表里相合",即"足太阳与少阴为表里,少阳与厥阴为表里,阳明与太阴为表里,是足之阴阳也。手太阳与少阴为表里,少阳与心主(手厥阴心包经)为表里,阳明与太阴为表里,是手之阴阳也"。

相为表里的两经,分别循行于四肢内外侧的相对位置,并在四肢末端交接;又分别络属于相为表里的脏腑,从而构成了脏腑阴阳表里相合关系。十二经脉的表里关系,不仅由于相互表里的两经的衔接而加强了联系,而且由于相互络属于同一脏腑,因而使互为表里的一脏一腑在生理功能上互相配合,在病理上可相互影响。在治疗上,相互表里的两经的腧穴经常交叉。

(五)十二经脉的流注次序

流注,是人身气血流动不息,向各处灌注的意思。经络是人体气血运行的通道,而十二经脉则为气血运行的主要通道。气血在十二经脉内流动不息,循环灌注,分布于全身内外上下,构成了十二经脉的气血流注,又名十二经脉的流注。其流注次序为:从手太阴肺经开始,依次流至足厥阴肝经,再流至手太阴肺经。这样就构成了一个"阴阳相贯,如环无端"的十二经脉整体循行系统。

(六)十二经脉的循行及病候

1. 手太阴肺经(图10-1)

《灵枢·经脉》:"肺手太阴之脉,起于中焦,下络大肠,还循胃口,上膈属肺,从肺系横出腋下,下循臑内,行少阴心主之前,下肘中,循臂内上骨下廉入寸口,上鱼,循鱼际,出大指之端;其支者,从腕后直出次指内廉出其端。是动则病肺胀满,膨膨而喘咳,缺盆中痛,甚则交两手而瞀,此为臂厥。是主肺所生病者,咳,上气,喘渴,烦心,胸满,臑臂内前廉痛厥,掌中热。气盛有余,则肩背痛风寒,汗出中风,小便数而欠。气虚则肩背痛寒,少气不足以息,溺色变。"

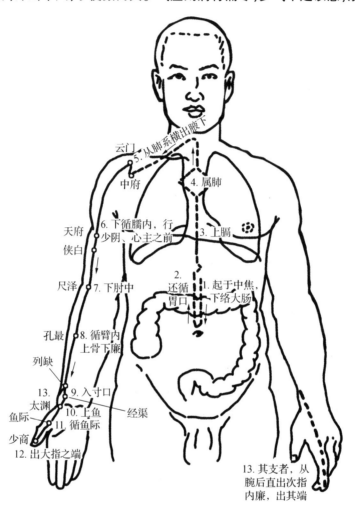

图 10-1　手太阴肺经

（1）腧穴:手太阴肺经共有 11 个穴位,其中 9 个穴位分布在上肢掌面桡侧,2 个穴位分布在前胸上部。首穴中府,末穴少商。

（2）循行:手太阴肺经起于中脘部,下行至脐（水分穴）附近络于大肠,复返向上沿着胃的上口,穿过横膈膜,直属于肺,上至气管、喉咙,沿锁骨横行至腋下（中府、云门二穴）,沿着上肢内侧前缘下行,至肘中,沿前臂内侧桡骨边缘进入寸口,经大鱼际部,至拇指桡侧尖端（少商穴）。

分支:从腕后（列缺穴）分出,前行至食指桡侧尖端（商阳穴）,与手阳明大肠经相接。

（3）联系脏腑:属肺,络大肠,通过横膈,并与胃和肾等有联系。

（4）病候:身热,恶风寒,头痛,鼻塞不利,无汗或汗出,嗌干咽痛,失音,咯嗽,喘息气急,咳吐痰涎唾沫,咯血,心烦,胸闷胸痛,少气,短气,缺盆中间疼痛,肩背、上臂或前臂酸痛、麻木或厥冷,掌心发热,小便频数或颜色异常,皮肤痛,皮毛焦,或张口嘘气,交叉两手而瞀。

2. 手阳明大肠经(图10-2)

《灵枢·经脉》:"大肠手阳明之脉,起于大指次指之端,循指上廉,出合谷两骨之间,上入两筋之中,循臂上廉,入肘外廉,上臑外前廉,上肩,出髃骨之前廉,上出于柱骨之会上,下入缺盆,络肺下膈,属大肠。其支者,从缺盆上颈,贯颊,入下齿中,还出挟口,交人中,左之右,右之

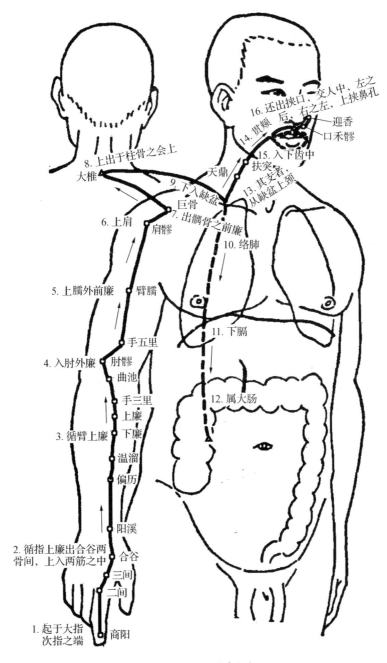

图 10-2 手阳明大肠经

左,上挟鼻孔。是动则病齿痛,颈肿。是主津液所生病者:目黄口干,鼻衄,喉痹,肩前臑痛,大指次指不用。气有余则当脉所过者热肿,虚则寒栗不复。"

(1)腧穴:手阳明大肠经共有 20 个穴位,其中 16 个穴位分布在上肢背面的桡侧,4 个穴位分布在颈、面部。首穴商阳,末穴迎香。

(2)循行:手阳明大肠经起于食指桡侧尖端(商阳穴),沿食指桡侧上行,经过合谷(第一、二掌骨之间)进入两筋(拇长伸肌肌腱和拇短伸肌肌腱)之间,沿上肢外侧前缘,上行至肩前,经肩髃穴(肩端都),过肩后,至项后督脉的大椎穴(第七颈椎棘突下),前行内人足阳明经的缺盆穴(锁骨上窝),络于肺,下行通过横膈,属于大肠。

分支:从缺盆上行,经颈旁(天鼎、扶突)至面颊,入下齿龈中,复返出来夹口角,通过足阳明胃经地仓穴,绕至上唇鼻中央督脉的水沟穴(人中),左脉右行,右脉左行,分别至鼻孔两旁(迎香穴),与足阳明胃经相接。

(3)联系脏腑:属大肠,络肺,并与胃经有直接联系。

(4)病候:齿痛,面颊部肿,目睛昏黄,视力不足,口干,喉痹,鼻塞,鼻流清涕,鼻衄,肩前及上臂部疼痛,食指疼痛、活动不灵,经脉所过部分发热肿胀,畏冷寒战,肠鸣矢气,腹胀,脐腹疼痛,泄泻或便秘,便血,脱肛,痔疮。

3. 足阳明胃经(图 10-3)

《灵枢·经脉》:"胃足阳明之脉,起于鼻之交頞中,旁纳太阳之脉,下循鼻外,入上齿中,还出挟口,环唇,下交承浆,却循颐后下廉,出大迎,循颊车,上耳前,过客主人,循发际,至额颅;其支者,从大迎前下人迎,循喉咙,入缺盆,下膈,属胃,络脾;其直者,从缺盆下乳内廉,下挟脐,入气街中;其支者,起于胃口,下循腹里,下至气街中而合,以下髀关,抵伏兔,下膝膑中,下循胫外廉,下足跗入中指间;其支者,下廉三寸而别,下入中趾外间;其支者,别跗上,入大趾间出其端。是动则病:洒洒振寒,善呻,数欠,颜黑,病至则恶人与火,闻木声则惕然而惊,心欲动,独闭户塞牖而处。甚则欲上高而歌,弃衣而走,贲响腹胀,是为骭厥。是主血所生病者:狂疟,温淫,汗出,鼽衄,口喎,唇胗,颈肿,喉痹,大腹水肿,膝膑肿痛,循膺、乳、气街、股、伏兔、骭外廉、足跗上皆痛,中趾不用。气盛则身以前皆热,其有余于胃,则消谷善饥,溺色黄。气不足则身以前皆寒栗,胃中寒则胀满。"

(1)腧穴:足阳明胃经共有 45 个穴位,其中 15 个穴位分布在下肢的前外侧面,30 个穴位分布在腹、胸部和头面部。首穴承泣,末穴厉兑。

(2)循行:足阳明胃经起于鼻翼两侧(迎香穴),上行至鼻根部,旁行人眼内角会足太阳膀胱经(睛明穴),向下沿鼻的外侧(承泣、四白)进入上齿龈内,复出绕过口角左右相交于颏唇沟(承浆穴),再向后沿着下颌出大迎穴,沿下颌角(颊车穴)上行耳前,经颧弓上行,沿前发际到达前额(会神庭穴)。

面部分支:从大迎穴前方下行到人迎穴,沿喉咙旁进入缺盆,向下通过横膈,属于胃(会任脉的上脘、中脘),络于脾。

缺盆部直行脉分支:从缺盆下行,沿乳中线下行,夹脐两旁(沿中线旁开二寸),至鼠蹊部的气冲穴(又名气街穴)。

胃下口分支:从胃下口幽门处附近分出,沿腹腔深层,下行至气街穴,与来自缺盆的直行脉

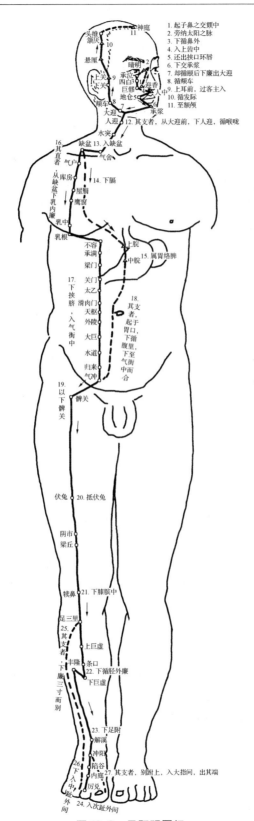

1. 起于鼻之交额中
2. 旁纳太阳之脉
3. 下循鼻外
4. 入上齿中
5. 还出挟口环唇
6. 下交承浆
7. 却循颐后下廉出大迎
8. 循颊车
9. 上耳前，过客主人
10. 循发际
11. 至额颅
12. 其支者，从大迎前，下人迎，循喉咙
13. 入缺盆
14. 下膈
15. 属胃络脾
16. 其直者，从缺盆下乳内廉
17. 下挟脐，入气街中
18. 其支者，起于胃口，下循腹里，下至气街中而合
19. 以下髀关
20. 抵伏兔
21. 下膝膑中
22. 下循胫外廉
23. 下足跗
24. 入次趾外间
25. 其支者，下廉三寸而别
26. 下入中趾外间
27. 其支者，别跗上，入大趾间，出其端

图 10-3　足阳明胃经

会合于气冲穴(气街穴)。再由此斜向下行到大腿前侧(髀关穴);沿下肢外侧前缘,经过膝盖,沿胫骨外侧前缘下行至足背,进入第二足趾外侧(厉兑穴)。

胫部分支:从膝下三寸足三里穴分出,下行至第三足趾外侧端。

足背分支:从足背(冲阳穴)分出,进入足大趾内侧(隐白穴),与足太阴脾经相接。

(3)联系脏腑:属胃,络脾,并与心和小肠有直接联系。

(4)病候:壮热、潮热、寒战、汗出、疟疾、温热病、狂躁、妄见妄言、面赤、善惊、口眼瞤动、口喝、颈肿、唇口生疮、目痛、齿痛、喉痛、鼻干、鼻衄、溲黄、胃脘痛、消谷善饥、呃逆、呕吐、呕血、膈咽不通、食饮不下、肠鸣腹痛、大腹水肿、腹胀不能卧、大便难、下利、沿胸前、乳部、气街、大腿、小腿、足背疼痛、膝关节肿痛、下肢麻木、厥冷、足中趾活动不灵。

4. 足太阴脾经(图10-4)

《灵枢·经脉》:"脾足太阴之脉,起于大趾之端,循趾内侧白肉际,过核骨后,上内踝前廉,上腨内,循胫骨后,交出厥阴之前,上膝股内前廉,入腹,属脾,络胃,上膈,挟咽,连舌本,散舌下;其支者,复从胃,别上膈、注心中。是动则病:舌本强,食则呕,胃脘痛,腹胀,善噫,得后与气则快然如衰,身体皆重。是主脾所生病者:舌本痛,体不能动摇,食不下,烦心,心下急痛,溏、瘕、泄、水闭、黄疸,不能卧,强立,股膝内肿厥,足大趾不用。"

(1)腧穴:足太阴脾经左右各21个穴位,主要分布在足大趾、内踝前、下肢内侧中部(内踝上8寸以下)及前部(内踝上8寸以上)、腹部第3侧线(前正中线旁开4寸)、胸部第1侧线(前正中线旁开6寸)、侧胸部。首穴隐白,末穴大包。

(2)循行:足太阴脾经起于足大趾内侧端(隐白穴),沿足内侧赤白肉际上行,经内踝前面(商丘穴),上小腿内侧,沿胫骨后缘上行,至内踝上八寸处(漏谷穴)走出足厥阴肝经前面,经膝股内侧前缘至冲门穴,进入腹部,属脾络胃,向上通过横膈,夹食管旁(络大包,会中府),连于舌根,散舌下。

分支:从胃部分出,向上通过横膈,于任脉的膻中穴处注入心中,与手少阴心经相接。

(3)联系脏腑:属脾,络胃,与心、肺等有直接联系。

(4)病候:舌本强痛、屈伸不利、头重、体重、身热、倦怠乏力、心窝下急痛(胃脘痛)、不欲食、食则呕、腹胀满、不得卧、恶心、嗌干、善噫、腹部痞块、心胸烦闷、大便溏泻、小便不利甚则不通、黄疸、疟疾、股膝小腿肿痛、厥冷、腰痛、一身尽痛、畏寒、四肢不温、肌肉、四肢萎软不用、舌萎、唇反、足大趾活动不灵、脱肛。

5. 手少阴心经(图10-5)

《灵枢·经脉》:"心手少阴之脉,起于心中,出属心系,下膈,络小肠;其支者,从心系,上挟咽,系目系;其直者,复从心系却上肺,下出腋下,下循臑内后廉,行手太阴心主之后,下肘内,循臂内后廉,抵掌后锐骨之端,入掌内后廉,循小指之内,出其端。是动则病:嗌干心痛,渴而欲饮,是为臂厥。是主心所生病者:目黄胁痛,臑臂内后廉痛厥,掌中热痛。"

(1)腧穴:手少阴心经共有9个穴位,其中1个穴位分布在腋窝部,8个穴位分布在上肢掌侧面的尺侧。首穴极泉,末穴少冲。

(2)循行:手少阴心经起于心中,出来属于"心系"(心脏与其他脏器相联系的脉络),向下通过横膈至任脉的下脘穴附近,络小肠。

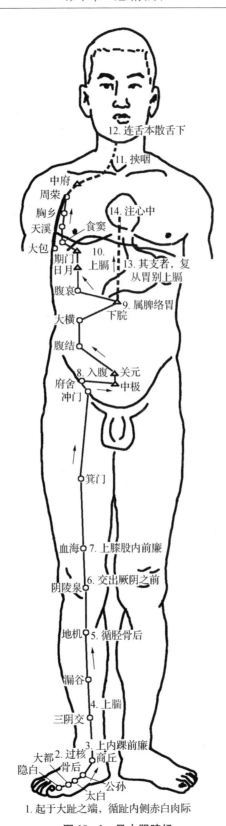

12. 连舌本散舌下

11. 挟咽

中府
周荣
胸乡
天溪
大包
期门
日月
腹哀
大横
腹结

14. 注心中
食窦
10.
上膈
13. 其支者，复
从胃别上膈
9. 属脾络胃
下脘

8. 入腹
关元
府舍
中极
冲门

箕门

血海　7. 上膝股内前廉

阴陵泉　6. 交出厥阴之前

地机　5. 循胫骨后

漏谷

4. 上腨
三阴交

3. 上内踝前廉
大都 2. 过核　商丘
隐白　骨后
公孙
太白

1. 起于大趾之端，循趾内侧赤白肉际

图 10-4　足太阴脾经

· 83 ·

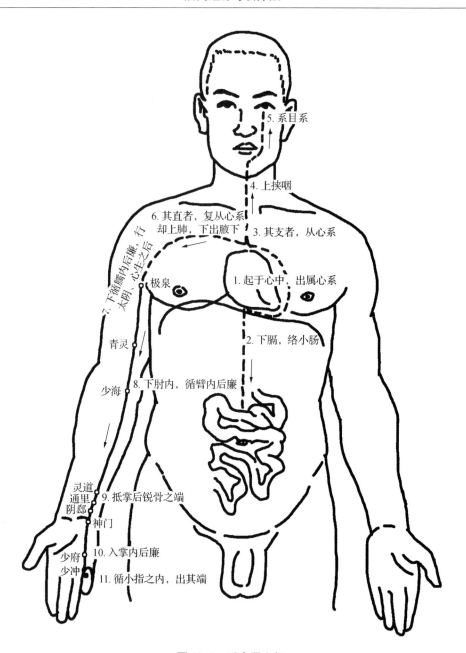

图 10-5　手少阴心经

　　心系向上分支:从心系上行,夹咽喉,经颈、颜面深部联系于"目系"(又名眼系、目本,是眼球内连于脑的脉络)。

　　心系直行分支:复从心系,上行于肺部,再向下出于腋窝下(极泉穴),沿上臂内侧后缘,行于手太阴、手厥阴经之后,下向肘内(少海穴),沿前臂内侧后缘至腕部尺侧(神门穴),进入掌内后缘(少府穴),沿小指的桡侧出于末端(少冲穴),交于手太阳小肠经。

　　(3)联系脏腑:属心,络小肠,与肺、脾、肝、肾有联系。

　　(4)病候:心痛,胸痛,胁下痛支满,心胸烦闷,短气,卧不安,身热,面赤,多汗,嗌干,渴而欲饮,头痛,目痛,目睛昏黄,眩晕欲仆,善悲,喜笑不休,精神失常,面如漆柴色,膺背肩胛间痛,两臂内侧疼痛或厥冷,掌心热,心悸怔忡,失眠,健忘,舌上生疮。

6. 手太阳小肠经(图 10-6)

《灵枢·经脉》:"小肠手太阳之脉,起于小指之端,循手外侧,上腕,出踝中,直上循臂骨下廉,出肘内侧两筋之间,上循臑外后廉,出肩解,绕肩胛,交肩上,入缺盆,络心循咽,下膈,抵胃,属小肠;其支者,从缺盆循颈上颊,至目锐眦,却入耳中;其支者,别颊上䪼,抵鼻,至目内眦,斜

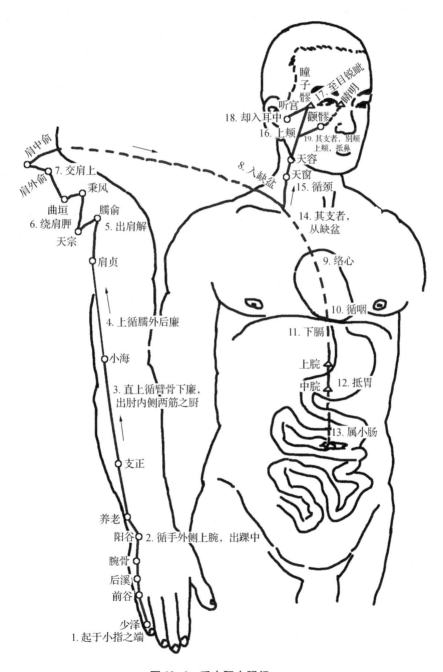

图 10-6　手太阳小肠经

络于颧。是动则病:嗌痛,颔肿,不可以顾,肩似拔,臑似折。是主液所生病者:耳聋、目黄,颊肿,颈、颔、肩、臑、肘、臂外后廉痛。"

(1)腧穴:手太阳小肠经单侧共有 19 个穴位。首穴少泽,末穴听宫。

(2)循行:手太阳小肠经起于小指尺侧端(少泽穴),沿手掌尺侧,直上过腕部外侧(阳谷穴),沿前臂外侧后缘上行,经尺骨鹰嘴与肱骨内上髁之间(小海穴),沿上臂外侧后缘,出于肩关节后面(肩贞穴),绕行于肩胛冈上窝(肩中俞)以后,交会于督脉之大椎穴,从大椎向前经足阳明经的缺盆,进入胸部深层,下行至任脉的膻中穴处,络于心,再沿食道通过横膈,到达胃部,直属小肠。

缺盆分支:从缺盆沿着颈部向上至面颊部(颧髎穴),上至外眼角,折入耳中(听宫穴)。

颊部分支:从颊部,斜向目眶下缘,直达鼻根进入内眼角(睛明穴),与足太阳膀胱经相接。

(3)联系脏腑:属小肠,络心,与胃有联系。

(4)病候:咽喉疼痛,面颊肿,颌下肿,口舌糜烂,耳鸣,耳聋,耳前热,目痛,目不明,目中自翳,多泪,颈项、颌下、肩胛、上臂、前臂外侧疼痛,肩上、手、小指次指间热,足胫酸,少腹痛胀连腰脊,疝气,少腹痛引睾丸,大便泄泻或干结不通,小便清长或短赤频急热痛、涩滞不畅,甚则尿血。

7. 足太阳膀胱经(图 10-7)

《灵枢·经脉》:"膀胱足太阳之脉,起于目内眦,上额交巅;其支者,从巅至耳上角;其直者,从巅入络脑,还出别下项,循肩博内,挟脊抵腰中,入循膂,络肾,属膀胱;其支者,从腰中下挟脊,贯臀,入腘中;其支者,从髆内左右,别下贯胛,挟脊内,过髀枢,循髀外,从后廉,下合腘中;以下贯腨内,出外踝之后,循京骨,至小趾外侧。是动则病:冲头痛,目似脱,项如拔,脊痛,腰似折,髀不可以曲,腘如结,腨如裂,是为踝厥。是主筋所生病者:痔、疟、狂、癫疾,头囟项痛,目黄、泪出,鼽衄,项、背、腰、尻、腘、腨、脚皆痛,小趾不用。"

(1)腧穴:足太阳膀胱经共有 67 个穴位。首穴睛明,末穴至阴。

(2)循行:足太阳膀胱经起于内眼角(睛明穴),上过额部,直至巅顶交会于督脉的百会穴。

巅顶部分支:从巅顶(百会穴)分出至耳上角。

巅顶向后直行分支:从巅顶下行(至脑户穴)入颅内络脑,复返出来下行项后(天柱穴)。

下分为两支:其一,沿肩胛内侧(大杼穴始),夹脊旁,沿背中线旁一寸五分,下行至腰部,进入脊旁筋肉,络于肾,下属膀胱,再从腰中分出下行,夹脊旁,通于臀部,经大腿后面,进入腘窝中。其二,从肩胛内侧分别下行,通过肩胛,沿背中线旁三寸下行,过臀部,经过髋关节部(环跳穴),沿大腿外侧后边下行,会合于腘窝中,向下通过腓肠肌,经外踝后面(昆仑穴),在足跟部折向前,经足背外侧至足小趾外侧端(至阴穴),与足少阴肾经相接。

(3)联系脏腑:属膀胱,络肾,与心、脑有联系。

(4)病候:寒热,头重,头项强痛,目痛似脱,多泪,鼻塞多涕或衄血,少腹胀满,小便不利或癃闭,遗尿,尿出砂石,尿血,背脊痛,腰痛似折,尾骶部疼痛,股关节不能弯曲,活动不灵,膝弯、腓肠肌痛,足外踝酸痛、麻木,甚则厥冷,足小趾活动不便,肩上热,疟疾,痔疮,癫狂,头晕,昏仆,戴眼,角弓反张,瘈疭,或汗出如珠(绝汗)。

8. 足少阴肾经(图 10-8)

《灵枢·经脉》:"肾足少阴之脉,起于小趾之下,邪走足心,出于然谷之下,循内踝之后,别

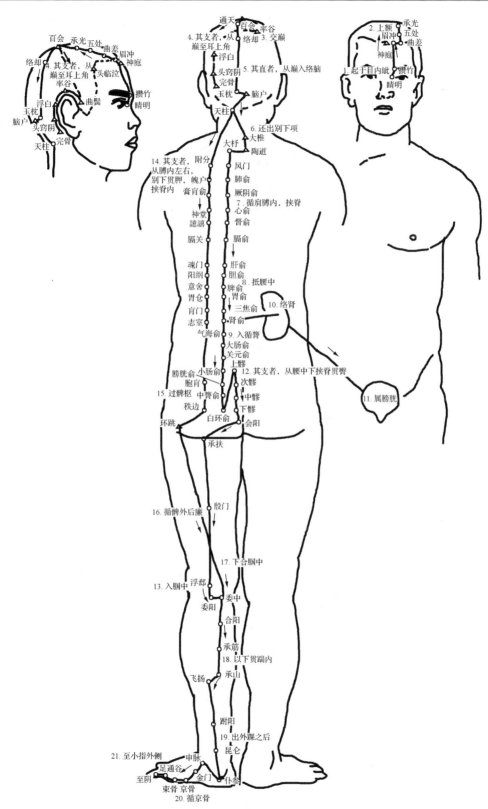

图 10-7　足太阳膀胱经

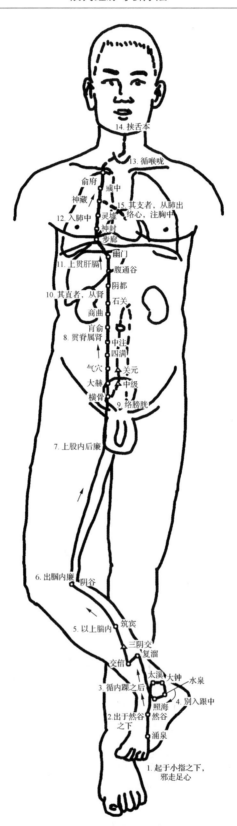

14. 挟舌本

13. 循喉咙

俞府
彧中
神藏
15. 其支者，从肺出
12. 入肺中
灵墟 络心，注胸中
神封
步廊
幽门
11. 上贯肝膈
腹通谷
阴都
10. 其直者，从肾
石关
商曲
肓俞
8. 贯脊属肾
中注
四满
气穴
关元
大赫
中级
横骨
9. 络膀胱

7. 上股内后廉

6. 出腘内廉
阴谷

5. 以上腨内
筑宾
三阴交
复溜
交信
太溪 大钟 水泉
3. 循内踝之后
4. 别入跟中
照海
2. 出于然谷
之下
然谷
涌泉

1. 起于小指之下，
邪走足心

图 10-8 足少阴肾经

入跟中,以上腨内,出腘内廉,上股内后廉,贯脊,属肾,络膀胱;其直者,从肾上贯肝膈,入肺中,循喉咙,挟舌本;其支者,从肺出络心,注胸中。是动则病:饥不欲食,面如漆柴,咳唾则有血,喝喝而喘,坐而欲起,目(肮肮)如无所见,心如悬若饥状,气不足则善恐,心惕惕如人将捕之,是为骨厥。是主肾所生病者:口热舌干,咽肿上气,嗌干及痛,烦心心痛,黄疸肠澼,脊股内后廉痛,痿厥,嗜卧,足下热而痛。"

(1)腧穴:足少阴肾经共有 27 个穴位。首穴涌泉,末穴俞府。

(2)循行:足少阴肾经起于足小趾端,斜向于足心(涌泉穴),出于舟骨粗隆下(然骨穴),经内踝后进入足跟,再向上沿小腿内侧后缘上行,出腘窝内侧,直至大腿内侧后缘,人脊内,穿过脊柱,属肾,络膀胱。

腰部直行分支:从肾上行,通过肝脏,上经横膈,进入肺中,沿喉咙,上至舌根两侧。

肺部分支:从肺中分出,络于心,流注于胸中(膻中穴),与手厥阴心包经相接。

(3)联系脏腑:属肾,络膀胱,与肝、肺、心有直接联系。

(4)病候:面色灰暗如漆柴,头晕,耳鸣,两眼昏花,视力模糊不清,身热,手足寒,面浮,腹大,胫肿,短气,气上逆,喝喝而喘,咳唾有血,心烦,心悸,失眠,嗜卧,善恐,口燥热,舌干,口渴,嗌干痛,齿垢,咽肿,黄疸,呕恶,腹痛,腹胀,便溏,泄泻,大便难,骨痛痹阻,肩背颈项痛,脊柱、腰髀痛,大腿内侧痛,痿、厥,足心热痛,阳痿,遗精,小便异常。

9. 手厥阴心包经(图 10-9)

《灵枢·经脉》:"心主手厥阴心包络之脉,起于胸中,出属心包络,下膈,历络三焦;其支者,循胸出胁,下腋三寸,上抵腋下,循臑内,行太阴、少阴之间,入肘中,下臂,行两筋之间,入掌中,循中指,出其端;其支者,别掌中,循小指次指,出其端。是动则病:手心热,臂肘挛急,腋肿,甚则胸胁支满,心中憺憺大动,面赤目黄,喜笑不休。是主脉所生病者:烦心,心痛掌中热。"

(1)腧穴:手厥阴心包经共有 9 个穴位,其中 8 个穴位分布在上肢掌面,1 个穴位分布在前胸上部。首穴天池,末穴中冲。

(2)循行:手厥阴心包经起于胸中,出属于心包络,通过横膈,依次循序下行,通过胸部、上腹、下腹,联络三焦。

胸部分支:从胸中出于胁部,经腋下三寸处(天池穴),上行至腋窝,沿上肢内侧,于手太阴、手少阴之间,直至肘中,下向前臂,走两筋(桡侧腕屈肌肌腱与掌长肌肌腱)之间,过腕部,入掌心(劳宫穴),到达中指桡侧末端(中冲穴)。

掌中分支:从掌中(劳宫穴)分出,沿着无名指尺侧至指端(关冲穴),与手少阳三焦经相接。

(3)联系脏腑:属心包,络三焦。

(4)病候:手心热,身热,前臂和肘弯挛急,腋肿,面赤,目睛昏黄,烦心,心痛,心悸,喜笑不休,胸胁支满。

10. 手少阳三焦经(图 10-10)

《灵枢·经脉》:"三焦手少阳之脉,起于小指次指之端,上出两指之间,循手表腕,出臂外两骨之间,上贯肘,循臑外,上肩,而交出足少阳之后,入缺盆,布膻中,散落心包,下膈,循属三焦;其支者,从膻中上出缺盆,上项,系耳后,直上出耳上角,以屈下颊至䪼;其支者,从耳后入耳

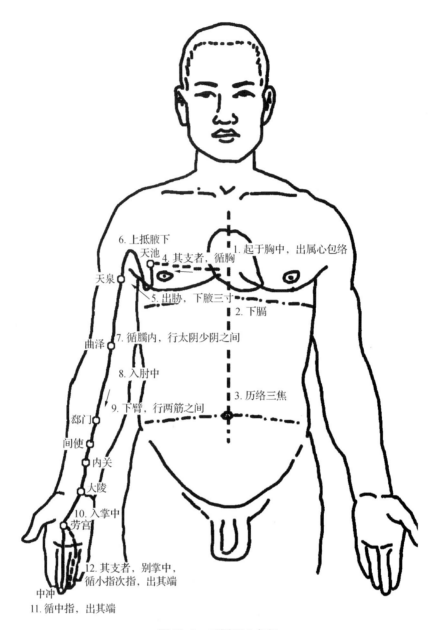

6. 上抵腋下
天池
4. 其支者,循胸
1. 起于胸中, 出属心包络
天泉
5. 出胁, 下腋三寸
2. 下膈
曲泽
7. 循臑内, 行太阴少阴之间
8. 入肘中
3. 历络三焦
9. 下臂, 行两筋之间
郄门
间使
内关
大陵
10. 入掌中
劳宫
12. 其支者, 别掌中,
循小指次指, 出其端
中冲
11. 循中指, 出其端

图 10-9　手厥阴心包经

中,出走耳前,过客主人前,交颊,至目锐眦。是动则病:耳聋浑浑焞焞,嗌肿喉痹。是主气所生病者:汗出,目锐眦痛,颊痛,耳后、肩、臑、肘、臂外皆痛,小指次指不用。"

（1）腧穴:三焦经一侧共有 23 个穴位,其中 13 个穴位分布在上肢背面,10 个穴位分布在颈部、耳翼后缘、眉毛外端。首穴关冲,末穴丝竹空。

（2）循行:手少阳三焦经起于无名指尺侧端(关冲穴),沿无名指尺侧缘,上过手背,出于前臂伸侧两骨(尺骨、桡骨)之间,直上穿过肘部,沿上臂外侧,上行至肩部,交出足少阳经的后面,进入缺盆,于任脉的膻中穴处散络于心包,向下通过横膈广泛遍属三焦。

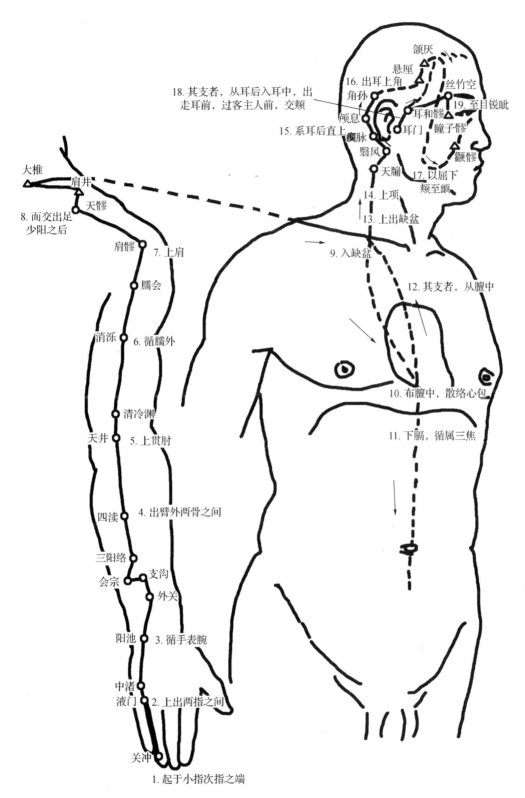

18. 其支者, 从耳后入耳中, 出
走耳前, 过客主人前, 交颊

16. 出耳上角

颔厌
悬厘
丝竹空

角孙
颅息

耳和髎
19. 至目锐眦

瞳子髎

15. 系耳后直上

耳门

瘈脉
翳风

颧髎

天牖

17. 以屈下
颊至䪼

14. 上项
13. 上出缺盆
大椎
肩井

天髎

9. 入缺盆

8. 而交出足
少阳之后
肩髎
7. 上肩
臑会

12. 其支者, 从膻中

消泺
6. 循臑外

清冷渊
天井
5. 上贯肘

10. 布膻中, 散络心包

四渎
4. 出臂外两骨之间

三阳络
会宗
支沟
外关

11. 下膈, 循属三焦

阳池
3. 循手表腕

中渚
液门
2. 上出两指之间

关冲

1. 起于小指次指之端

图 10-10　手少阳三焦经

胸中分支:从膻中穴分出,向上走出缺盆,至项后与督脉的大椎穴交会,上走至项部,沿耳后(翳风穴)上行至耳上方,再屈曲向下走向面颊部,至眼眶下(颧髎穴)。

耳部分支:从耳后(翳风穴)分出,进入耳中,出走耳前(过听宫、耳门等穴),经过上关穴前,在面颊部与前一分支相交。上行至眼外角,与足少阳胆经相接。

(3)联系脏腑:属三焦,络心包。

(4)病候:耳鸣,耳聋,耳中痛,嗌肿,喉痹,汗出,目锐眦痛,颊肿,耳后、肩、臑、肘、臂外痛,无名指活动不灵,腹胀,少腹硬满,小便不通,尿频急,遗尿,皮肤肿胀,水肿。

11. 足少阳胆经(图 10-11)

《灵枢·经脉》:"胆足少阳之脉,起于目锐眦,上抵头角,下耳后,循颈行手少阳之前,至肩上,却交出手少阳之后,入缺盆;其支者,从耳后入耳中,出走耳前,至目锐眦后;其支者,别锐眦,下大迎,合于手少阳,抵于颇,下加颊车,下颈合缺盆以下胸中,贯膈,络肝,属胆,循胁里,出气街,绕毛际,横入髀厌中;其直者,从缺盆下腋,循胸过季胁,下合髀厌中,以下循髀阳,出膝外廉,下外辅骨之前,直下抵绝骨之端,下出外踝之前,循足跗上,入小趾次趾之间;其支者,别跗上,入大指之间,循大指歧骨内出其端,还贯爪甲,出三毛。是动则病:口苦,善太息,心胁痛,不能转侧,甚则面微有尘,体无膏泽,足外反热,是为阳厥。是主骨所生病者:头痛,颔痛,目锐眦痛,缺盆中肿痛,腋下肿,马刀侠瘿,汗出振寒,疟,胸、胁、肋、髀、膝外至胫、绝骨、外踝前及诸节皆痛,小趾次趾不用。"

(1)腧穴:足少阳胆经共有 44 个穴位,其中 15 个穴位分布在下肢的外侧面,29 个穴位分布在臀、侧胸、侧头部。首穴瞳子髎,末穴足窍阴。

(2)循行:足少阳胆经起于眼外角(瞳子髎穴),向上到达额角部,下行至耳后(完骨穴),外折向上行,经额部至眉上(阳白穴),复返向耳后(风池穴),再沿颈部侧面行于少阳三焦经之前,至肩上退后,交出于少阳三焦经之后,行入缺盆部。

耳部分支:从耳后(完骨穴)分出,经手少阳的翳风穴进入耳中,过手太阳经的听宫穴,出走耳前,至眼外角的后方。

眼外角分支:从眼外角分出,下行至下颌部足阳明经的大迎穴附近,与手少阳经分布于面颊部的支脉相合,其经脉向下覆盖于颊车穴部,下行颈部,与前脉会合于缺盆后,下入胸中,穿过横膈,络肝,属胆,沿胁里浅出气街(腹股沟动脉处),绕阴部毛际,横向进入髋关节部(环跳穴)。

缺盆部直行分支:从缺盆分出,向下至腋窝,沿胸侧部,经过季胁,下行至髋关节部(环跳穴)与前脉会合,再向下沿大腿外侧,出膝关节外侧,行于腓骨前面,直下至腓骨下段,浅出外踝之前,沿足背外侧进入第四足趾外侧端(足窍阴穴)。

足背分支:从足背(临泣穴)分出,沿第一、第二趾骨间,出趾端,回转来通过爪甲,出于趾背毫毛部,接足厥阴肝经。

(3)联系脏腑:属胆,络肝,与心有联系。

(4)病候:寒热,口苦,善太息,喜呕,胸胁痛,面垢,汗出,头痛,疟疾,耳聋,颊肿,缺盆中肿痛,腋下肿,目锐眦痛,胸、胁肋、大腿、膝部外侧、小腿、外踝前及各骨节皆酸痛,无名趾活动不灵,黄疸。

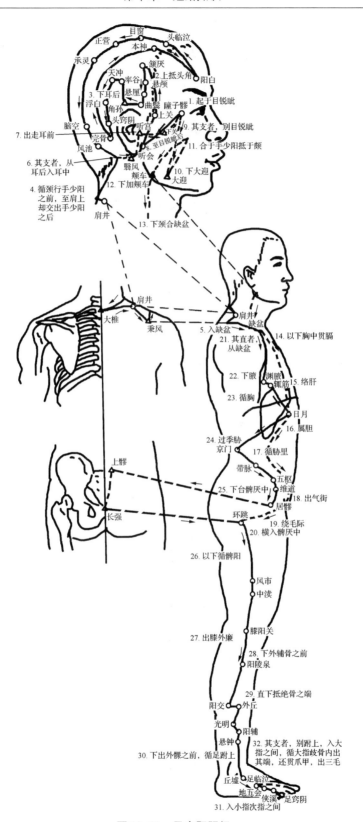

图 10-11 足少阳胆经

12. 足厥阴肝经 (图 10-12)

《灵枢·经脉》:"肝足厥阴之脉,起于大趾丛毛之际,上循足跗上廉,去内踝一寸,上踝八

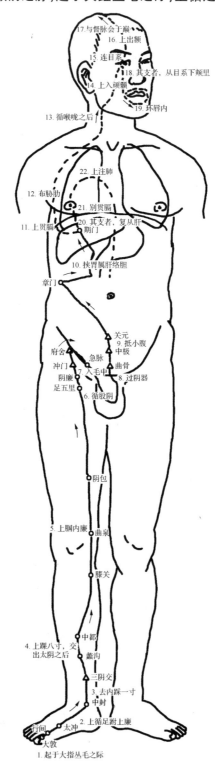

图 10-12　足厥阴肝经

寸,交出太阴之后,上腘内廉,循股阴,入毛中,过阴器,抵小腹,挟胃,属肝,络胆,上贯膈,布胁肋,循喉咙之后,上入颃颡,连目系,上出额,与督脉会于巅;其支者,从目系下颊里,环唇内;其支者,复从肝,别贯膈,上注肺。是动则病:腰痛不可以俛仰,丈夫㿉疝,妇人少腹肿,甚则嗌干,面尘脱色。是主肝所生病者:胸满,呕逆,飧泄,狐疝,遗溺,闭癃。"

(1)腧穴:足厥阴肝经一侧共有 14 个穴位(左右两侧共 28 穴),其中 12 个穴位分布于腹部和胸部,12 个穴位分布在下肢。首穴大敦,末穴期门。

(2)循行:足厥阴肝经起于足大趾爪甲后丛毛处(大敦穴),沿足背内侧向上,经过内踝前一寸处(中封穴),上行小腿内侧(经过足太阴脾经的三阴交),至内踝上八寸处交出于足太阴脾经的后面,至膝腘内侧(曲泉穴)沿大腿内侧中线,进入阴毛中,环绕过生殖器,至小腹,夹胃两旁,属肝,络胆,向上通过横膈,分布于胁肋部,沿喉咙之后,向上进入鼻咽部,连接目系(眼球后的脉络联系),上经前额到达巅顶与督脉交会。

目系分支:从目系走向面颊的深层,下行环绕口唇之内。

肝部分支:从肝分出,穿过横膈,向上流注于肺(交于手太阴肺经)。

(3)联系脏腑:属肝,络胆,与肺、胃、肾、脑有联系。

(4)病候:身热,头痛,眩晕,面垢如尘,神色晦暗,颊肿,目疾,视物模糊,嗌干口苦,耳鸣耳聋,抑郁不乐,胸闷,善太息,梅核气,善怒,惊惕,恶心呕吐,咳,衄,吐血,胁肋胀满疼痛,痛引少腹,少腹胀满疼痛,腰痛不可俯仰,妇女少腹肿,男子㿉疝,狐疝,黄疸,癥块,大便溏泄,小便不利,甚则闭癃,遗尿,溲黄,烦满囊缩,或猝然昏仆,口眼㖞斜,半身不遂,震颤,抽搐,角弓反张,颈项强直,目睛上吊。

三、奇经八脉

(一)奇经八脉的概念

奇经八脉是指十二经脉之外的八条经脉,包括任脉、督脉、冲脉、带脉、阴跷脉、阳跷脉、阴维脉、阳维脉。奇者,异也。因其异于十二正经,故称"奇经"。它们既不直属脏腑,又无表里配合。其生理功能,主要是对十二经脉的气血运行起着溢蓄、调节作用。

(二)奇经八脉的生理特点

奇经八脉的生理特点有:①奇经八脉与脏腑无直接络属关系。②奇经八脉之间无表里配合关系。③奇经八脉的分布不像十二经脉的分布遍及全身,人体的上肢无奇经八脉的分布。

其走向也与十二经脉不同,除带脉外,余者皆由下而上地循行。

奇经八脉的共同生理功能为:

(1)进一步加强十二经脉之间的联系。例如,督脉能总督一身之阳经,任脉联系总任一身之阴经,带脉约束纵行诸脉;二跷脉主宰一身左右的阴阳,二维脉维络一身表里的阴阳。奇经八脉进一步加强了机体各部分的联系。

(2)调节十二经脉的气血。十二经脉气有余时,则蓄藏于奇经八脉;十二经脉气血不足时,则由奇经"溢出"及时给予补充。

（3）奇经八脉与肝、肾等脏及女子胞、脑、髓等奇恒之腑有十分密切的关系,相互之间在生理、病理上均有一定的联系。

（三）奇经八脉的循行及其生理功能

1. 督脉（图 10-13）

（1）腧穴:督脉共有 28 个穴位（有将印堂归入者计 29 个穴位）,分布于人体后正中线,起于长强,止于龈交。

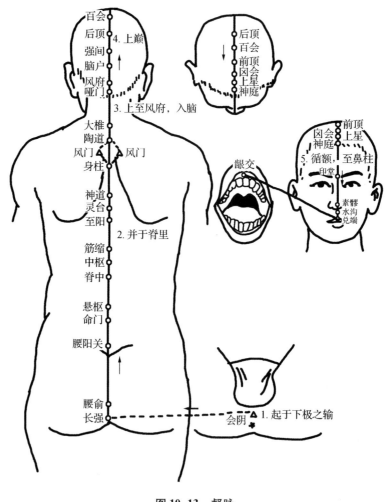

图 10-13　督脉

（2）循行:督脉起于小腹内,下出会阴,向后至尾骶部的长强穴,沿脊柱上行,经项部至风府穴,进入脑内,属脑,沿头部正中线,上至巅顶的百会穴,经前额下行鼻柱至鼻尖的素窭穴,过人中,至上齿正中的龈交穴。

分支:第一支,与冲、任二脉同起于胞中,出于会阴部,在尾骨端与足少阴肾经、足太阳膀胱经的脉气会合,贯脊,属肾。第二支,从小腹直上贯脐,向上贯心,至咽喉与冲、任二脉相会合,到下颌部,环绕口唇,至两目下中央。第三支,与足太阳膀胱经同起子眼内角,上行至前额,于巅顶交会,入络于脑,再别出下项,沿肩胛骨内,脊柱两旁,到达腰中,进入脊柱两侧的肌肉,与肾脏相联络。

(3)生理功能:①调节阳经气血,为"阳脉之海"、督脉循身之背,背为阳,说明督脉对全身阳经脉气具有统率、督促的作用。另外,六条阳经都与督脉交会于大椎穴,督脉对阳经有调节作用,故有"总督一身阳经"之说。②反映脑、肾及脊髓的功能。督脉属脑,络肾。肾生髓,脑为髓海。督脉与脑、肾、脊髓的关系十分密切。③主生殖功能。督脉络肾,与肾气相通,肾主生殖,故督脉与生殖功能有关。

2. 任脉(图 10-14)

(1)腧穴:任脉本经共有 24 个穴位,分布于人体前正中线,起于会阴,止于承浆。

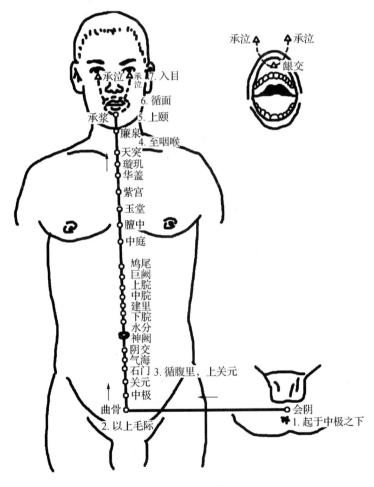

图 10-14　任脉

(2)循行:任脉起于胞中,下出于会阴,经阴阜,沿腹部正中线上行,经咽喉部(天突穴),到达下唇内,左右分行,环绕口唇,交会于督脉之龈交穴,再分别通过鼻翼两旁,上至眼眶下(承泣穴),交于足阳明经。

分支:由胞中贯脊,向上循行于背部。

（3）生理功能：①调节阴经气血，为"阴脉之海"。任脉循行于腹部正中，腹为阴，说明任脉对一身阴经脉气具有总揽、总任的作用。另外，足三阴经在小腹与任脉相交，手三阴经借足三阴经与任脉相通，因此任脉对阴经气血有调节作用，故有"总任诸阴"之说。②调节月经，妊养胎儿。任脉起于胞中，具有调节月经、促进女子生殖功能的作用，故有"任主胞胎"之说。

3. 冲脉（图 10-15）

（1）交会腧穴：会阴、阴交（任脉），气冲（足阳明经），横骨、大赫、气穴、四满、中注、肓俞、

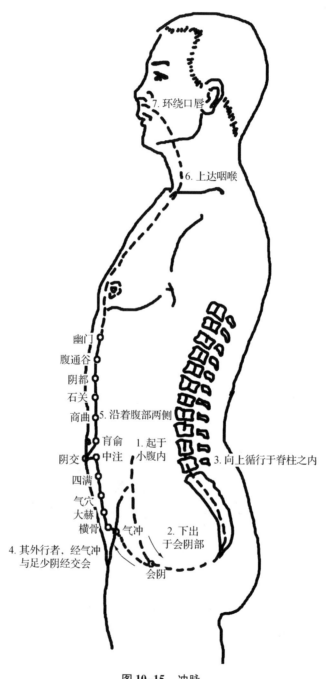

图 10-15　冲脉

商曲、石关、阴都、腹通谷、幽门(足少阴经)。

(2)循行:起于胞宫,下出于会阴,并在此分为二支。上行支:其前行者(冲脉循行的主干部分)沿腹前壁挟脐(脐旁五分)上行,与足少阴经相并,散布于胸中,再向上行,经咽喉,环绕口唇;其后行者沿腹腔后壁,上行于脊柱内。下行支:出会阴下行,沿股内侧下行到大趾间。

(3)生理功能:①调节十二经气血。冲脉上至于头,下至于足,贯串全身,为总领诸经气血的要冲。当经络脏腑气血有余时,冲脉能加以涵蓄和贮存;经络脏腑气血不足时,冲脉能给予灌注和补充,以维持人体各组织器官正常生理活动的需要。故有"十二经脉之海""五脏六腑之海""血海"之称。②主生殖功能。冲脉起于胞宫,又称"血室""血海"。冲脉有调节月经的作用。冲脉与生殖功能关系密切,女性"太冲脉盛,月事以时下,故有子","太冲脉衰少,天癸竭地道不通"。这里所说的"太冲脉",即指冲脉而言。另外,男子或先天冲脉未充,或后天冲脉受伤,均可导致生殖功能衰退。③调节气机升降。冲脉在循行中并于足少阴,隶属于阳明,又通于厥阴,及于太阳。冲脉有调节某些脏腑(主要是肝、肾和胃)气机升降的功能。

4. 带脉(图10-16)

(1)交会腧穴:带脉、五枢、维道(足少阴经)。

(2)循行:带脉起于季胁,斜向下行,交会于足少阳胆经的带脉穴,绕身一周,并于带脉穴处再向前下方沿髋骨上缘斜行到少腹。

(3)生理功能:约束纵行的各条经脉,司妇女的带下。

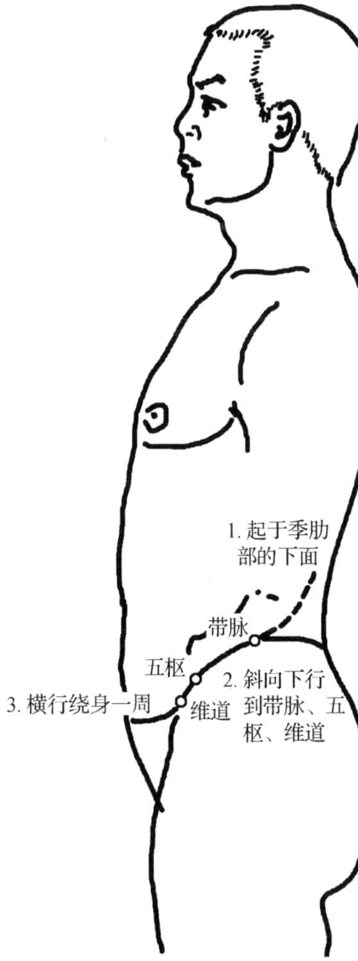

5. 阴跷脉(图10-17)

(1)交会腧穴:照海、交信(足少阴经)、晴明(足太阳经)。

(2)循行部位:阴跷脉起于足跟内侧足少阴经的照海穴,通过内踝上行,沿大腿的内侧进入前阴部,沿躯干腹面上行,至胸部入于缺盆,上行于喉结旁足阳明经的人迎穴之前,到达鼻旁,连属眼内角,与足太阳、阳跷脉会合而上行。

(3)生理功能:控制眼睛的开合和肌肉的运动。

6. 阳跷脉(图10-18)

(1)交会腧穴:申脉、仆参、跗阳(足太阳经),居髎(足少阳经),臑俞(手太阳经),肩髃、巨骨(手阳明经),天髎(手少阳经),地仓、巨髎、承泣(足阳明经),晴明(足太阳经)。

(2)循行:阳跷脉起于足跟外侧足太阳经的申脉穴,沿外踝后上行,经下肢外侧后缘上行至腹部。沿胸部后外侧,经肩部、颈外侧、上挟口角,到达眼内角。与足太阳经和阴跷脉会合,再沿足太阳经上行与足少阳经会合于项后的风池穴。

1. 起于季胁部的下面

带脉

五枢

2. 斜向下行到带脉、五枢、维道

3. 横行绕身一周

维道

图10-16　带脉

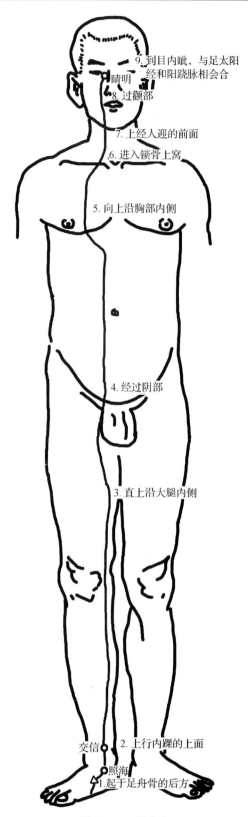

9. 到目内眦，与足太阳
经和阳跷脉相会合

睛明

8. 过颧部

7. 上经人迎的前面

6. 进入锁骨上窝

5. 向上沿胸部内侧

4. 经过阴部

3. 直上沿大腿内侧

交信

2. 上行内踝的上面

照海

1. 起于足舟骨的后方

图 10-17　阴跷脉

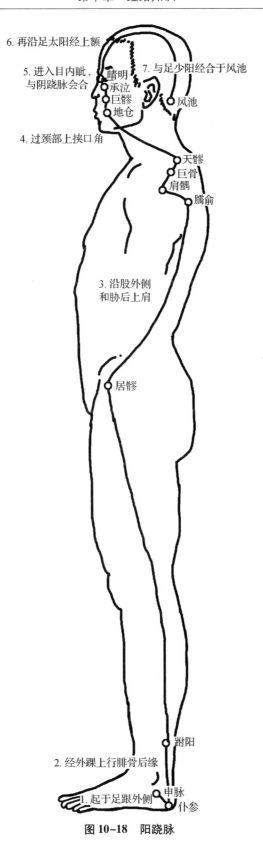

6. 再沿足太阳经上额

5. 进入目内眦，与阴跷脉会合

7. 与足少阳经合于风池

睛明
承泣
巨髎
地仓

风池

4. 过颈部上挟口角

天髎
巨骨
肩髃
臑俞

3. 沿股外侧和胁后上肩

居髎

跗阳

2. 经外踝上行腓骨后缘

1. 起于足跟外侧

申脉
仆参

图 10-18　阳跷脉

（3）生理功能:控制眼睛的开合和肌肉运动。

7. 阴维脉（图10-19）

（1）交会腧穴:筑宾（足少阴经）,府舍、大横、腹衰（足太阴经）,期门（足厥阴经）,天突、廉泉（任脉）。

（2）循行:阴维脉起于足内踝上五寸足少阴经的筑宾穴,沿下肢内侧后缘上行,至腹部,与足太阴脾经同行到胁部,与足厥阴肝经相合,再上行交于任脉的天突穴,止于咽喉部的廉泉穴。

（3）生理功能:维脉的"维"字,有维系、维络的意思。阴维具有维系阴经的作用。

8. 阳维脉（图10-20）

（1）交会腧穴:金门（足太阳经）,阳交（足少阳经）,臑俞（手太阳经）,天髎（手少阳经）,肩井（足少阳经）,头维（足阳明经）,本神、阳白、头临泣、目窗、正营、承灵、脑空、风池（足少阳经）,风府、哑门（督脉）。

（2）循行:阳维脉起于足太阳的金门穴,过外踝,向上与足少阳经并行,沿下肢外侧后缘上行,经躯干部后外侧,从腋后上肩,经颈部、耳后,前行到额部,分布于头侧及项后,与督脉会合。

（3）生理功能:维系阳经。

四、十二经别

（一）经别的含义

经别为十二经别的简称,是十二经脉别出的,分布于胸腹和头部,沟通表里两经并加强与脏腑联系的另一经脉系统。它是包括在十二经脉范围以内的经脉,故称其为"别行的正经"。

（二）经别的循行

十二经别的循行都是从四肢开始深入内脏,然后再上至头颈浅部,而表里相合。它的"离、合、出、入"的部位,虽和十二经的循行通路有密切关系,但在循行的顺逆方向上,与十二经脉的循行有显著的区别。如手三阴经的循行是从胸走手,而经别却自腋深入胸腔以后,再上行向头,合于手三阴经;手三阳经的循行是从手走头,而手三阳经别则由腋下深入内脏,然后上行至头;足三阴经的循行是从足走胸（腹）,而足三阴经别却从足走头;足三阳经的循行是从头走足,足三阳经别则是从足走头。

十二经别与正经的不同之处,主要表现在其循行上具有"离、合、出、入"的特点。每一条经别都是从其所属的正经分出,称作"离"（别）,进入胸腹腔称"入",于头颈部出来称"出",又与表里经脉相合称"合"。手足三阴三阳共组成六对,称"六合"。

1. 足太阳合足少阴（一合）（图10-7、图10-8）

《灵枢·经别》:"足太阳之正,别入于腘中,其一道下尻五寸,别入于肛,属于膀胱,散之肾,循膂,当心入散;直者,从膂上出于项,复属于太阳此为一经也;足少阴之正至腘中,别走太阳而合,上至肾,当十四椎出属带脉;直者,系舌本,复出于项,合于太阳此为一合。成以诸阴之别,皆为正也。"

（1）足太阳经别:别入于腘中,其一道行至尻下五寸处,别行入于肛门。属于膀胱,散于

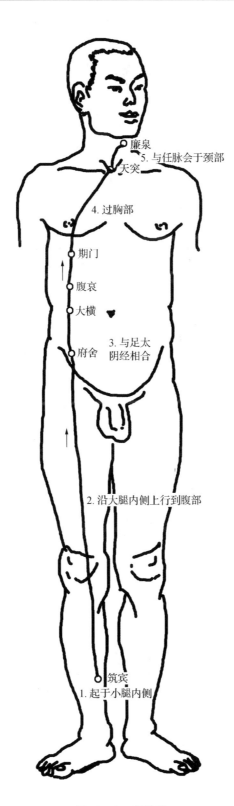

廉泉

5. 与任脉会于颈部

天突

4. 过胸部

期门

腹哀

大横

3. 与足太阴经相合

府舍

2. 沿大腿内侧上行到腹部

筑宾

1. 起于小腿内侧

图 10-19　阴维脉

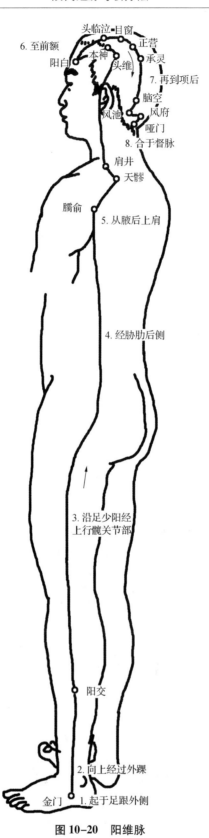

图 10-20　阳维脉

肾,当心入散,系舌本。从膂上出于项,合于足太阳经。

(2)足少阴经别:别入于腘中,别出一脉与足太阳相合上行至肾,当十四椎处,从而联属带脉;其直行者,从肾上行系于舌本。复出于项,合于足太阳经。

2. 足少阳合足厥阴(二合)(图10-11、图10-12)

《灵枢·经别》:"足少阳之正,绕髀入毛际,合于厥阴,别者入季胁之间,循胸里属胆,散之上肝,贯心以上挟咽,出颐颔中,散于面,系目系,合少阳于外眦也;足厥阴之正,别跗上,上至毛际,合于少阳,与别俱行,此为二合也。"

(1)足少阳经别:别入上行绕髀,至毛际与足厥阴经脉相合,别者入季胁之间。循胸里,属胆本腑,散行至肝,上贯入心,上行挟咽。出于颐颔,散布于面,系目系,合眼外角。合于足少阳经。

(2)足厥阴经别:别入自足背别行,上至毛际。与足少阳别行的正经相合上行。合于足少阳经。

3. 足阳明合足太阴(三合)(图10-3、图10-4)

《灵枢·经别》:"足阳明之正,上至髀,入于腹里属胃,散之脾,上通于心上循咽出于口,上頞颅,还系目系,合于阳明也。足太阴之正,上至髀,合于阳明,与别俱行,上结于咽,贯舌中,此为三合也。"

(1)足阳明经别:上行至髀,深入腹里。属于胃腑,散行至脾,上通于心,上循咽。出于口,上行鼻柱的上部及眼眶的下方,还系目系。合于足阳明经。

(2)足太阴经别:别上至髀。与足阳明别行正经相合上行,络于咽,贯舌本。合于足阳明经。

4. 手太阳合手少阴(四合)(图10-6、图10-5)

《灵枢·经别》:"手太阳之正,指地,别于肩解,入腋走心,系小肠也;手少阴之正,别入于渊腋两筋之间,属于心,上走喉咙,出于面,合目内眦,此为四合也。"

(1)手太阳经别:别入肩解,入于腋下。别行走心,系小肠。合于手太阳经。

(2)手少阴经别:别入于渊腋两筋之间。属于心,上走喉咙。出于面,合目内眦。合于手太阳经。

5. 手少阳合手厥阴(五合)(图10-10、图10-9)

《灵枢·经别》:"手少阳之正,指天,别于巅,入缺盆,下走三焦,散于胸中也;手心主之正,别入渊腋三寸,入胸中,别属三焦,出循喉咙,出耳后,合少阳完骨之下,此为五合也。"

(1)手少阳经别:别于巅顶,入于缺盆。下走三焦,散于胸中。合于手少阳经。

(2)手厥阴经别:别于腋下三寸天池穴处。入于胸中,联属三焦。沿喉咙,出耳后,完骨下。合于手少阳经。

6. 手阳明合手太阴(六合)(图10-2、图10-1)

《灵枢·经别》:"手阳明之正,从手循膺乳,别于肩髃,入柱骨下走大肠,属于肺,上循喉咙,出缺盆,合于阳明也;手太阴之正,别入渊腋少阴之前,入走肺,散之太阳,上出缺盆,循喉咙,复合阳明,此六合也。"

(1)手阳明经别:从手上行,循胸前膺乳之间,别于肩髃穴处,行入于天柱骨。经缺盆下入大肠,又上行联属于肺,再向上沿咽喉,出缺盆,合于手阳明经。

（2）手太阴经别:别出入于渊腋,行手少阴经之前。入走于肺,散行至大肠。上出缺盆,循喉咙。合于手阳明经。

（三）经别的生理功能

十二经别之中的六阳经,都要行过与其相表里的脏腑,如"足少阳之别散于肝""足阳明之别散于脾""足太阳之别散于肾"。六阴经经别也都行过本脏。这不仅说明了十二经别都和脏腑相联属,在机体内部起着濡养脏腑的作用,而且突出了阴阳两经互为表里的关系。其分布与相互的关系比四肢由络脉来沟通表里的组织更为缜密。

十二经别辅助了十二经脉对内脏和体表的联系,体现了手足三阴三阳在表里关系上的"离、合、出、入"和相互灌注,同十二正经、十五络脉、奇经八脉等构成了气血循环运行体系。因为每一经脉均有其自己的经别,所以某一经腧穴主治的范围并不仅仅局限在经脉的循行部位上,这也就具体地说明了经别的作用。

十二经别在《内经》中均无病候的记载。但经别对部分腧穴主治性能有很大的影响,各经经穴所能主治的症候,其发病部位有一些并非经脉所能达到,而是经别到达之处,取该经腧穴进行治疗,往往能获得显著的疗效。如足太阳膀胱经的承山、承筋、合阳等穴,都能治疗痔疾,但是膀胱经的循行通路并不到达肛门,而经别的循行则是"下尻五寸,别入于肛"。

五、十五络脉

（一）络脉的含义

络脉是自经脉别出的分支,又称"别络",主要有十五络脉。十五络脉是由十二经脉和任、督二脉的别络及脾之大络所组成的。

从络脉分出的更细小的络脉称"孙络"。分布在皮肤表面的络脉叫作"浮络"。络脉与络脉之间可以相互吻合,"复合于皮中,其会皆见于外"（《灵枢·经脉》）。络脉从大到小,分成无数细支遍布全身,将气血渗灌到人体各部位及组织中去,这样就使在经络中运行的气血,由线状流行扩展为面状弥散,对整体起营养作用。

络脉自经脉的一定穴位别出之后,就以分出之处的穴名而定名。如手太阴经的络脉,自列缺别出,因此这支络脉的络穴就名为"列缺"。

（二）络脉的循行及病候

在十五络脉中,十二经脉的络脉都是从四肢肘、膝以下分出,络于相互表里的阴阳两经之间,从阳走阴或从阴走阳,为十二经在四肢互相传注的纽带。

任脉之络脉分布在腹部,络于冲脉;督脉之络脉分布在背部,除别走太阳之外,并能联络任脉和足少阴经脉;脾之大络分布在侧身部,能总统阴阳诸络。这三者在躯干部发挥其联络作用,从而加强了人体前、后、侧的统一联系。

1. 手太阴络脉（图 10-1）

《灵枢·经脉》："手太阴之别，名曰列缺。起于腕上分间，并太阴之经，宜入掌中，散入于鱼际。其病实则手锐掌热；虚则欠欪，小便遗数。取之去腕半寸。别走阳明也。"

（1）循行：手太阴肺经的别行络脉，名曰列缺，起于腕关节上方桡骨茎突后的分肉之间，与手太阴本经并行，直入手掌中，散布于大鱼际部。别行于手阳明经。

（2）病候：本络脉如发生病变，属实的，锐骨和手掌就会发热；属虚的，就会张口哈欠，小便不禁或频数。

2. 手少阴络脉（图 10-5）

《灵枢·经脉》："手少阴之别，名曰通里。去腕一寸半，别而上行，循经入于心中，系舌本，属目系。其实则支膈，虚则不能言。取之掌后一寸，别走太阳也。"

（1）循行：手少阴心经的别行络脉，名曰通里，在腕关节后一寸处分出上行，沿着手少阴本经入于心中，再向上联系舌根部，会属于目系。别行于手太阳经。

（2）病候：本络脉如发生病变，属实的，就会使心膈间支撑不舒；属虚的，就会不能说话。

3. 手厥阴络脉（图 10-9）

《灵枢·经脉》："手心主之别，名曰内关。去腕二寸，出于两筋之间，循经以上，系于心包络。心系实则心痛，虚则为头强。取之两筋间也。"

（1）循行：手厥阴心包经的别行络脉，名曰内关，在腕关节后二寸处，发出于两筋之间，走向手少阳三焦经。它沿着手厥阴本经向上联系于心包，散络于心系。合于手少阳经。

（2）病候：本络脉如发生病变，属实的，就会心痛；属虚的，就会心烦。

4. 手太阳络脉（图 10-6）

《灵枢·经脉》："手太阳之别，名曰支正。上腕五寸，内注少阴；其别者，上走肘，络肩髃。实则节弛肘废；虚则生疣，小者如指痂疥。取之所别也。"

（1）循行：手太阳小肠经的别行络脉，名曰支正，在腕关节后五寸处，向内侧注入手少阴心经；其支脉上行经肘部，上络于肩髃穴部。内注手少阴经。

（2）病候：本络脉如发生病变，属实的，就会筋力松弛，肘部拘挛；属虚的，就会出现赘疣，小的就像指间痂疥那样。

5. 手阳明络脉（图 10-2）

《灵枢·经脉》："手阳明之别，名曰偏历。去腕三寸，别入太阴；其别者，上循臂，乘肩髃，上曲颊偏齿；其别者，入耳，合于宗脉。实则龋聋；虚则齿寒痹隔。取之所别也。"

（1）循行：手阳明大肠经的别行络脉，名曰偏历，在腕关节后三寸偏历穴处分出，走向手太阴肺经；其支脉向上沿着臂膊，经肩髃穴上行至下颌角处，遍布于齿中；其支脉进入耳中，合于该部所聚的主脉。别入手太阴经。

（2）病候：本络脉如发生病变，属实的，就会出现龋齿、耳聋；属虚的，就会出现牙齿发冷，膈间闭塞。

6. 手少阳络脉（图 10-10）

《灵枢·经脉》："手少阳之别，名曰外关。去腕二寸，外绕臂，注胸中合心主。病实则肘挛，虚则不收。取之所别也。"

（1）循行：手少阳三焦经的别行络脉，名曰外关，在腕关节后二寸处分出，绕行于肩髆的外侧，上行进入胸中，会合于心包。合心主(手厥阴)。

（2）病候：本络脉如发生病变，属实的，就会出现肘节拘挛；属虚的，就会出现肘节弛缓不收。

7. 足阳明络脉（图10-3）

《灵枢·经脉》："足阳明之别，名曰丰隆。去踝八寸。别走太阴；其别者，循胫骨外廉，上络头项，合诸经之气，下络喉嗌。其病气逆则喉痹卒喑。实则狂巅，虚则足不收，胫枯。取之所别也。"

（1）循行：足阳明胃经的别行络脉，名曰丰隆，在距离外踝上八寸处分出，走向足太阴脾经；其支脉沿着胫骨外缘上行联络于头项部，与各经的经气相会合，再向下联络于咽喉部。别走足太阴经。

（2）病候：本络脉如发生病变，属实的，就会癫狂；属虚的，就会足缓不收，胫部肌肉枯萎。

8. 足太阳络脉（图10-7）

《灵枢·经脉》："足太阳之别，名曰飞扬。去踝七寸，别走少阴。实则鼽窒，头背痛；虚则鼽衄。取之所别也。"

（1）循行：足太阳膀胱经的别行络脉，名曰飞扬，在外踝上七寸处分出，走向足少阴肾经。别走足少阴经。

（2）病候：本络脉如发生病变，属实的，就会出现鼻塞不通，头背部疼痛；属虚的，就会出现鼻流清涕或鼻出血。

9. 足少阳络脉（图10-11）

《灵枢·经脉》："足少阳之别，名曰光明去踝五寸，别走厥阴，下络足跗。实则厥，虚则痿躄坐不能起。取之所别也。"

（1）循行：足少阳胆经的别行络脉，名曰光明，在外踝上五寸处分出，走向足厥阴肝经，向下联络于足背部。别走足厥阴经。

（2）病候：本络脉如发生病变，属实的，就会出现厥逆；属虚的，就会难以行走，坐不能起。

10. 足太阴络脉（图10-4）

《灵枢·经脉》："足太阴之别，名曰公孙。去本节之后一寸，别走阳明；其别者，入络肠胃。其实则支膈，虚则不能言。取之掌后一寸，别走太阳也。"

（1）循行：足太阴脾经的别行络脉，名曰公孙，在足大趾本节后一寸处分出，走向足阳明胃经；其支脉进入腹腔，联络于肠胃。别走足阳明经。

（2）病候：本络脉如发生病变，属实的，就会出现腹中痛如刀切；属虚的，就会出现腹胀如鼓。

11. 足少阴络脉（图10-8）

《灵枢·经脉》："足少阴之别，名曰大钟。当踝后绕跟，别走太阳；其别者，并经上走于心包下，外贯腰脊。具病气逆则烦闷，实则闭癃，虚则腰痛。取之所别者也。"

（1）循行：足少阴肾经的别行络脉，名曰大钟，在内踝后绕行足跟部，走向足太阳膀胱经。其支脉与足少阴本经并行向上而至于心包下，再贯穿腰脊。别走足太阳经。

（2）病候：本络脉如发生病变，就会出现气逆烦闷。属实的，会小便不通；属虚的，会腰痛。

12. 足厥阴络脉（图10-12）

《灵枢·经脉》："足厥阴之别，名曰蠡沟。去内踝五寸，别走少阳；其别者，经胫上睾，结于茎。其病气逆则睾肿卒疝。实则挺长，虚则暴痒。取之别也。"

（1）循行：足厥阴肝经的别行络脉，名曰蠡沟，在内踝上五寸处分出，走向足少阳胆经；其支脉经过胫部上行至睾丸部，终结于阴茎处。别走足少阳经。

（2）病候：本络脉如发生病变，邪气上逆，就会出现睾丸肿大并突发疝气暴痛。属实的，阴茎挺直而长；属虚的，阴部奇痒。

13. 任脉之络（图10-14）

《灵枢·经脉》："任脉之别，名曰尾翳。下鸠尾，散于腹。实则腹皮痛，虚则痒搔。取之所别也。"

（1）循行：任脉的别行络脉，名曰尾翳（也称鸠尾），从鸠尾向下，散布于腹部。合督脉。

（2）病候：本络脉如发生病变，属实的，就会腹皮痛；属虚的，就会谷道瘙痒。

14. 督脉之络（图10-13）

《灵枢·经脉》："督脉之别，名曰长强。挟膂，散头上，下当肩胛左右，别走太阳，入贯膂。实则脊强，虚则头重高摇之，挟脊之有过者。取之所别也。"

（1）循行：督脉的别行络脉，名曰长强，挟脊旁膂肌上行至项部，散布于头上；再向下到两肩胛之间，分左右别行于足太阳膀胱经，深入贯穿于脊膂中。别走足太阳经。

（2）病候：本络脉如发生病变，属实的，就会脊柱强直，不能俯仰；属虚的，就会头部沉重。

15. 脾之大络（图10-4）

《灵枢·经脉》："脾之大络，名曰大包。出渊腋下三寸，布胸胁。实则身尽痛，虚则百节尽皆纵。此脉若罗络之血者，皆取之脾之大络脉也。"

（1）循行：脾的大络，名曰大包，在渊腋穴下三寸处分出，散布于胸胁部。联络周身之血。

（2）病候：本络脉如发生病变，属实的，就会全身都感觉疼痛；属虚的，就会全身关节弛缓无力。

（三）络脉的生理功能

在阴阳表里经脉之间起纽带作用，参与十二经脉的整体循环，其病变特点是：十五络脉所反映的病候，主要偏重于四肢体表的疾患，多为局部病变，不像十二经脉病候那样深重繁杂。

六、十二经筋

（一）经筋的含义

经筋为十二经筋的简称，是十二经的经气濡养筋肉骨节的体系，是附属于十二经脉的筋膜系统，是经脉经气在人体四肢百骸、骨骼筋肉之间运行的另一径路。因其运行于体表筋肉，故称"经筋"。经筋也分手足三阴三阳，其数目与经脉相同，其循行道路也多与经脉相接。

(二)经筋的循行

十二经筋的走向及分布,基本上和十二经脉的循行相一致。但是,十二经脉有顺逆之不同,而经筋走向皆起于四肢指爪之间,在踝、腘、膝、臀、腕、肘、腋、髀、颈结聚,终结于头面等处,沿行于体表,不入内脏,而与他经相结。

1. 手太阴经筋(图 10-21)

《灵枢·经筋》:"手太阴之筋,起于大指之上行,结于鱼后,行寸口外侧,上循臂,结肘中,上臑内廉,入腋下,出缺盆,结肩前髃,上结缺盆,下结胸里,散贯贲,合贲下抵季胁。其病当所过者,支转筋,痛甚成息贲,胁急吐血。"

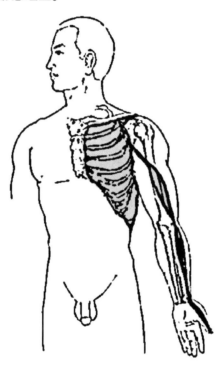

图 10-21　手太阴经筋

(1)循行:手太阴经筋,起始于大拇指之上,沿大指上行,结于鱼际,行寸口外侧,上行沿前臂,结于肘中,向上经过上臂内侧,进腋下,出缺盆部,结于肩髃前方,其上方结于缺盆,自腋下行的从下方结于胸里,散布于膈,与手厥阴之筋在膈下会合,结于季胁处。

(2)病候:在筋经循行经过的部位,下肢转筋、疼痛,严重时发展成息贲症,胁下拘急、吐血。

2. 手阳明经筋(图 10-22)

《灵枢·经筋》:"手阳明之筋,起于大指次指之端,结于腕,上循臂,上结于肘外,上臑,结于髃;其支者,绕肩胛,挟脊;直者,从肩髃上颈;具支者,上颊,结于頄;直者,上出手太阳之前,上左角,络头下右颔,其病当所过者,支痛及转筋,肩不举,颈不可左右视。"

(1)循行:手阳明经筋,起始于第二手指桡侧端,结于腕背部上,向上沿前臂,结于肘外侧,

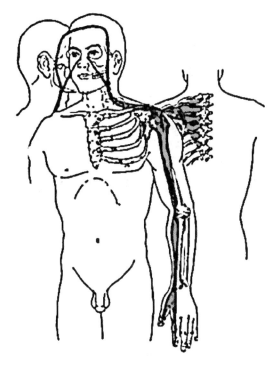

图 10-22　手阳明经筋

上经上臂外侧,结于肩盂部。分出支经绕肩胛,夹脊,直行的经筋从肩盂上走颈,分支走向面颊,结于鼻旁颧部,直上行的走手太阳经筋之前,上左侧额角者,结络于头部,向下至右侧下颌。

(2)病候:在筋经循行经过的部位,出现疼痛、转筋,肩不能举,脖子不能左右顾盼。

3. 足阳明经筋(图 10-23)

《灵枢·经筋》:"足阳明之筋,起于中三指,结于跗上,邪外上加于辅骨,上结于膝外廉,直上结于髀枢,上循胁属脊;其直者,上循骭,结于缺盆;其支者,结于外辅骨,合少阳;其直者,上循伏兔,上结于髀,聚于阴器,上腹而布,至缺盆而结,上颈,上挟口,合于頄,下结于鼻,上合于太阳。太阳为目上网,阳明为目下网;其支者,从颊结于耳前。其病足中指支胫转筋,脚跳坚,伏兔转筋,髀前踵,𤼣疝,腹筋急,引缺盆及颊,卒口僻;急者,目不合,热则筋纵,目不开颊筋有寒,则急,引颊移口,有热则筋弛纵,缓不胜收,故僻。治之以马膏,其急者;以白酒和桂,以涂其缓者,以桑钩钩之即以生桑炭置之坎中,高下以坐等。以膏熨急颊,且饮美酒,啖美炙肉,不饮酒者,自强也,为之三拊而已。"

(1)循行:足阳明经筋,起始于足次趾、中趾及无名趾,结于足背,斜向外行加附于腓骨,上结于胫骨外侧,直上结于髀枢,又向上沿胁部,属于脊。其直行者,上沿胫骨,结于膝,分支之筋,结于外辅骨部,与足少阳经筋相合,其直行的沿伏兔上行,结于大腿面,而会聚于阴器,再向上分布到腹部,至缺盆处结集,再向上至颈,夹口两旁,合于鼻旁颧部,相继下结于鼻,从鼻旁合于足太阳经筋。太阳经筋散络于目上,为目上纲,阳明经筋散络目下,为目下纲。另一分支之筋,从面颊而结于耳前部。

(2)病候:足中趾及胫部转筋,足背拘急,伏兔部转筋,大腿前部发肿,阴囊肿大,腹筋拘

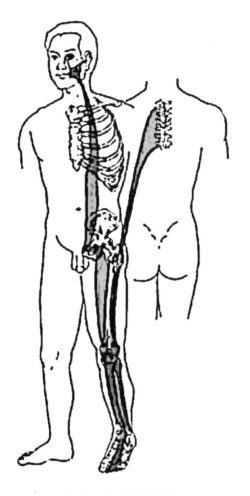

图 10-23　足阳明经筋

紧,牵引缺盆、面颊和嘴突然歪斜,如寒,眼就不能闭合;如热,筋弛缓,眼就不能睁开。颊筋有寒,就会牵扯面颊,使口不能闭合;颊筋有热,就会使筋弛缓无力,所以发生口角歪斜。

4. 足太阴经筋（图 10-24）

《灵枢·经筋》:"足太阴之筋,起于大指之端内侧,上结于内踝;其直者,络于膝内辅骨,上循阴股,结于髀,聚于阴器,上腹结于脐,循腹里,结于肋,散于胸中;其内者,着于脊。其病足大指支内踝痛,转筋痛膝内辅骨痛,阴股引髀而痛,阴器纽痛,下引脐两胁痛,引膺中脊内痛。"

（1）循行:足太阴经筋,起始于大趾内侧端,上行结于内踝,直行向上结于膝内辅骨（胫骨内髁部）,向上沿着大腿内侧,结于股前,会聚于阴器部,向上到腹部,结于脐,沿着腹内,结于肋骨,散于胸中,其内的经筋则附着于脊旁。

（2）病候:足大趾和内踝转筋疼痛,膝内辅骨疼痛,大腿内侧牵引髀部作疼,阴器有扭结痛之感,并上引脐部、两胁、胸膺及脊内部疼痛。

5. 手少阴经筋（图 10-25）

《灵枢·经筋》:"手少阴之筋,起于小指之内侧,结于锐骨,上结肘内廉,上入腋,交太阴,挟乳里,结于胸中,循臂下系于脐。其病内急心承伏梁,下为肘网。其病当所过者,支转筋,筋痛。治在燔针劫刺,以知为数,以痛为输。其成伏梁唾血脓者,死不治。"

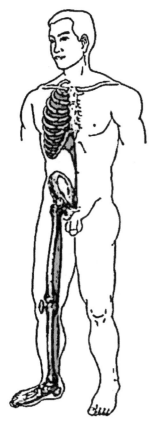

图 10-24　足太阴经筋

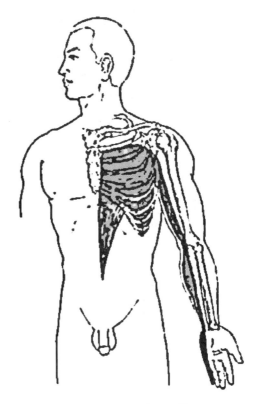

图 10-25　手少阴经筋

（1）循行:手少阴经筋,起于小指内侧,结于腕后豆骨处,向上结于肘内侧,上入腋内,交手太阴经筋,循行于乳的内侧,而结于胸部,沿膈向下,联系于脐部。

（2）病候:胸内拘急,心下坚积而成伏梁。本筋是肘部屈伸的纲维,本筋经过的部位,有转筋和疼痛的症状。

6. 手太阳经筋（图 10-26）

《灵枢·经筋》:"手太阳之筋,起于小指之上,结于腕,上循臂内廉,结于肘内锐骨之后,弹之应小指之上,入结于腋下;其支者,后走腋后廉,上绕肩胛,循颈出走太阳之前,结于耳后完骨;其支者,入耳中;直者出耳上,下结于颔,上属目外眦。其病小指支肘内锐骨后廉痛,循臂阴,入腋下,腋下痛,腋后廉痛,绕肩胛引颈而痛,应耳中鸣痛引颔,目瞑良久乃得视,颈筋急,则为筋瘘,颈肿,寒热在颈者。治在燔针劫刺之,以知为数,以痛为输。其为肿者,复而锐之。本支者上曲牙,循耳前属目外眦,上颔结于角,其痛当所过者支转筋。"

（1）循行:手太阳经筋,起始于小指之上,结于腕背,上沿前臂内侧,结于肱骨内上髁后,进入后,结于腋下。其分支走肘后侧,向上绕肩胛部,沿颈旁出走太阳经筋的前方,结于耳后乳突部,分支进入耳中,直行的出于耳上,向下结于颔,上方的连属于跟外角。

（2）病候：手小指和肘内锐骨的后缘疼痛，沿臂内侧入腋下也痛，腋后侧也痛，围绕肩胛牵引颈部作痛，耳中鸣痛，并牵引颔部也痛，痛时必须闭目休息一段时间才能看见东西。颈筋拘急，寒热发于颈部的，就是鼠瘘、颈肿一类疾病。

7. 足太阳经筋（图 10-27）

《灵枢·经筋》："足太阳之筋，起于足小趾，上结于踝，邪上结于膝，其下循足外侧，结于踵，上循跟，结于腘；其别者，结于腨外，上腘中内廉，与腘中并上结于臀，上挟脊上项；其支者，别入结于舌本；其直者，结于枕骨，上头，下颜，结于鼻；其支者，为目上网，下结于頄；其支者，从腋后外廉结于肩髃；其支者，入腋下，上出缺盆，上结于完骨；其支者，出缺盆，邪上出于頄。其病小趾支跟肿痛，腘挛，脊反折，项筋急，肩不举，腋支缺盆中纽痛，不可左右摇。"

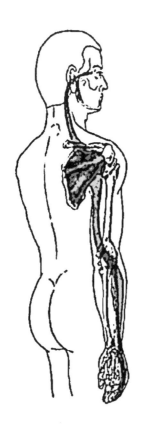
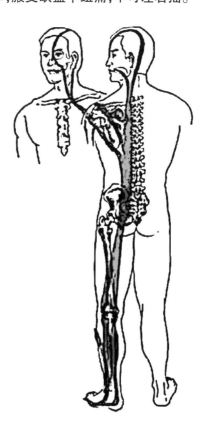

图 10-26　手太阳经筋　　　　　　　图 10-27　足太阳经筋

（1）循行：足太阳经筋，起始于足小趾，上行结于踝，斜上结于膝，下方沿足外侧结于足跟，向上沿跟腱结于腘部。其分支结于小腿肚（腨外），上向腘内侧，与腘部一支并行上结于臀部，向上挟脊旁，上后项，分支入结于舌根，直行者，结于枕骨，上向头项，由头的前方下行到颜面，结于鼻部，分支形成"目上网"，下边结于鼻旁。背部的分支，从腋后外侧，结于肩盂部位，一支进入腋下，向上出缺盆，上方结于耳后乳突（完骨），又有分支从缺盆出来，斜上结于鼻旁部。

（2）病候：足小趾及跟踵部疼痛，膝腘部拘挛，脊背反折，项筋发急，肩不能上举，腋部及缺盆部纽结疼痛，肩部不能左右摇动。

8. 足少阴经筋（图10-28）

《灵枢·经筋》："足少阴之筋,起于小指之下并足太阴之筋,邪走内踝之下,结于踵,与太阳之筋合,而上结于内辅之下并太阴之筋,而上循阴股,结于阴器,循脊内挟膂上至项,结于枕骨,与足太阳之筋合。其病足下转筋,及所过而结者皆痛及转及转筋。病在此者,主痫瘈及痉,在外者不能挽,在内者不能仰。故阳病者,腰反折不能俛,阴病者,不能仰。"

（1）循行:足少阴经筋,起始于小趾之下,入足心部,同足太阴经筋,斜走内踝下方,结于足跟,与足太阳经筋会合,向上结于胫骨内髁下,同足太阴经筋一起上行,沿大腿内侧,结于阴部,沿膂（脊旁肌肉）里夹脊,上后项结于枕骨,与足太阳经筋会合。

（2）病候:足下转筋,本经所循行和结聚的部位都感到疼痛和转筋。病在这方面的,以癫痫、拘挛和痉症为主。病在外,腰脊不能前俯;病在内,不能后仰。所以背部苦于拘急,腰就反折而不能前俯;腹部苦于拘急,身体就不能后仰。

9. 手厥阴经筋（图10-29）

《灵枢·经筋》："手心主之筋,起于中指,与太阴之筋并行,结于肘内廉,上臂阴结腋下,下散前后挟胁;其支者,入腋,散胸中,结于臂。其病当所过者,支转筋前及胸痛息贲。"

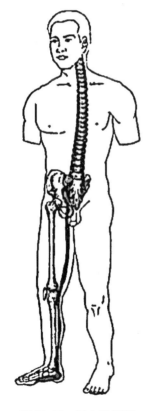
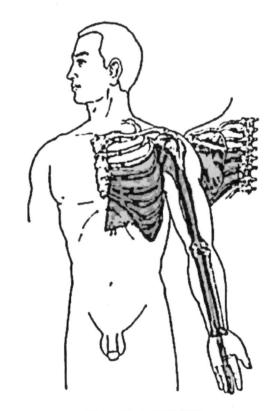

图10-28 足少阴经筋　　　　　图10-29 手厥阴经筋

（1）循行:手厥阴经筋,起始于中指,与手太阴经筋并行,结于肘部内侧,上经上臂的内侧,结于腋下。分支进入腋内,散布于胸中,结于膈部。

（2）病候:在经筋循行经过的部位,出现转筋、胸痛、息贲。

10. 手少阳经筋（图 10-30）

《灵枢·经筋》："手少阳之筋，起于小指次指之端，结于腕，上循臂，结于肘，上绕臑外廉、上肩、走颈，合手太阳；其支者，当曲颊入系舌本；其支者，上曲牙，循耳前，属目外眦，上乘颔，结于角。其病当所过者，即支转筋，舌卷。"

（1）循行：手少阳经筋，起始于第四手指端，结于腕背，走向臂外侧，结于肘尖部，向上绕行于上臂外侧，上循肩部，走到颈部会合于手太阳经筋。其分支从下颌角部进入，联系舌根，一支上下颌处沿耳前，属目外眦，上达颞部，结于额角。

（2）病候：在经筋循行经过的部位，出现转筋、舌卷。

11. 足少阳经筋（图 10-31）

《灵枢·经筋》："足少阳之筋，起于小指次指，上结外踝，上循胫外廉，结于膝外廉；其支者别起外辅骨，上走髀，前者结于伏兔之上，后者，结于尻；其直者，上乘䏚季胁，上走腋前廉，系于膺乳，结于缺盆；直者，上出腋，贯缺盆，出太阳之前，循耳后，上额角，交巅上，下走颔，上结于頄；支者，结于目眦为外维。具病小指次指支转筋，引膝外转筋，膝不可屈伸，腘筋急前引髀，后引尻，即上乘䏚季胁痛，上引缺盆、膺乳、颈维筋急。从左之右，右目不开，上过右角，并跷脉而行，左络于右，故伤左角，右足不用，命曰维筋相交。"

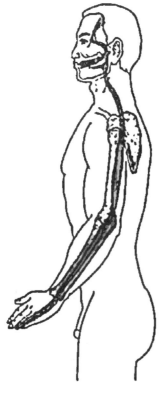
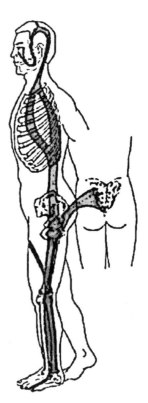

图 10-30　手少阳经筋　　　　　图 10-31　足少阳经筋

（1）循行：足少阳经筋，起于第四趾，上结外踝，再向上沿胫外侧结于膝外侧。其分支另起于腓骨部，上走大腿外侧，前面结于伏兔（股四头肌部），后面的结于骶部，其直行的经侧腹季胁,上走腋前方,联系胸侧和乳部,结于缺盆,其直行的上出腋部,通过缺盆,走向足太阳经筋的前方,沿耳后上绕额角,交会于头顶,向下走向下颌,上方结于鼻旁,分支结于外眦,为眼的外维。

（2）病候：足第四趾转筋,牵引到膝外侧也转筋,膝关节不能屈伸,膝窝中的腘筋拘急,前面牵引髀部,后面牵引尻部,向上牵及胁下空软处和软肋部疼痛,再向上牵引到缺盆、胸、乳、颈等部位的筋都感到拘紧。如果从左侧向右侧的筋感到拘紧,右眼就不能睁开,本筋上过右头角,与跷脉并行,左侧的筋与右侧相联结,所以,伤了左侧的筋,右脚就不能动,这叫作维筋相交。

12. 足厥阴经筋（图 10-32）

《灵枢·经筋》："足厥阴之筋,起于大指之上,上结于内踝之前,上循胫,上结内辅之下,上循阴股,结于阴器,络诸筋。其病足大指支,内踝之前痛,内辅痛,阴股痛转筋,阴器不用,伤于内则不起,伤于寒则阴缩入,伤于热则纵挺不收,治在行水清阴气；其病转筋者,治在燔针劫刺,以知为数,以痛为输,命曰季秋痹也。"

（1）循行：足厥阴经筋,起始于足大趾的上边,向上结于内踝前方,向上沿胫骨内侧,结于胫骨内髁之下,再向上沿大腿内侧,结于阴器部位而与诸筋相联络。

（2）病候：足大趾、内踝前和内辅骨等处都感觉疼痛,大腿内侧疼痛并且转筋,前阴器不能使用,如伤于房劳则阳痿,伤于寒邪则阴器缩入,伤于热邪则阴器挺直不收。

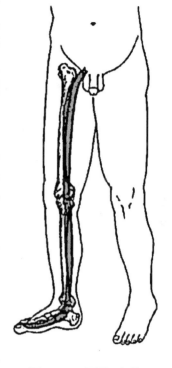

图 10-32　足厥阴经筋

七、十二皮部

（一）皮部的含义

皮部为十二皮部的简称,是十二经脉功能活动反映于体表的部位,是经络之气散布的区域,即全身体表皮肤按十二经脉分布划分的十二个部位。经脉、经别、络脉、经筋,大体上都分为手足三阴三阳。在体表的皮肤也是按经络来分区的,故称十二皮部。

（二）皮部的生理功能

十二皮部属于人体的最外层,又与经络气血相通,为机体的卫外屏障,具有保卫机体、抗御外邪和反映病理变化的作用。"皮者脉之部也。邪客于皮则腠理开,开则邪人客于络脉,络脉满则注于经脉,经脉满则人舍于府藏也"（《素问·皮部论》）。这样,皮—络—经—腑—脏成为疾病传变的层次；脏腑、经络的病变能反映到皮部,如"其色多青则痛,多黑则痹,黄赤则热,多白则寒"等。从外部的诊察和施治则可推断和治疗内部的疾病。皮肤针、刺络、敷贴等法,都是结合皮部理论运用的。

第十一章　常用腧穴

腧穴是人体脏腑经络气血输注出入的特殊部位。"腧"通"输",或从简作"俞"。"穴"是空隙的意思。《黄帝内经》又称之为"节""会穴""气穴""气府"等。《素问·气府论》解释腧穴是"脉气所发";《灵枢·九针十二原》说是"神气之所游行出入也,非皮肉筋骨也"。说明腧穴并不是孤立于体表的点,而是与深部组织器官有着密切联系的特殊部位。

现代研究认为腧穴是人类及动物共有的电位最高的皮下电场区,是神经主干和神经末梢经过的地方,是人类和动物身体中电势能最高的地方,这部分破坏或者坏死,以及外力破坏及阻碍,都会引起麻、胀、痒、痛、酸等症状,甚至会产生组织、器官、循环和心脑不适,还可导致残疾、衰竭、窒息及死亡等,穴道是活体中重要的电场,也是与大脑密切联系的场所。

腧穴的作用是双向的。从内通向外,反应病痛;从外通向内,接受刺激,防治疾病。从这个意义上说,腧穴又是疾病的反应点和治疗的刺激点。

腧穴包含了能量和信息,运用腧穴调理疾病的作用主要体现在两个方面:一是通过某些腧穴对对应的脏腑组织器官进行机能的调控,如通过刺激足三里可以远端作用于胃;二是通过腧穴调节经脉中气血的运行方向,如通过不同的操作手法作用于足三里可以改变足阳明胃经中的经气升降状态。

因此,学习腧穴重在掌握腧穴对对应脏腑组织器官的调节作用、对导致疾病的致病因素的作用和对经脉中气血运行的调节作用,而非学习某腧穴可治疗哪些疾病,如此则本末倒置,难得腧穴临证运用之奥妙。

一、头颈部常用腧穴

1. 印堂（图11-1）

（1）定位:在前额部,当两眉头间连线与前正中线之交点处。

（2）穴解:印堂属督脉。

（3）功效:清头明目,通鼻开窍。

（4）主治:痴呆,痫证,失眠,健忘,鼻塞,鼻衄,鼻渊,头痛,眩晕,小儿惊风,产后血晕等。

2. 百会（图11-2）

（1）定位:在头部,当前发际正中直上5寸,或两耳尖连线的中点处。

（2）穴解:属督脉。百即百脉,会即交会,本穴在巅顶部,是足三阳、足厥阴和督脉等众多经脉交会之处,故名"百会"。

（3）功效:熄风醒脑,升阳固脱。

（4）主治:头痛,昏厥,耳鸣,鼻塞,眩晕,癫狂,阴挺,脱肛,痔疮,中风失语等。

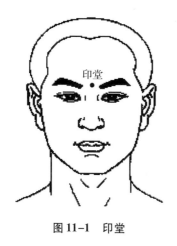

图 11-1　印堂

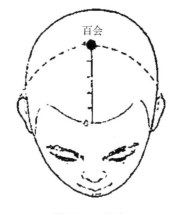

图 11-2　百会

3. 风府(图 11-3)

(1)定位:在项部,当后发际正中直上 1 寸,枕外隆凸直下,两侧斜方肌之间的凹陷处。

(2)穴解:属督脉。风府是阳维脉、督脉的交会穴。风,即六淫之一,为百病之长。府,有聚会之义。风指阳邪,风性轻扬,头顶之上唯风可至。犹统领风穴之衙府,风邪内传之门户也。缘风邪中人,多先舍于腠理,腠理内应三焦,三焦为六腑之一,卫气之所应也。为风邪最易储积与治风所宜取之处,故名"风府"。

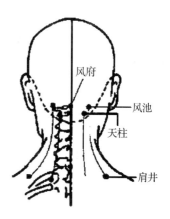

图 11-3　风府、风池、
肩井、天柱

(3)功效:散风熄风,通关开窍。

(4)主治:癫狂,痫证,癔症,中风不语,舌缓不收,目痛,鼻衄,鼻塞,聋哑,咽喉肿痛,头痛,项强,背痛,呕吐,黄疸,下肢诸疾,半身不遂等。

4. 风池(图 11-3)

(1)定位:在项部,当枕骨之下,与风府相平,胸锁乳突肌与斜方肌上端之间的凹陷处。

(2)穴解:属足少阳胆经。风,为六淫之一,百病之长。池,喻水之汇贮也。本穴为风邪入脑之冲,池喻为经气通过表浅之处,为风之所汇,穴在脑后,与风府相平,常为风邪侵入处,也是祛风之要穴,故名"风池"。多用泻法,治症颇多,凡属外风内火头项诸痛,俱可取之。

(3)功效:醒脑开窍,疏风清热,明目益聪。

(4)主治:头痛发热,热病汗不出,颈项强痛,头晕,目赤肿痛,迎风流泪,雀目,青盲,面肿,口㖞,鼻渊,鼻衄,耳鸣,耳聋,失眠,肩背痛等。

5. 天柱(图 11-3)

(1)定位:在项部,大筋(斜方肌)外缘之后发际凹陷处,约当后发际正中旁开 1.3 寸。

(2)穴解:属足太阳膀胱经。天指头部,柱指颈项。意为穴处乃头部之支柱。盖人之头位高而有天象,颈项似柱,以楹柱于头。本穴在项后大筋外廉,是处犹如擎天之柱,穴在柱骨上端,支持头颅,故名"天柱"。

(3)功效:清头明目,祛风解表,舒筋活络。

(4)主治:头痛,眩晕,目赤肿痛,视物不明,迎风流泪,鼻塞,咽肿,癫狂,惊痫,颈项强痛,角弓反张,肩背痛等。

6. 肩井(图11-3)

(1)定位:在肩上,前直乳中,当大椎与肩峰端连线的中点上。

(2)穴解:属足少阳胆经。穴在肩上凹处,故名"肩井"。古有井田之法,"井开四道,而分八宅",即四通八达也。古者日中为市,交易者汇集于井,故后人称通衢为市井。本经通过肩部与诸阳经交会,其所治症,极为复杂,有如各病之市集,故名"肩井"。所治以风症居多,如中风、痰喘、头痛、臂痛、劳伤、气逆、产后等之涉及于风者,均可酌用。以风为阳邪,症从其性也。

(3)功效:祛风清热,活络消肿。

(4)主治:头痛,眩晕,乳汁少,乳癖,乳痈,颈项强痛,肩背疼痛,上肢不遂,难产,胞衣不下,瘰疬等。

7. 人迎(图11-4)

(1)定位:在颈部,结喉旁,胸锁乳突肌的前缘,颈总动脉搏动处。

(2)穴解:属足阳明胃经。人迎为足阳明胃经、足少阳胆经之会,本穴在人迎脉部,故名"人迎"。

(3)功效:利咽散结,理气降逆。

(4)主治:咽喉肿痛,高血压,头痛,瘰疬,饮食难下,胸满气喘等。

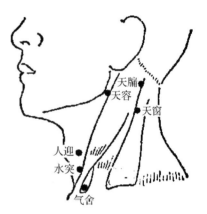

图11-4 人迎、天窗、天牖

8. 天窗(图11-4)

(1)定位:在颈外侧部,胸锁乳突肌的后缘,扶突后,与喉结相平。

(2)穴解:属手太阳小肠经。天,指头。窗,指头之孔窍。其功能开通头面孔窍诸病,犹如人身上部之窗户也。穴在颈部,位于上,主治耳病,通耳窍,如开天窗,故名"天窗"。

(3)功效:通窍聪耳,清利咽喉。

(4)主治:耳鸣,耳聋,咽喉肿痛,颈项强痛,癫狂,颈项强直作痛,甲状腺肿,颈痛,暴瘖,暴喑不能言,失语,喉痹,扁桃体炎,头痛,颊肿,咽喉炎等。

9. 天牖(图11-4)

(1)定位:在颈侧部,当乳突的后方直下,平下颌角,胸锁乳突肌的后缘。

(2)穴解:属手少阳三焦经。穴上部为天。牖指户,墙上通风采光的洞口,窗开旁曰牖,所以助明也。与天窗穴意同,有头窍之意。本穴在颈,其位高,有天之象,位居颈旁,如宫室之旁窗,故名"天牖",能开通耳目壅塞之气。张志聪注:"牖,窗也,头面之穴窍,如楼阁大牖,所以通气者也。"

(3)功效:清头明目,通经活络。

(4)主治:头痛,头晕,面肿,视神经萎缩,目痛,鼻塞,鼻衄,耳鸣,耳聋,喉痹,项强,落枕,瘰疬等。

二、胸腹部常用腧穴

1. 会阴（图 11-5）

（1）定位：在会阴部，男性当阴囊根部与肛门连线的中点；女性当大阴唇后联合与肛门连线的中点。

（2）穴解：会阴是任脉之别络，冲脉、督脉、任脉之交会穴。穴居两阴间，为任、督、冲三脉的起点。任脉总摄全身诸阴之脉，为阴脉之海，本穴当本经外循行之发端。冲脉为血海。《针灸大成》载："两阴间，任督冲三脉所起，督由会阴而行背，任由会阴而行腹，冲由会阴而行足少阴。"按冲、任皆属阴脉，故名"会阴"。犹言诸阴之会也。穴在两股夹裆，两阴窍之间，故能治谷道、子宫、精室、阴器诸处之病。

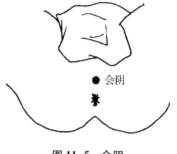

图 11-5　会阴

（3）功效：醒神镇惊，通调二阴。

（4）主治：阴痛，阴痒，痔疾，脱肛，月经不调，阴挺，阳痿，遗精，溺水窒息，产后昏迷，惊痫，癫狂，小便不利，遗尿，便秘，疝气等。

2. 曲骨（图 11-6）

（1）定位：在下腹部，当前正中线上，耻骨联合上缘的中点处。

（2）穴解：属任脉，是足厥阴肝经、任脉的交会穴。本穴在耻骨上缘，凹曲处，故名"曲骨"。治虚冷失精，五内寒弱诸症。子宫精室膀胱诸病多取之。

（3）功效：通利小便，调经止痛。

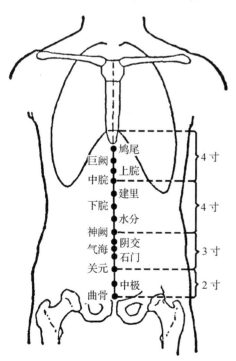

图 11-6　腹部任脉

（4）主治：月经不调，痛经，赤白带下，不孕，遗精，阳痿，小便不利，遗尿，癃闭，阴痒，少腹胀满，水肿，疝气，癫疾等。

3. 中极（图 11-6）

（1）定位：在下腹部，前正中线上，当脐中下 4 寸。

（2）穴解：属任脉，是膀胱的募穴，足太阴脾经、足少阴肾经、足厥阴肝经、任脉的交会穴。本穴内应胞宫、精室，二者为人体极内之所，犹屋室之堂奥；又居脐下 4 寸，当人体上下左右之中点，故名"中极"。《素问·骨空论》载："任脉者，起于中极之下，以上毛际，循腹里，上关元，至咽喉，上颐，循面入目。"

（3）功效：益肾兴阳，通经止带。

（4）主治：冷气积聚，时上冲心，腹中热，脐下结块，奔豚抢心，水肿，小便频数，疝瘕，妇女产后恶露不行，月事不调，血结成块，小腹苦寒，阴痒而热等。

4. 关元(图 11-6)

(1)定位:在下腹部,前正中线上,当脐中下 3 寸。

(2)穴解:属任脉,是小肠的募穴,足太阴脾经、足少阴肾经、足厥阴肝经、任脉的交会穴。关,是闭藏之意,亦为枢机开合之关。元,气之始也,指元气。本穴居脐下 3 寸,正当丹田,是处为人体真气、元气发生之地,呼吸之门,为全身脏腑、经络的根本,以该处为人之根元,为下焦元阴元阳关藏出入之所。男子以藏精,女子主月事,以生养子息,合和阴阳之门户。《医经精义》载"元阴元阳交关之所",故名"关元",即先天之气海也。《素问·气穴论》载:"背与心相控而痛,所治天突与十椎及上纪。上纪者,胃脘也,下纪者,关元也。"其所治症多为有关大体虚证。

(3)功效:培肾固本,补气回阳,清热利湿。

(4)主治:脐下绞痛,冷气结块痛,寒气入腹痛,失精白浊,小便不通,石淋,五淋,泄利,脐下结血,妇女带下,月经不通,胞门闭塞,产后恶露不止等。

5. 石门(图 11-6)

(1)定位:在下腹部,前正中线上,当脐中下 2 寸。

(2)穴解:属任脉,是三焦的募穴。石,坚也,指坚硬与不能生长谷物之处。石通实,不通门,物之孔窍曰门,经气开阖之处。不能生长谷物的土地称为石田,不能生育的女性称为石女。刺之有使人不孕之说,故名"石门"。穴在脐下 2 寸,以此为生命之本,丹田之地,当护之则坚固如石,有此封藏之闭,乃能孕育种子,以待发生成长,故喻此表面穴位为"石门",即犹石室之门也。《针灸甲乙经》载:"石门,三焦募也……任脉气所发。"本穴内应子宫、精室之义,更显然矣。

(3)功效:补肾调经,清利湿热。

(4)主治:小便不利,泄利不禁,小腹绞痛,阴囊入小腹,奔豚抢心,腹痛坚硬,气淋,血淋,小便黄,呕吐血,水肿,水气行皮肤,气满,结成块,崩中漏下等。

6. 气海(图 11-6)

(1)定位:在下腹部,前正中线上,当脐中下 1.5 寸。

(2)穴解:属任脉,与肺气息息相关,当腹部统气之根本。苟气海处不作吸引,则中气不能达于脐下。男子腹呼吸,全赖气海为之鼓荡,乃有吐纳也。是男子生气之海。养生家调息,绵绵若存动而愈出者,全在于此。故养生家以本穴为大气所归,犹百川之汇海者,故名"气海"。又以本穴能助全身百脉之沟通,凡气之所至,血乃通之,故中医常云,气为血之帅。按海字之义,又可喻为事物广泛,作无边无际解之。试观海水之化云升腾,降为雨露,即天地间之气化循环也。犹导川入海,则水不横逆矣。古人定膻中为气会者,盖以后天之气鼓荡于胸,以促脐下之气相与送迎,即老子之喻元气升降,犹橐龠也。《灵枢·九针十二原》:"肓之原,出于脖胦,脖胦一。"在人身凡属气息升降失调,其治皆以本穴为主。

(3)功效:益气助阳,调经固经。

(4)主治:伤寒,脏虚气惫,真气不足,肌体羸瘦,四肢力弱,贲豚七疝,癥瘕结块,状如覆杯,腹暴胀,按之不下,脐下冷气痛,中恶脱阳欲死,阴症卵缩,四肢厥冷,大便不通,小便赤,赤白带下,月事不调,产后恶露不止,闪着腰痛,小儿遗尿等。

7. 阴交（图 11-6）

（1）定位：在下腹部，前正中线上，当脐中下 1 寸。

（2）穴解：属任脉，是任脉、冲脉、足少阴肾经的交会穴。阴，指阴阳与阴经。交，指交会与交接。阴交似为从交阴转变而来。本穴为冲任肾三经之交会也。冲脉循足少阴上行，至本穴相平处，由任脉交叉互过，仍循肾脉上行，以至膈下，其上行冲贯之力尚不只膈下而止。女子至乳而乳房发，男子至口而髭藏须生。因冲任肾三脉俱属阴经，腹亦属阴，至此阴阳之气已相交接矣，故名"阴交"。其所治症，统此三脉之在腹部为病者，均可取之。

（3）功效：调经固带，利水消肿。

（4）主治：气痛如刀绞，腹膜坚痛，下引阴中，不得小便，疝痛，阴汗湿痒，腰膝拘挛，脐下热，鼻出血，妇女血崩，月事不绝，带下，产后恶露不止，绕脐冷痛，绝子，阴痒，奔豚上腹，小儿陷囟等。

8. 神阙（图 11-6）

（1）定位：在腹中部，脐中央。

（2）穴解：属任脉。神，指人之元神与脐神。《灵枢·本神》载："故生之来谓之精，两精相搏谓之神。"《说苑·修文》载："神者，天地之本而万物之始也。"阙，宫阙，门观，同"缺"，空的意思。神阙意为元神出入之处与所居之宫阙，脐神亦指人身之元神。脐为腹之缺，故神阙有如元神出入之缺口。本穴在脐，脐为先天之结蒂，又为后天之气舍，此间元气尚存。在内景接近大小二肠，大肠为传导之官，变化出焉。小肠为受盛之官，化物出焉，两肠俱关于化，即大而化之之谓神也。本穴为心肾（心藏神、肾藏志）交通之门户，故名"神阙"。凡属挥霍缭乱，有干神明之外感急症，本穴主之，但以灸熨为佳。

（3）功效：温阳救逆，利水固脱。

（4）主治：中风不省人事，腹中虚冷，伤败脏腑，泄利不止，水肿，鼓胀，肠鸣，状如流水声，腹痛绕脐，小儿奶利不绝，脱肛，风痫，角弓反张等。

9. 水分（图 11-6）

（1）定位：在上腹部，前正中线上，当脐中上 1 寸。

（2）穴解：属任脉。水，水液，水气。分，分别，分利。本穴在脐上 1 寸，当小肠下口，是小肠分泌清浊的分水岭，《针灸聚英》载："穴当小肠下口，至是而泌别清浊，水液入膀胱，渣滓入大肠，故曰水分。"本穴居下脘之下，内应胰脏。又横结肠正由此处经过。胰脏有分解干湿之能，大肠为吸收水分之器。二者功能俱关于水，故名"水分"，亦即分解干湿之意也。故能治水肿腹坚、胃肠虚陷等。但宜多灸，不宜深刺也。中医古说，脐下为水腹，盖以小肠外围为水油，膀胱内容为溺水；又因本穴功能与三焦膀胱均有联系，故本穴功能治水。

（3）功效：通调水道，理气止痛。

（4）主治：水病，腹坚肿如鼓，转筋，不嗜食，肠胃虚胀，绕脐痛，冲心，腰脊急强，肠鸣状如雷声，上冲心，小儿陷囟等。

10. 下脘（图 11-6）

（1）定位：在上腹部，前正中线上，当脐中上 2 寸。

（2）穴解：属任脉，是足太阴脾经、任脉的交会穴。下，相对于上、中而言。脘，胃也。本穴在胃腑的下底大弯处，《类经图翼》载"当胃下口，小肠上口"，故名"下脘"。本穴为本经与足太阴经之会穴。因足太阴经属脾络胃，由内循行之线与任脉连通也。凡胃病阴沉，下垂下陷之症，均宜取此。故治厥寒、腹满、痞痛、宿积、寒滞之症。《千金方》载："治反胃、食不消，先取此穴以开之，然后取三里以泻之。"

（3）功效：健脾和胃，消积化滞。

（4）主治：脐下厥气动，腹坚硬，胃胀，羸瘦，腹痛，六腑气寒，谷不转化，不嗜食，小便赤，痞块连脐上厥气动，反胃等。

11. 建里（图11-6）

（1）定位：在上腹部，前正中线上，当脐中上3寸。

（2）穴解：属任脉。建，筑也，置也；里，居也，止也。《灵枢·胀论》载："胃之五窍者，闾里之门户也。"张景岳云，"咽、贲、幽、阑、魄"五者皆胃气之所行也。本穴治腹暴痛、呃逆、不欲食、胸中苦闷等。后人演得经验，兼取内关，用以安定闾里，通彻门户，而和中也，不愈，则检取他穴，促使吐泻，以逐外邪。但愈后仍须补此，即安内重在善后。凡属胃中不安之症，本穴皆可为力，俾以奠定闾里，而人得安居也，故曰"建里"。

（3）功效：和胃健脾，通降腑气。

（4）主治：主腹胀，身肿，心痛，上气，肠中疼，呕逆，不嗜食等。

12. 中脘（图11-6）

（1）定位：在上腹部，前正中线上，当脐中上4寸。

（2）穴解：属任脉，是胃的募穴，八会穴之腑会，手太阳小肠经、手少阳三焦经、足阳明胃经、任脉的交会穴。中，有方位之义。脘，指胃府。本穴内应胃中，即近于胃小弯处也。因穴位所在，故名"中脘"。中脘为胃之募穴，故治胃府诸病，以此为主。《素问·气穴论》载："背与心相控而痛，所治天突与十椎及上纪。上纪者，胃脘也，下纪者，关元也。"

（3）功效：理气和胃，化湿降逆。

（4）主治：五膈，喘息不止，腹暴胀，中恶，脾疼，饮食不进，反胃，赤白痢，寒癖，气心疼，伏梁，心下如覆杯，心膨胀，泻出不知，饮食不化，心痛，身寒，不可俯仰等。

13. 上脘（图11-6）

（1）定位：在上腹部，前正中线上，当脐中上5寸。

（2）穴解：属任脉，是足阳明胃经、手太阳小肠经、任脉的交会穴。上，与下对言。脘，指胃府。本穴在脐上5寸，居中脘、下脘之上，正当胃上口处，内应贲门，相对于下脘及中脘而言，故名"上脘"。主治满闷、吐逆诸症。盖以本穴接近贲门也。贲，即今之所谓横膈肌也。俗称"心口痛"，即贲门症也。

（3）功效：和胃降逆，化痰宁神。

（4）主治：腹中雷鸣相逐，食不化，腹疔刺痛，霍乱吐利，腹痛，身热，汗不出，反胃呕吐，食不下，腹胀气满，惊悸，时呕血，痰多吐涎，奔豚，伏梁，卒心痛，风痫，热病，积聚坚大如盘，虚劳吐血等。

14. 巨阙（图11-6）

（1）定位：在上腹部，前正中线上，当脐中上6寸。

（2）穴解：属任脉，是心的募穴。巨，大也。阙，帝之宫廷。阙为内庭中正之门，俗称"中门"，又称"仪门"。古者贵家，门必有阙，所以饰门第，别尊卑也。本穴在鸠尾下1寸，胸骨其形似剑，穴当其端，在胸骨剑突大凹陷之下方，内应腹膜，上应膈肌，为胸腹交关，分别清浊之格界，又为食管及动静脉上下通行之关隘，正当心之外围，为心之宫城，至尊之门，故名"巨阙"。本穴在胸骨剑突之下，其所治症为胸满、瘕瘕、霍乱、吐逆、痰饮、心痛等。凡属清浊相干，不得宁静者，本穴均可治之。

（3）功效：理气安神，和胃利膈。

（4）主治：上气咳逆，胸满短气，背痛，胸痛，痞塞，数种心痛，冷痛，胸中痰饮，惊悸，腹胀暴痛，吐逆不食，伤寒烦心，喜呕发狂，黄疸，急疸，急疫，咳嗽，小腹胀噫，烦热，五脏气相干，卒心痛，昏闷等。

15. 鸠尾（图11-6）

（1）定位：前正中线上，当脐中上7寸，或胸剑结合部下1寸。

（2）穴解：属任脉，膏之原穴。《灵枢·九针十二原》："膏之原，出于鸠尾，鸠尾一。"《素问·气府论》王冰注："鸠尾心前穴名也，正当心蔽骨之端，言其骨垂下如鸠尾形。"鸠者，鸟之一种。本穴在胸骨剑突下。肋骨分歧，如张两翼，剑突中垂，有如禽尾。不曰他鸟之尾，而必喻以鸠鸟之尾者，以鸠鸟之尾常垂善蔽也。中医称剑突为蔽骨，以其掩蔽膈肌也。本穴故名"鸠尾"。

（3）功效：宽胸化痰，和胃降逆，清热熄风。

（4）主治：息贲，热病，噫喘，喉鸣，胸满咳呕，喉痹咽肿，水浆不下，癫痫狂走，不择言语，心中气闷，咳唾血，心惊悸，精神耗散，短气少气等。

16. 中庭（图11-7）

（1）定位：在胸部，当前正中线上，平第5肋间。

（2）穴解：属任脉。中即中间，庭为庭院。本穴在蔽骨之上凹隙处。蔽骨犹屏门，胸部为庭院，包络为宫城正室，心主居之。本穴两旁为足少阴之步廊穴，犹主室之旁，房廊相对也。如此者，则形成空庭院落。盖古人所譬，心为主人，则胸廓犹其庭院，再进则升堂入室矣，故名"中庭"。其所治症，为喘嗽、支满、呕逆、噫格等。俱属胸廓不舒，神情烦闷之类。以中医理论揆之，凡属内因自乱，而非外邪干扰者，本经膈上诸穴均可采用。用以安内，非以攘外也。中庭之穴，仅是本经行人神识门庭之初步，命名之义，可审思之。

（3）功效：宽胸消胀，降逆止呕。

（4）主治：胁支满，噫塞，食饮不下，呕吐食出，小儿呕奶等。

17. 膻中（图11-7）

（1）定位：在胸部，当前正中线上，平第4肋间，两

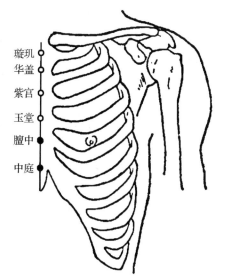

图11-7 中庭、膻中

乳头连线的中点。

(2)穴解:属任脉,是八会穴之气会穴,心包的募穴,手太阴肺经和足太阴脾经、手少阴心经、足少阴肾经、任脉的交会穴。《素问·灵兰秘典论》:"膻中者,臣使之官,喜乐出焉。"《灵枢·胀论》载:"膻中者,心主之宫城也。"本穴在玉堂之下,两乳中间。《灵枢·根结》载:"厥阴根于大敦,结于玉英,络于膻中。"

(3)功效:理气止痛,生津增液。

(4)主治:上气,短气,咳逆,噎气,膈气,喉鸣喘咳,不下食,胸中如塞,心胸痛,风痛,咳嗽,肺痈唾脓,呕吐涎沫,妇女乳汁少等。

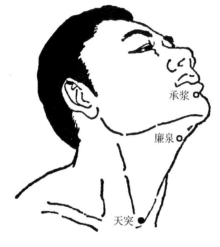

图11-8 天突

18. 天突(图11-8)

(1)定位:在颈部,当前正中线上,胸骨上窝中央。

(2)穴解:属任脉,是阴维脉、任脉的交会穴。天,上意,指天气及人身之上部。突,奔冲也;又烟囱也。人之胸腔喻天,腹腔喻地。本穴位于胸腔最上,其功用为通。天气通于肺,穴处犹如肺气出入之灶突也。本穴位居胸腔最上的喉头,既为清气之所入,又为浊气之所出,故名"天突"。

(3)功效:宣通肺气,消痰止咳。

(4)主治:面皮热,上气咳逆,气暴喘,咽肿咽冷,喉中生疮,暗不能言,身寒热,颈肿,哮喘,心与背相控而痛,五噎,黄疸,多唾,呕吐,瘿瘤等。

19. 中府(图11-9)

(1)定位:正坐或仰卧。在胸前壁的外上方,云门下1寸,平第1肋间,距前正中线6寸。

(2)穴解:属手太阴肺经,为肺经的募穴,手太阴肺经、足太阴脾经的交会穴。中,内也,里也。府,指藏财物的地方。募,汇也,聚也。本穴在胸中,为胸中肺气结募聚会之处,系手、足太阴之会穴。肺为呼吸外气之府库。又以本经之气,由本穴出中达表,故名"中府"。《黄帝内经明堂》(唐代杨上善撰注的一部针灸类中医文献)载:"府,聚也,脾肺合气于此穴,故名中府。"盖以本经之气由内府输出也,即出纳外气,经气随之通行之过栈也。本穴功用与云门略同,俱能舒达内藏抑郁之气。别名膺俞,《素问·水热穴论》载:"大杼、膺俞、缺盆、背俞,此八者,以泻胸中之热也。"

(3)功效:清宣上焦,疏调肺气。

(4)主治:腹胀,四肢肿,食不下,喘气胸满,肩背痛,呕哕,咳逆上气,肺系急,肺寒热,咳唾浊涕,风汗出,皮痛面肿,少气不得卧,伤寒胸中热等。

20. 云门(图11-9)

(1)定位:在胸前壁的外上方,肩胛骨喙突上方,锁骨下窝凹陷处,距前正中线6寸。

(2)穴解:属手太阴肺经。云,犹气也。"地气上为云,天气下为雨;雨出地气,云出天气""云出天气……天气通于肺,地气通于嗌"(《素问·阴阳应象大论》)。肺经之气,由内府输出。循行经络,分布于表。本穴犹气化飞升之门也。在治疗上通经行气之功居多。凡属气郁之症,取本穴可以舒之。即使阴滞之气,化云行空,畅达于阳,故名"云门"。治症略同中府。但云门主外、主开,中府主内、主阖也。但治壮人之郁则宜,若老人患郁,针此反伤正气,宜取丰隆引气降下,解郁而气不耗损。

（3）功效:清肺理气,泻四肢热。

（4）主治:伤寒四肢热不已,咳逆,喘不得息,胸胁短气,气上冲心,胸中烦满,胁彻背痛,喉痹,肩痛臂不举,瘿气等。

21. 章门（图11-10）

（1）定位:仰卧位。在侧腹部,当第11肋游离端的下方。

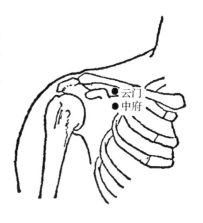

图11-9　中府、云门

（2）穴解:属足厥阴肝经,是脾的募穴,八会穴之脏会,又是足厥阴肝经、足少阳胆经的交会穴。章,障也。山丘上平者亦曰章,又是障的意思。犹云障碍也。门,禁要守护也。《广雅·释诂》载:"门,守也。"《难经·第四十五难》载:"脏会季肋。"注:"季肋,章门穴。"本穴既是八会穴之脏会,又是脾之募穴,五脏皆禀于脾。本穴治症、瘕、疝、痞及藏气郁结诸症。取之,犹开四章之门,以通痞塞之气也,故名"章门"。穴在腋中线,当第11肋游离端,穴处犹如平顶之山丘,正当古代章服启闭之处。《脉经》载:"脾部……合于中焦脾胃之间,名曰章门。"

（3）功效:健脾消痞,利腰强膝。

（4）主治:肠鸣盈盈然,食不化,胁痛不得卧,烦热口干,不嗜食,胸胁痛支满,喘息,心痛而呕,吐逆,饮食却出,腰痛不得转侧,腰脊冷疼,溺多白浊,伤饱身黄瘦,贲豚积聚,腹肿如鼓,脊强,四肢懈惰,善恐,少气厥逆,肩臂不举等。

22. 日月（图11-10）

（1）定位:正坐位。在上腹部,当乳头直下,第7肋间,前正中线旁开4寸。

（2）穴解:属足少阳胆经,是胆的募穴,足太阴脾经、足少阳胆经的交会穴。本穴为胆之募穴,胆为中正之官,决断所出,十一脏皆取于胆,决断务求其明。"明"字从日从月,日月本为太阳与月亮,此指双目及胆之脏象而言。《道藏》云:"日月者,左右目也。"故名"日月",又名"神光"。神之光,日与月也。双目为肝胆之所主,而胆募乃名日月也。

（3）功效:疏肝利胆,化湿和中。

（4）主治:呕吐呃逆,反胃吞酸,口苦多唾,黄疸,胸闷,胸肋疼痛,四肢不收,呕吐,胁肋疼痛,呃逆,胁肋胀痛,胃脘痛等。

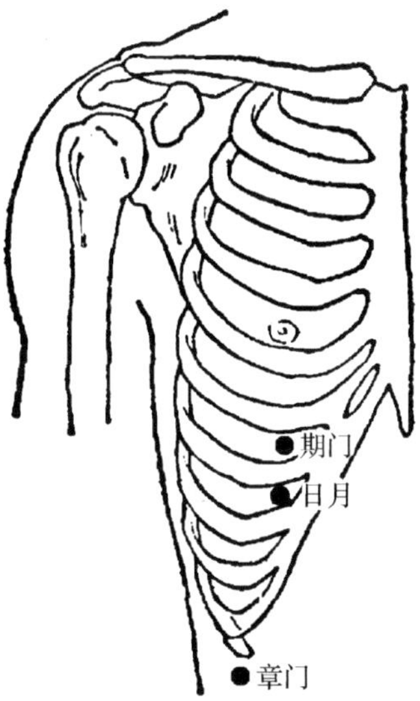

23. 期门（图11-10）

（1）定位:仰卧位。在胸部,当乳头直下,第6肋间,前正

图11-10　章门、日月、期门

中线旁开4寸。

（2）穴解：属足厥肝经，是肝的募穴，足太阴脾经、足厥阴肝经、阴维脉的交会穴。期，时也，会也。门，开也，通也。本穴为治血症之要穴。血症以月经为最。月信有期，故名"期门"。考肝经诸穴，多治疝气、阴茎痛，以及妇女经血诸病，其脉行径，循股际入毛中，过阴器，抵小腹。其内循行者，挟胃属肝络胆也。本经之气，循内行支线，从肝贯膈，上注于肺，出于中府。再逐次循行，犹如期与会者。人体气血始出云门，历经肺、大肠前述诸经，经行十二时辰，至此恰为一周，然后周而复始，复出云门，故名"期门"。

（3）功效：健脾疏肝，理气活血。

（4）主治：胸中烦热，贲豚上下，目青而呕，霍乱泄利，腹坚硬，大喘不得安卧，胁下积气，伤寒心切痛，喜呕酸，食饮不下，食后吐水，胸胁痛支满，男子妇女血结胸满，面赤火燥，口干消渴，胸中痛不可忍，伤寒过经不解，热入血室，男子则由阳明而伤，下血谵语，妇女月水适来，邪乘虚而入，以及产后余疾等。

24. 京门（图11-11）

（1）定位：正坐位。在侧腰部，章门后1.8寸，当第12肋骨游离端的下方。

（2）穴解：京门，别名气府、气俞。属足少阳胆经。京门是肾的募穴。穴在第12肋骨前端，第11肋骨下缘。俗称"蜷窝"，以其蜷卧成凹也。其处，四周隆起。凡四起之处为京，故名"京门"。其所治症，为大小肠、胆、肾、肩、背、腰、髀诸处之疾，得通而愈也。又本穴为肾之募穴。故治水道为尤效。

（3）功效：和胃温肾，化气利水。

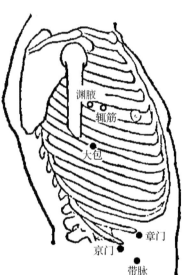

图11-11　京门、带脉、大包

（4）主治：肠鸣，小肠痛，肩背寒，痉，肩胛内廉痛，腰痛不得俯仰久立，寒热腹胀，引背不得息，水道不利，溺黄，小腹急肿，肠鸣洞泄，髀枢引痛等。

25. 带脉（图11-11）

（1）定位：在侧腹部，章门下1.8寸，当第11肋骨游离端下方垂线与脐水平线的交点上。

（2）穴解：带脉为奇经八脉之一，本穴属足少阳，交会在带脉上。本穴在章门穴直下，与脐相平处。当带脉之所过，与衣带所系之处，为足少阳经与带脉之会穴，带脉在人身匝腰一周，约束诸经，如束带然，故名"带脉"。

（3）功效：调经止带，通经活络，清热利湿。

（4）主治：妇女少腹坚痛，月经不调，赤白带下，经闭，痛经，不孕，七疝偏坠，腰痛，胁痛连背，带下，腹痛，疝气，腰胁痛，阴挺，胁痛，小腹痛等。

26. 大包（图11-11）

（1）定位：在侧胸部，腋中线上，当第6肋间。

（2）穴解：属足太阴脾经。大，广大也。包，包容，包罗。广大之人体，为先后天之气所包罗。本穴为足太阴脾之大络，脾胃为后天之本，五行属土，有坤象，无所不包，无所不容，《类经图翼》载"总统阴阳诸络,由脾灌溉五脏",脏腑百骸皆受其益,故名"大包"。本穴属脾之大络,脾为中土,灌溉四旁,主四肢肌肉,总统全身阴阳诸经,故取之可治全身疼痛。

(3)功效:统诸络,束筋骨,利胸胁。

(4)主治:胸胁胀满,咳嗽,气喘,哮喘,胁肋痛,全身疼痛,四肢无力,胁痛,肺炎,胸膜炎,肋间神经痛,胸胁满痛,胸胁胀痛,心内膜炎等。

27. 天枢(图11-12)

(1)定位:仰卧位。在腹中部,距脐中2寸。

(2)穴解:属足阳明胃经,是大肠的募穴。天即天空,枢即枢纽,脐上为天属阳,脐下为地属阴,平脐高度则相当天地间枢纽部位,穴在脐旁,故名"天枢"。《素问·六微旨大论》载:"天枢之上,天气主之;天枢之下,地气主之;气交之分,人气从之,万物由之。"本穴在治疗上,促使胸腹之气上下构通,以促新陈代谢,即顺应物性之自然也。揆"天枢"二字,即天道自然行运之代名词也。

(3)功效:调中和胃,理气健脾。

(4)主治:奔豚,泄泻,胀疝,赤白痢,水痢不止,食不下,水肿腹胀肠鸣,上气冲胸,不能久立,久积冷气,绕脐切痛,时上冲心,烦满呕吐,霍乱,腹胀气喘,妇女癥瘕,血结成块,漏下赤白,月事不时等。

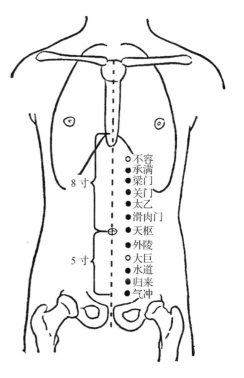

图11-12　腹部胃经

(图中标注:不容、承满、梁门、关门、太乙、滑肉门、天枢、外陵、大巨、水道、归来、气冲;8寸、5寸)

28. 承满(图11-12)

(1)定位:在上腹部,当脐中上5寸,距前正中线2寸。

(2)穴解:属足阳明胃经。承,受也。满,满盛也。本穴治上气喘满之实证,承前穴不容之意也。两穴均属意于满,故名"承满"。《千金方》载:"治心下坚满,以治症功效而命名也。"

(3)功效:理气和胃,降逆止呕。

(4)主治:肠鸣腹胀,上气喘逆,食饮不下,肩息唾血等。

29. 梁门(图11-12)

(1)定位:在上腹部,当脐中上4寸,距前正中线2寸。

(2)穴解:属足阳明胃经。梁通粱,是稻谷一类植物,梁门意指穴在膏粱之物出入之门户处;又房屋最高横木为梁,迎前山岭为山梁,意指物体上居中拱起或成弧形的部分。本穴位于胃之募穴中脘旁,为胃之中部,最高点处,故内应于胃。《难经·五十七难》曰:"心之积曰伏梁,起于脐下,大如臂,上至心下。"本穴治之有效。凡心阳失律,谷气寒凝,横胀塞满,类似潜伏之横梁者,可以取此,益阳气以灼阴邪,消寒滞而开痞郁,故名"梁门",即破横亘之梁,而开通敞之门。

(3)功效:理气和胃,消积化滞。

(4)主治:胁下积气,食饮不思,大肠滑泄,完谷不化等。

30. 关门（图11-12）

（1）定位：在上腹部，当脐中上3寸，距前正中线2寸。

（2）穴解：属足阳明胃经。在建里旁开2寸，胆腑之旁，为胆腑之气出入之门。本穴与建里平，又与足少阴之石关挨邻。上有梁门，下有太乙门及滑肉门，均与胃肠接近。观胃肠近旁各穴，多称门、称关。因其功用为交通开阖，有关出纳也。《内经》云："胃满则肠虚，肠满则胃虚。"刺本穴可以调胃，故以治痞满诸症。又屋象天阙之间为关梁。关梁者，在人身即关门、梁门之意也，故名"关门"。按阙之名，在人身虽无穴位可指，以意揆之，即任脉之神阙、巨阙处也。关门两穴，左右各一，夹任脉，又巨阙在上，神阙在下，二阙之间即天阙之意也。

（3）功效：理气和胃，消积化滞。

（4）主治：善满积气，肠鸣卒痛，泄利，不欲食，腹中气走，侠脐急痛，身肿，痰疟振寒，遗溺等。

31. 太乙（图11-12）

（1）定位：在上腹部，当脐中上2寸，距前正中线2寸。

（2）穴解：属足阳明胃经。简称"太乙"。太，大也；乙，盘曲之象也，像肠之盘曲。"太乙者，谓天地未分混沌之元气也。"太乙即《河图》里的中宫，脾土居中，喻腹中央为太乙，穴在胃脘下部，约当腹中央，故名"太乙"。本穴平于下脘，穴底挨近脾脏并胰而言，下脘当胃下口，小肠上口之处，胃肠之气在此亦未分清浊，有太乙之象也。小肠有分清别浊的功能，故内应小肠。小肠多曲，以及横结肠两曲端，亦太乙曲屈之象也。《礼记》："鱼馁必自乙。"注："鱼去乙则不肥。"大肠俗名"肥肠"。本着大与太通，乙意为肠之意研之，"太乙门"即是"大肠门"。又观其所治症，除肠疾吐泻而外，如癫疾狂走、心烦，正合中医之阳明府证。弃衣登高谵语等，正与中枢神志有关，所谓脏燥则狂者，由于大肠结热。而大肠结热，又多在迂曲弯转之处，故治取本穴有效。古人命名深意，与疗效有关。本穴又可与足太阳之大肠俞、小肠俞及督脉之阳关相互参用。

（3）功效：涤痰开窍，镇惊安神。

（4）主治：腹痛，腹胀，心烦，癫狂，呕吐呃逆，胃脘疼痛，食欲缺乏，腹胀肠鸣，肠疝，脚气，遗尿，肠鸣，泄泻，心烦不宁，吐舌，癔症，癫痫，精神病等。

32. 滑肉门（图11-12）

（1）定位：在上腹部，当脐中上1寸，距前正中线2寸。

（2）穴解：属足阳明胃经。滑者光滑，滑利也；肉者，肉也。《周礼滑·疡医》："滑以养窍。"注："滑物通利往来似窍。"本穴内应腹膜油脂，外应松皮软肉，与任脉水分相平，在束带滑软之处，故名"滑肉门"。人身之中，舌头出入口中，有滑肉之象；正常粪便，出于肛门，亦有滑利之象。滑肉者，粪便之雅称也。滑肉门穴在大肠募穴天枢穴之上，同时，位于横结肠附近，故内应大肠。滑肉门穴深部为小肠，主分水谷精血，滑利果肉米菜，寓意凡病之应疗以滑者，可取本穴。如肠套叠、肠梗阻亦可取用。塞者通之，颇合"滑"字之义。

（3）功效：和胃调中，宁神定志。

（4）主治：癫狂，呕吐，腹胀，腹泻，肠鸣，腹痛，腹水，泄泻，胃痛，呃逆，重舌，吐血，癔症，精神分裂症，痫证，心烦，吐舌，癫痫，精神病，月经不调，舌炎，舌下腺炎等。

33. 外陵（图 11-12）

(1)定位:在下腹部,当脐中下 1 寸,距前正中线 2 寸。

(2)穴解:属足阳明胃经。本穴与足太阴之腹结挨近。腹结在大横下一寸三分,本穴在天枢下一寸。大横、天枢俱与脐平。本穴与腹结横距约寸半至二寸许,诸书记载不一但相差无几。又"结"字有凝滞积聚之意,即内有所结,外现陵起也。又如人在努力时,则脐腹之气,显然内结,而外表则出现硬棱,棱下是穴,故名"外陵"。本穴治绕脐腹痛。凡腹气之绕脐者,多属寒热气结。凡内有所结,则外现隆起。腹结与外陵两穴,有内外相关之象。

(3)功效:和胃化湿,理气止痛。

(4)主治:腹痛,疝气,痛经,泄泻,痢疾,腹胀,肠鸣,阑尾炎,输尿管结石,胃炎,肠炎,肠痉挛等。

34. 水道（图 11-12）

(1)定位:在腹股沟部,当耻骨联合上缘中点旁开各 2.5 寸。

(2)穴解:属足阳明胃经。水即水液,道即道路,穴位深部相当于小肠并靠近膀胱,属下焦,为水道之所出,善治各种水肿病,故名"水道"。《内经》言:"三焦者,决渎之官,水道出焉。"汪訒菴注:"上焦不治,水溢高原,中焦不治,水停中脘,下焦不治,水溢膀胱。"按汪氏此说,则水突、水分、水道三水穴,可以互参。余又补充言之,周身之膜,三焦之属也。故治水液之病,须兼顾三焦,不可专责脾肾。即《内经》"少阳属肾""水道出焉"之意。又《灵枢》所云,"中渎之府"者,乃统言水之大意也。由此观之,中医之于《内经》,切须全部领会,若仅断章摘句,无济于用。

(3)功效:利水消肿,调经止痛。

(4)主治:小腹胀满,腹痛,月经不调,痛经,子宫下垂,卵巢炎,盆腔炎,不孕,小便不利,小腹胀痛,遗尿,便秘,二便不通,疝气偏坠,腰背强急,胞中瘕,子门寒,肾炎,膀胱炎,睾丸炎,尿潴留,水肿,尿道炎,小儿睾丸鞘膜积液,腹水,脊髓炎,脱肛等。

35. 归来（图 11-12）

(1)定位:在下腹部,当脐中下 4 寸,距前正中线 2 寸。

(2)穴解:属足阳明胃经。归即归回,来即到来,本穴善治子宫脱垂、奔豚和疝气等,有返本归根、理复还纳之功,故名"归来"。还者曰归,返者曰来。养生吐纳者,当吸气时腹气上升,与中气交会于气海处。呼气时,腹气下降,名曰气息归根。本穴为腹气下降时之根。言返本也,即归根也,言其向下行动也。本穴治男子卵缩、女子子宫脱出等。皆属气分之病。刺本穴可使复原,亦即"归来"之意也。

(3)功效:活血化瘀,调经止痛。

(4)主治:少腹疼痛,痛经,子宫下垂,白带过多,阴中寒,不孕,月经不调,闭经,崩漏,带下,阴挺,卵巢炎,子宫内膜炎,盆腔炎,疝气,小便不利,腹痛,遗精,阳痿,奔豚,阴茎痛,男女生殖器疾病等。

36. 气冲（图 11-12）

(1)定位:在腹股沟稍上方,当脐中下 5 寸,距前正中线 2 寸。

(2)穴解:属足阳明胃经。气指经气,冲指冲要,穴在气街部位,当冲脉起始部,为经气之要道,故名"气冲"。《黄帝内经·素问》称为"气街"。《灵枢·街气》云:"胸气有街,腹气有街,头气有街,胫气有街。"《灵枢·动输》载:"四街者,气之径路也。"本穴在鼠蹊部的股动脉搏动处,属"四街"之一,为气血运行的重要通道。

(3)功效:调经血,舒宗筋,理气止痛。

(4)主治:少腹痛,疝气,腹股沟疼痛,偏坠,睾丸肿痛,小便淋沥,遗精,阳痿,小腹满痛,腰痛控睾,睾丸炎,阴肿,奔豚,阴茎肿痛,淋沥,癃闭,月经不调,带下,难产,崩漏,经闭,不孕,附件炎,子宫内膜炎,痛经,功能性子宫出血,不孕症,腹痛,泌尿系感染,前列腺炎等。

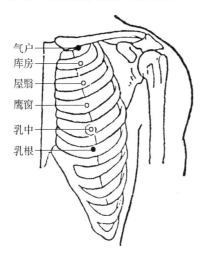

图 11-13 乳根、气户

37. 乳根（图 11-13）

(1)定位:在胸部,当乳头直下,乳房根部,第 5 肋间,距前正中线 4 寸。

(2)穴解:穴属足阳明胃经。乳指乳头,根即根部,穴在乳房根部,故名"乳根"。

(3)功效:通乳化瘀,宣肺利气。

(4)主治:胸痛,膺肿,咳逆,哮喘,乳痈,乳痛,乳少,呕吐,呃逆,食噎,霍乱转筋,难产,胎衣不下等。

38. 气户（图 11-13）

(1)定位:在胸部,当锁骨中点下缘,距前正中线 4 寸。

(2)穴解:气指空气,户即门户,本穴在肺之上端,平云门穴,喻之为气出入肺部的门户。《针灸甲乙经》云:"胸胁支满,喘满上气,呼吸肩息……气户主之。"取之有宣肺理气之功,气息出入得利,故名"气户"。

(3)功效:理气宽胸,止咳平喘。

(4)主治:咳嗽,气喘,胸痛,胸胁胀满,瘿瘤,瘰疬,呃逆等。

39. 彧中（图 11-14）

(1)定位:在胸部,当第 1 肋间,前正中线旁开 2 寸。

(2)穴解:属足少阴肾经。彧,繁华茂盛也,同"郁"。彧彧或郁郁,是指草木茂盛。中,有方位之义,指胸中,又指情志。谓其功能宽胸理气,使胸怀舒畅也。本穴平任脉之华盖,且居"神藏"之上;神明内藏,彧乎其中矣,故名"彧中"。所治多为痰喘满闷之症,即如外邪病气彧于中也。

(3)功效:宽胸理气,止咳化痰。

(4)主治:咳嗽,气喘,唾血,痰涎壅盛,呃逆,盗汗,胸胁支满,乳痈,紫白癜风,咳嗽,胸胁胀满,不嗜食等。

40. 幽门（图 11-15）

(1)定位:在上腹部,当脐中上 6 寸,前正中线旁开 0.5 寸。

(2)穴解:幽门是冲脉、足少阴肾经的交会穴。幽,有关闭之义;幽深,隐蔽,阴而隐也;又指地气,地下厚土之所治也。门,为通行之门户。前穴为腹通谷,本穴曰幽门,即如肾经之气临于幽谷之门也。本穴与巨阙平,亦内应横膈也。足少阴之气由腹入胸,本穴为其一大关键,为走出幽隐之初步,故云"幽门",亦名"上门"。曰"上门"者,为气向上通,脱离腹腔之门也。系肾经与冲脉之会穴,有调理肠胃之功。

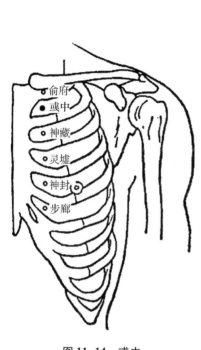

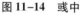

图 11-14　彧中

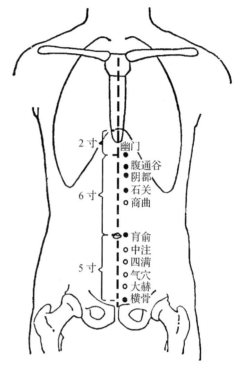

图 11-15　腹部肾经

(3)功效:健脾和胃,降逆止呕。

(4)主治:呕吐多唾,饮食不化,积聚疼痛,少腹胀满,肠鸣泄注,下痢脓血,胸中痛引腰背,咳嗽,妇女乳汁不通,乳痈等。

41. 腹通谷(图 11-15)

(1)定位:在上腹部,当脐中上 5 寸,前正中线旁开 0.5 寸。

(2)穴解:属足少阴肾经,是冲脉、足少阴经的交会穴。通,有通达之义。谷,为山间流水之通路。本穴在幽门穴之下。幽、谷,俱阴象也。《诗经》云:"出于幽谷。"本穴与上脘平,是处为肾脉、冲脉通过之所,上胸而散。《黄帝内经·素问》谓:"谷道通于脾。"即水谷由食道下行入胃,化气之后,脾气散精,如行幽谷之中也。本穴治症,关于脾胃者居多,且能上通下达,故名"腹通谷"。

(3)功效:补脾和胃,宽胸理气。

(4)主治:恶心呕吐,腹痛腹胀,饮食不消,胸胁支满,心悸惊恐,咽喉不利,瘖哑等。

42. 阴都(图 11-15)

(1)定位:在上腹部,当脐中上 4 寸,前正中线旁开 0.5 寸。

(2)穴解:阴都是冲脉、足少阴肾经的交会穴。本穴秉少阴之气,外平中脘,内应胃弯,胃主中气,宜常充盈,故名"阴都"。

（3）功效:调理胃肠,宽胸降逆。

（4）主治:胸满气逆,胁肋胀痛,呕吐,胃痛,腹胀,肠鸣,便难,不孕,盗汗,疟疾等。

43. 石关（图11-15）

（1）定位:在上腹部,当脐中上3寸,前正中线旁开0.5寸。

（2）穴解:石关是冲脉、足少阴肾经的交会穴。石即岩石,关即关要。腹水病古称"石水",为水肿病之一种。《素问·阴阳别论》云:"阴阳斜结,多阴少阳曰石水,少腹肿。"石水,肾水也。《素问·水热穴论》云:"肾者,胃之关也,关门不利,故聚水而从其类也。"本穴与胃经的关门穴平,正当幽门之处,为水谷入肠之大关,其坚如石,故名"石关"。

（3）功效:攻坚消满,调理气血。

（4）主治:饮食不化,翻胃吐食,呃逆,多唾,腹痛,便秘,脊强,不孕等。

44. 肓俞（图11-15）

（1）定位:在腹中部,当脐中旁开0.5寸。

（2）穴解:属足少阴肾经,是冲脉、足少阴肾经的交会穴。肓,指肓膜。俞,同"腧",意指腧穴。《医经精义》说:"肓俞,肓膜之要会在此也,入于肾,上络心,循喉咙,挟舌本。"本穴平脐,与足太阳之肓门前后相应。内循三焦油膜,互为传导。其所治症,多与足太阳之膏肓、胞肓等穴义同。盖本穴通于诸肓之膜,而为之俞也,故名"肓俞"。

（3）功效:调肠理气,温中利尿。

（4）主治:腹部胀满,肠鸣切痛,黄疸,泄泻,大便干燥,疝气,五淋等。

45. 横骨（图11-15）

（1）定位:在下腹部,当脐中下5寸,前正中线旁开0.5寸。

（2）穴解:属足少阴肾经,是冲脉、足少阴肾经的交会穴。横骨为耻骨之古称,本穴在横骨上缘,故名"横骨"。本穴主治前阴、肝肾及少腹等疾患。

（3）功效:益肾助阳,调理下焦。

（4）主治:小便淋沥,遗精,阳痿,疝气偏坠,遗尿,癃闭,经闭,少腹痛,脱肛,腰痛等。

46. 缺盆（图11-16）

（1）定位:在锁骨上窝中央,距前正中线4寸。

（2）穴解:属足阳明胃经。缺即亏缺,盆是器皿名称。本穴在锁骨上窝,形如破缺之盆,故名"缺盆"。盆之为物而不藏,水火燥湿无所不可,如胃、三焦、大小肠、胆之经络内外循行,多由此出入,即犹贮而不藏也。

（3）功效:宽胸利膈,止咳平喘。

（4）主治:咳嗽,气喘,胸中热,胸满,上肢麻痹或挛急,缺盆中痛,瘰疬,颈肿,咽喉肿痛等。

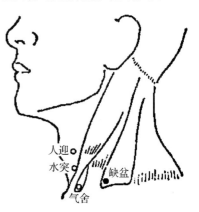

图11-16　缺盆

47. 腹哀（图11-17）

（1）定位:在上腹部,当脐中上3寸,距前正中线4寸。

（2）穴解:属足太阴脾经。腹,腹腔,也是重复和富有之意,乃肚之总称。哀,悲鸣,哀痛。腹中所裹盛者甚富。脾土为太阴之象,必须珍视爱护,庶乎哀痛不生,而哀痛者亦可止也。

穴当腹部,主治腹痛肠鸣,犹如腹部发出哀鸣的声音,故名"腹哀"。

(3)功效:健脾和胃,理气调肠。

(4)主治:腹中疼痛,饮食不化,大便脓血,泻痢无度,便秘等。

48. 大横(图11-17)

(1)定位:在腹中部,距脐中4寸。

(2)穴解:属足太阴脾经。横,与纵、竖、直相对,又指脐。"道经"称脐为横津。本穴在腹哀下3寸,内应横结肠,其处至广而大,横与脐平,在脐旁之大横纹中,故名"大横"。

(3)功效:温中散寒,调理肠胃。

(4)主治:腹胀,腹痛,泄泻,便秘,四肢无力,惊悸,怔忡等。

49. 腹结(图11-17)

(1)定位:在下腹部,大横下1.3寸,距前正中线4寸。

(2)穴解:属足太阴脾经。本穴在府舍上3寸,为腹气结聚之处,肠之痛结者可舒,而滑泄者亦可敛也。本穴约当腹部结束衣带之处,临床亦多用于治疗腹痛积聚之疾,以其取之有行郁破结之效,故名"腹结"。

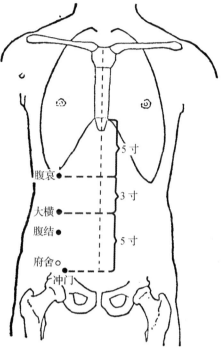

图11-17 腹部脾经

(3)功效:理气散结,宣通降逆。

(4)主治:腹痛,腹泻,肠炎,大便秘结,绕脐疼痛,腹寒泻痢,便秘,疝痛等。

50. 冲门(图11-17)

(1)定位:在腹股沟外侧,距耻骨联合上缘中点3.5寸,当髂外动脉搏动处的外侧。

(2)穴解:属足太阴脾经,是足太阴脾经、足厥阴肝经的交会穴。冲即冲要,门即门户。本穴在气街,部位重要,相当于下肢与腹部间的门户,故名"冲门"。

(3)功效:健脾化湿,理气解痉。

(4)主治:腹痛,疝气,痔疾,崩漏,带下,月经不调,崩漏带下,难产,子宫内膜炎,产后血崩,胎气上冲,子痫,癃闭,少腹疼痛,霍乱,泄痢,腹部痞块,尿潴留等。

三、腰背部常用腧穴

1. 大椎(图11-18)

(1)定位:在后正中线上,第7颈椎棘突下凹陷处。

(2)穴解:属督脉,为督脉和手足三阳经的交会穴。大即巨大,椎即椎骨。本穴在粗大的第7颈椎棘突之下,故名"大椎"。

(3)功效:解表通阳,补虚宁神。

(4)主治:虚劳,发热,疟疾,中暑,感冒,癫狂,癫痫,骨蒸潮热,盗汗,咳喘,脊背强急,项强,肺结核,支气管炎等。

2. 至阳(图11-18)

(1)定位:在背部,当后正中线上,第7胸椎棘突下凹陷处。

(2)穴解:属督脉。至,达也,又极也。阳,指心阳,背亦为阳,为阳气至盛与全身仰赖之处。本穴当心后与背脊之中,自应阳光普照,万物生成,全身仰赖,而所主之病亦至多也。四时节令,夏至为夏之至极,冬至为冬之至极。人身以背为阳,而横膈以下为阳中之阴,横膈以上为阳中之阳。本穴属督脉,位于背部,当第7胸椎之下,《针灸甲乙经》有:"在第七椎节下间。"督为阳经,背亦属阳,七为阳数,故名"至阳"。

(3)功效:理气宽胸,疏肝和胃。

(4)主治:黄疸,胸胁胀痛,咳嗽,气喘,胃痛,胃寒不能食,腹痛,肠中鸣,脊强,腰背疼痛,少气懒言,身体羸瘦等。

3. 命门(图11-18)

(1)定位:在腰部,当后正中线上,第2腰椎棘突下凹陷处。

(2)穴解:属督脉。命门是人体生命之门,先天之气蕴藏所在,人体生化的来源,生命的根本。命

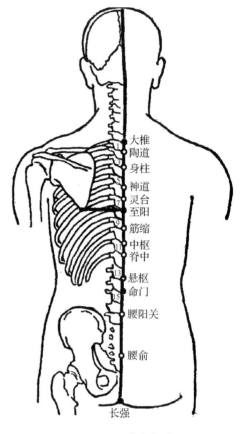

图11-18 背部督脉

即生命,门即门户。肾为生命之源,本穴在两肾之间,相当于肾气出入之门户,故名"命门"。以其横通足少阴之经,故本穴又为本经横通肾脏之门户。

(3)功效:培元补肾,强健腰脊。

(4)主治:月经不调,痛经,带下,遗精,阳痿,早泄,小便不利,遗尿,尿频,泄泻,便血,痔疮,脱肛头痛,头晕,耳鸣,失眠,癫痫,瘾疹,腰痛,脊强反折,下肢痿痹,小儿惊厥,恶寒,汗不出,疟疾,水肿,疝气等。

4. 长强(图11-18)

(1)定位:在尾骨下,当尾骨端与肛门连线的中点处。

(2)穴解:属督脉,是督脉的络穴,少阴所结,是足少阴肾经、足少阳胆经的交会穴。长为短之对,强为弱之对。脊柱长而强韧,本穴在其下,故名"长强"。督脉为统督诸阳之经,自下而上,强劲端长,而长于阳,为全身之所寄托。长强为纯阳初始,又为督脉之络穴,其气强盛。

(3)功效:通任督,调肠腑。

(4)主治:痔疾,脱肛,便血,泄泻,痢疾,便秘,癫痫,瘛症,瘾疹,癃闭,淋证,小便难,阴部湿痒,腰痛,尾骶骨痛,呕血,遗精,阳痿,疝气等。

5. 膏肓（图11-19）

（1）定位：在背部，当第4胸椎棘突下，旁开3寸。

（2）穴解：属足太阳膀胱经。膏，心下之部，生于脾；肓，心下膈上部，生于肾。膏肓是指心下膈上之脂膜，内与心膈间脂膜相应，邪正之气可由此出入转输。肉之肥者为膏，心下亦为膏，膜脂为肓，膈上亦为肓。病入膏肓，指其为邪气深藏之所。本穴无所不主，又指为助长正气之门。与肓俞、胞肓、肓门及膈俞、膈关诸穴，可以互参。膏肓喻指病位深隐，本穴有通宣理肺、益气补虚之功。本穴在第4胸椎棘突下两旁，与厥阴俞平，穴近心膈，故名"膏肓"。

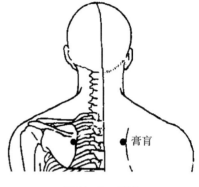

图11-19　膏肓

（3）功效：补肺健脾，宁心培肾，治痨益损。

（4）主治：羸瘦虚损，五劳七伤，骨蒸潮热，盗汗自汗，脾胃虚弱，四肢倦怠，翻胃噎膈，久嗽痨瘵，咳血吐血，肩背痛风，痈疽发背，癫狂，不眠，健忘，梦遗失精等。

6. 风门（图11-20）

（1）定位：在背部，当第2胸椎棘突下，旁开1.5寸。

（2）穴解：属足太阳膀胱经。膀胱主一身之表，是足太阳经、督脉的交会穴。为风邪出入之门户，为风邪易侵之处，且善治风邪为病，故名"风门"。

（3）功效：祛风解表，宣肃肺气。

（4）主治：伤风感冒，头痛发热，颈项强痛，鼻流清涕，咳嗽气喘，胸背疼痛，呕吐，黄疸，水肿，角弓反张，发背，痈疽等。

7. 肺俞（图11-20）

（1）定位：在背部，当第3胸椎棘突下，旁开1.5寸。

（2）穴解：属足太阳膀胱经。肺，为人体内外气体交换的重要器官；俞，同"输"或"腧"，意均同，有转输、运输、输注之义。本穴系肺在背之俞穴，在第3胸椎下两旁各1.5寸处，是肺气转输、输注之穴，治肺疾要穴之一，故名"肺俞"。

（3）功效：解表宣肺，清热理气。

（4）主治：咳嗽，气喘，咯血，骨蒸潮热，盗汗，支气管炎，支气管哮喘，肺炎，肺结核，荨麻疹，皮肤瘙痒症等。

8. 心俞（图11-20）

（1）定位：在背部，当第5胸椎棘突下，旁开1.5寸。

（2）穴解：属足太阳膀胱经。心即心脏，俞即输注。本穴是心气转输于后背体表的部位，故名"心俞"。本穴系心在背之俞穴，内应心脏，是心气转输、输注之穴。心主血，藏神，有理气和血、化痰宁心、安神之功，主治心脏疾患。

（3）功效：宁心安神，理气调血。

（4）主治：心痛，胸闷，惊悸，癫狂痫，卧不得安，失音不语，咳嗽唾血，咯血，便血，肩背痛，痈疽发背，手足心热，遗精等。

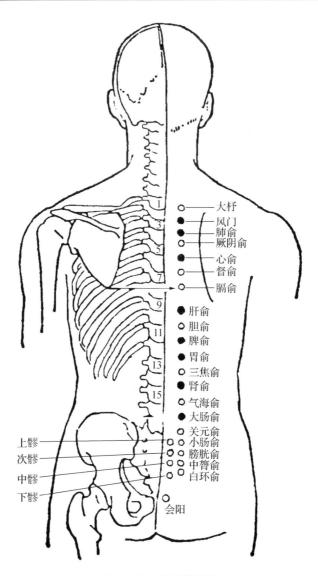

大杼
风门
肺俞
厥阴俞
心俞
督俞
膈俞

肝俞
胆俞
脾俞
胃俞
三焦俞
肾俞
气海俞
大肠俞
关元俞
小肠俞
膀胱俞
中膂俞
白环俞

上髎
次髎
中髎
下髎

会阳

图 11-20　背部膀胱经

9. 肝俞（图 11-20）

（1）定位：在背部，当第 9 胸椎棘突下，旁开 1.5 寸。

（2）穴解：属足太阳膀胱经。肝，是人体内最大的实质性消化腺，五脏之一。本穴内应肝脏，是肝气转输、输注之所，为治肝要穴，故名"肝俞"。

（3）功效：清利肝胆，宁神明目，补血消瘀。

（4）主治：脘腹胀痛，胸胁支满，黄疸结胸，吞酸吐食，饮食不化，目赤痒痛，目生白翳，雀目，青盲，癫狂，病症，脊强反折，鼻衄，唾血，吐血，头痛眩晕，颈项强痛，腰背痛，咳逆短气，寒疝等。

10. 脾俞（图 11-20）

（1）定位：在背部，当第 11 胸椎棘突下，旁开 1.5 寸。

（2）穴解:属足太阳膀胱经。脾,是人体重要的贮藏血液的场所和最大的淋巴器官,五脏之一。本穴为脾在背之俞穴,内应脾脏,并合精气,助胃化食,是脾气转输、输注之所,治脾要穴,故名"脾俞"。脾胃为后天之本,气血化生之源,脾统血,主四肢肌肉,故本穴为治疗脾胃病、妇科病、血病及四肢无力等的重要腧穴。

（3）功效:健脾和胃,利湿升清。

（4）主治:脘腹胀痛,胸胁支满,呕吐噎膈,黄疸,泄泻,鼓胀,痢疾,便血,带下,胃炎,消化性溃疡,胃下垂,肝炎,糖尿病,消化不良,贫血等。

11. 胃俞（图11-20）

（1）定位:在背部,当第12胸椎棘突下,旁开1.5寸。

（2）穴解:属足太阳膀胱经。胃,是人体消化管的扩大部分,是贮藏和消化食物的器官,六腑之一。《灵枢·海论》云:"胃者,水谷之海。"本穴内应胃腑,是胃气转输、输注之处,治胃疾要穴,故名"胃俞"。

（3）功效:和胃健脾,理中降逆。

（4）主治:脾胃虚弱,脘腹胀痛,霍乱吐泻,翻胃吐食,噎膈,饮食不下,食多身瘦,肠鸣腹痛,黄疸水肿,小儿疳积,胸胁支满,腰脊挛痛,疟疾痞块,咳嗽,虚劳,经闭,痛疽等。

12. 肾俞（图11-20）

（1）定位:在腰部,当第2腰椎棘突下,旁开1.5寸。

（2）穴解:属足太阳膀胱经。肾,为人体的泌尿器官,五脏之一。本穴系肾在背之俞穴,内应肾脏,是肾气转输、输注之所,治肾疾要穴,故名"肾俞"。

（3）功效:益肾助阳,强腰利水。

（4）主治:遗精,阳痿,早泄,不孕,不育,遗尿,月经不调,白带,腰背酸痛,头昏,耳鸣,耳聋,小便不利,水肿,喘咳少气等。

13. 大肠俞（图11-20）

（1）定位:在腰部,当第4腰椎棘突下,旁开1.5寸。

（2）穴解:属足太阳膀胱经。大,与小对言。肠是指人体消化器官的后半部分。盖"大肠"即从盲肠至肛门的一段,为六腑之一。《灵枢·本输》载:"大肠者,传导之府。"此处大肠指大肠本腑。大肠司传导,主变化,体之俞,腑之应也。本穴系大肠在背之俞穴,与大肠相应,是大肠之气转输、输注之所,因而得名。

（3）功效:理气降逆,调和肠胃。

（4）主治:反胃噎膈,饮食不化,肠鸣腹胀,绕脐切痛,肠澼泄痢,便秘脱肛,脏毒便血,遗尿癃淋,痛经,腰腿痛,脊强不得俯仰等。

四、四肢部常用腧穴

1. 尺泽（图11-21）

（1）定位:在肘横纹中,肱二头肌肌腱桡侧凹陷处。

（2）穴解:属手太阴肺经。本穴在肘横纹外侧端,为手太阴经之合穴,合象水之归。水之所归,大则江海,小则沼泽,本穴承以前各穴之意,以泽字立意,治意亦广,大有普及全身之势。

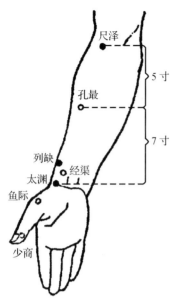

图 11-21　尺泽、列缺、太渊

如治舌咽干涩、血不荣筋、臂挛喉痹,以及津液失调、四肢拘急、静脉充血,取本穴治之,则甘霖普泽,万物孳生矣。尤其时病拘急,在本穴静脉放血,可以立愈。须兼取曲泽,犹旋泻水流通于湖泽,减低漕道水位,则无涨逆之患矣。本穴于位则尺、于功则犹泽也,故名"尺泽"。

(3)功效:清肺泻火,调理肠腑。

(4)主治:肩臂痛,汗出中风,小便数,善嚏,悲哭,寒热,风痹,臑肘挛,手臂不举,喉痹,上气呕吐,口干,咳嗽唾浊,四肢暴肿,心疼臂寒,短气,肺膨胀,心烦闷少气,劳热,喘满,腰脊强痛,小儿慢惊风等。

2. 列缺(图 11-21)

(1)定位:在前臂桡侧缘,桡骨茎突上方,腕横纹上 1.5寸处,当肱桡肌与拇长展肌肌腱之间。

(2)穴解:属手太阴肺经。古代称闪电和天际裂缝为列缺,手太阴从本穴别手阳明,如天际裂缝,故名"列缺"。本穴为手太阴之络,为与手阳明经相互沟通之捷经。致本经之气,得过阳明而上达头脑。此下各穴,乃本经梢末之余气耳。在诊断上观察,阴经之气不足,则形成阳经之气偏盛,而感觉手足灼热。若阳经之气不足,则形成阴经之气偏盛,而感觉手足清冷。若二经之气俱不足,则厥逆矣。其他各经之阴阳构通,亦同此理。倘遇此等证候,可于主客原络诸穴调停处理之。

(3)功效:宣肺祛风,疏经活络。

(4)主治:热病烦心,咽喉肿痛,落枕,头项强痛,咳嗽,气喘,手腕无力,掌中热,溺血等。

3. 太渊(图 11-21)

(1)定位:伸臂仰掌,在腕掌侧横纹桡侧端桡动脉搏动处。

(2)穴解:属手太阴肺经,为肺经原穴,亦是输穴,亦是八会穴之脉会。本穴为脉之大会,通达十二经络,犹水流之交汇也,故名"太渊"。太,大也;渊,深也。会经渠之总汇而得名也。治肺胀、喘满、狂言、嗌干、妒乳等,总以清凉退热之功为多。凡诸郁热之宜以清凉者,皆可取此。

(3)功效:止咳化痰,扶正祛邪,通调血脉。

(4)主治:咳嗽,气喘,咯血,胸痛,咽喉肿痛,扁桃体炎,肺炎,心动过速,桡腕关节及周围软组织疾患,膈肌痉挛等。

4. 合谷(图 11-22)

(1)定位:在手背,第 1、第 2 掌骨间,当第 2 掌骨桡侧的中点处。

(2)穴解:属手阳明大肠经。谷即山洼无水之地,又指肌肉之结合处,《黄帝内经·素问》谓:"肉之大会为谷。"本穴取意古之山名,以肉之大会为谷,二处相连为合,又有交结、集会之意。食拇指并拢,虎口处出现隆起肌肉,状若山峰。又本穴在拇指食指歧骨间,

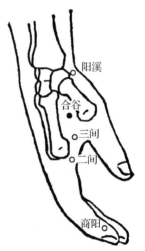

图 11-22　合谷

大凹隙中,故喻之为"谷"。更有少谷、间谷来与交会,故名"合谷"。

(3)功效:疏风解表,清泄肺气,通降肠胃。

(4)主治:头痛,齿痛,目赤肿痛,咽喉肿痛,失音,口眼㖞斜,半身不遂,痄腮,疔疮,经闭,腹痛,牙关紧闭,小儿惊风,鼻衄,耳鸣耳聋,发热恶寒,无汗,多汗,瘾疹,疟疾等。

5. 手三里(图11-23)

(1)定位:在前臂背面桡侧,当阳溪与曲池连线上,肘横纹下2寸。

(2)穴解:属手阳明大肠经。手是上肢之泛称。三,数名。里,似有三穴之意,大肠与胃,同属阳明,在肘膝之下各有三穴,其名亦同。即在肘前有本穴及上廉、下廉,在膝以下有三里、巨虚上廉、巨虚下廉。《黄帝内经·素问》言:"天枢之上,天气主之;天枢以下,地气主之;气交之分,人气从之,万物由之。"天地万物主从之气,得其中和之宜,则生长成藏各得其用。失其中和之宜,则交通不表,风雨不节,人物即因之生病。三里之穴,能治上中下三部之病,故名"三里",以其功用而得名。本穴在臂,故名"手三里"。

(3)功效:通经活络,清热明目,调理肠胃。

(4)主治:肘臂酸痛,上肢不遂,齿痛,颊肿,瘰疬,腹痛,吐泻,腰背痛,消化性溃疡等。

图11-23　手三里、曲池

6. 曲池(图11-23)

(1)定位:位于肘横纹桡侧端凹陷处,屈肘取穴。

(2)穴解:属手阳明大肠经。曲即弯曲,池即池塘,指体表凹陷。屈肘取穴,在肘横纹桡侧端陷中,故名"曲池"。

(3)功效:清热和营,降逆活络。

(4)主治:发热,咽喉肿痛,目赤,齿痛,臂肘疼痛,上肢不遂,腹痛,吐泻,痢疾,瘰疬,丹毒,疮疡,湿疹,荨麻疹,中暑,高血压,神经衰弱等。

7. 劳宫(图11-24)

(1)定位:在手掌心,当第2、第3掌骨之间偏于第3掌骨,握拳屈指时中指尖处。

(2)穴解:属手厥阴心包经,为心包经的荥穴,五行属火。劳即劳动,宫即中央,手司劳动,劳指手,本穴在手的掌部中央,故名"劳宫"。

(3)功效:清心安神,除湿和胃,凉血熄风。

(4)主治:中风昏迷,癫狂,痫证,善怒,喜笑不休,心痛,胸胁支满,胸痛,胃脘病,呕吐,气逆,食不下,黄疸,少腹积聚,手颤,热病汗不出,烦渴,口臭,嗌痛,劳倦等。

8. 大陵(图11-25)

(1)定位:正坐或仰卧位,仰掌,在腕横纹的中点处,当掌长肌与桡侧腕屈肌肌腱之间。

(2)穴解:属手厥阴心包经,为心包经的原穴,在五输穴中为输穴,五行属土。大阜曰陵,陵,隆也,体隆高也。本穴在腕横纹中央,是近掌处,其体隆而高大如阜,穴在掌根阜起处,亦陵丘之象也,故名"大陵"。本穴治喘咳呕血、心悬如饥和心胁痛等。主治功能为催眠。

(3)功效:清心除烦,和胃宽胸,疏经活络。

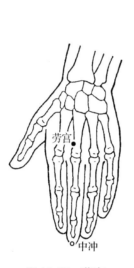

图 11-24　劳宫

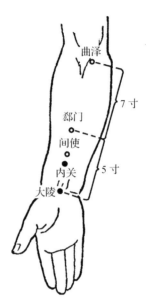

图 11-25　大陵、内关

(4)主治:心痛,心悸,心烦,心肌炎,失眠,精神病,癫狂,胃炎,骨痛,呕吐,呕血,胸中热痛,身热头痛,目黄,目赤痛,喉痹,咽干,腕关节周围软组织损伤等。

9. 内关(图 11-25)

(1)定位:在前臂掌侧,当曲泽与大陵的连线上,腕横纹上 2 寸,掌长肌与桡侧腕屈肌肌腱之间。

(2)穴解:属手厥阴心包经,是手厥阴心包经的络穴,八脉交会穴之一,通阴维脉。内即内侧,与外相对,关即关隘。本穴近候脉之"关",与外关相对,因而名之。《灵枢·终始》云:"阴溢为内关。内关不通,死不治。"胸膈痞塞不通诸病,正为内关之象,盖以阴气闭塞于内,不与外阳协调,致阴气逆行上犯,而为胸中各病,本穴可以治之,故名"内关"。犹内藏之关隘也。与外关内外相对,且交相联络。"阴维为病苦心痛",手厥阴心包经"起于胸中,出属心包络",心主血脉,心藏神,本穴又为心包经络穴,故可治疗心、胸、神志病症。

(3)功效:宁心安神,和胃降逆,理气镇痛。

(4)主治:心痛,心悸,胸闷,胸痛,胃痛,呕吐,呃逆,癫痫,热病,上肢痹痛,偏瘫,失眠,眩晕,偏头痛等。

10. 外关(图 11-26)

(1)定位:在前臂背侧,当阳池与肘尖的连线上,腕背横纹上 2 寸,尺骨与桡骨之间。

(2)穴解:属手少阳三焦经,是手少阳三焦经的络穴,八脉交会穴之一,通阳维脉。外为内之对,关即关隘。本穴在前臂外侧要处,犹如关隘,故名"外关"。本穴主要用于头面、耳目及本经脉所过的疾患。

(3)功效:疏表解热,通经活络。

(4)主治:感冒,头痛,发热,耳鸣,耳聋,目痛,咽肿,口眼㖞斜,瘰疬,胸胁痛,手颤指麻,肘臂屈伸不利等。

11. 阳池(图11-26)

(1)定位:在腕背横纹中,当指伸肌肌腱的尺侧缘凹陷处。

(2)穴解:属手少阳三焦经,是手少阳三焦经的原穴。阳,指手背及手少阳。陷者为池。本穴在背为阳,其处凹陷如池,为手少阳脉气所过之原穴,犹如水之停积于池也。《针灸甲乙经》有"在手表腕上陷者中",故名"阳池"。

(3)功效:清热通络,通调三焦,益阴增液。

(4)主治:耳聋,目红肿,喉痹,口干,手腕折伤,前臂及肘部疼痛,肩痛,颈痛,消渴,烦闷,热病无汗,疟病寒热等。

12. 中渚(图11-27)

(1)定位:在手背部,当环指本节(掌指关节)的后方,第4、第5掌骨间凹陷处。

(2)穴解:属手少阳三焦经。中,指人身元气之根本,又指心神情志。《素问·五常政大论》云:"中,根也。"注:"谓生气之根本,发自身形之中。三焦正为人身元气之根本也。"渚,水歧也,又小沙洲也。渚,本作"陼"。《说文解字》云:"如渚者陼丘,水中高者也。"段注:"《释水》曰:水中可居者曰洲,小洲曰渚。"三焦水道似江,穴居其中如渚,

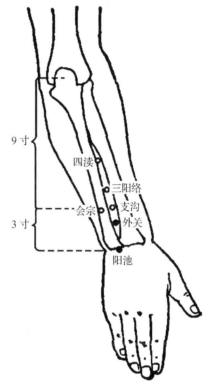

图11-26 外关、阳池

本穴在小指次指掌骨间,循手少阳之脉,由关冲通此而走于阳池,犹水流绕洲而成渚也。手三阳之脉,顺行手背,而本经居三阳之中间,水流成渚,其势较缓,能使水液留涟,故本穴治症略同液门。

(3)功效:清热通络,开窍益聪。

(4)主治:头痛,目眩,面赤,目痛,目翳,视物不清,耳聋,耳鸣,咽肿,喉痹,脊膂痛,肩背肘臂疼痛,手指不能屈伸,热病,疟疾等。

13. 神门(图11-28)

(1)定位:仰掌,在腕部,腕横纹尺侧端,尺侧腕屈肌肌腱的桡侧凹陷处。

(2)穴解:属手少阴心经,为手少阴心经的原穴。五输穴之一,本经输穴,五行属土。《内经》云:"心藏神。"《道藏》云:"玉房之中神门户。"玉房即心也。本穴为本经主要穴位。治恐、悸、呆、痴、健忘、狂痫等。神识不清诸症,取本穴以开心

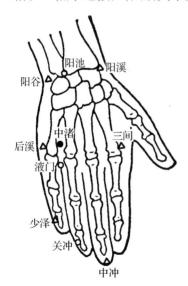

图11-27 中渚

气之郁结,故名"神门"。《素问·气交变大论》载:"神门绝者,死不治。"王冰注:"神门,心脉也。"

(3)功效:益心安神,通经活络,补益心气。

(4)主治:心痛,心烦,健忘失眠,惊悸怔忡,痴呆,癫狂痫证,目黄胁痛,掌中热,呕血,吐血,头痛,眩晕,失音,心绞痛,心高血压,失眠,健忘,神经衰弱,精神病,目黄,咽干失喑,胁痛,喉痹,心悸,惊悸,怔忡等。

14. 极泉(图11-29)

(1)定位:在腋窝顶点,腋动脉搏动处。

(2)穴解:属手少阴心经。极为顶点、尽头、最高之意,泉即水泉。本穴在腋下,为上臂之最高处,局部凹陷且汗出如泉,故名"极泉"。

(3)功效:理气活血,疏通经络。

(4)主治:上肢不遂,心痛,胸闷,胁肋胀痛,瘰疬,肩臂疼痛,咽干烦渴等。

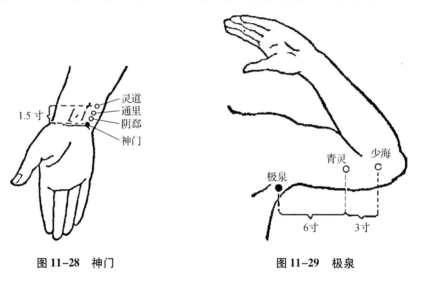

图11-28 神门　　　　图11-29 极泉

15. 后溪(图11-30)

(1)定位:在手掌尺侧,微握拳,当小指本节(第5掌指关节)后的远侧掌横纹头赤白肉际处。

(2)穴解:属手太阳小肠经,是手太阳小肠经的输穴,五行属木;八脉交会穴之一,通督脉。后为前之对,溪指沟溪。第5掌骨高突如山,后缘凹陷如溪,穴在其间,故名"后溪"。本穴为手太阳小肠经的输穴,其经脉循行出肩解,绕肩胛,交肩上,循项,又为八脉交会穴,通于督脉,督脉循行腰背正中,故可主治小肠经、督脉、膀胱经、阳跷脉所过部位的经脉病和头面五官病。

(3)功效:散风清热,疏调经络。

(4)主治:头痛项强,落枕,目赤肿痛,耳聋,耳鸣,鼻衄,癫痫,疟疾,黄疸,盗汗,腰背腿痛,肘、臂、手指挛急等。

16. 血海(图11-31)

(1)定位:屈膝,在大腿内侧,髌底内侧端上2寸,当股四头肌内侧头的隆起处。

144

（2）穴解:属足太阴脾经。血,指气血。海,百川皆归之处。本穴在膝上内侧,按之凹深,脾生血,本穴离膝而上,血渐生旺,而腹中饮食所生之血,亦能于此所上下,血生于此地。主治崩经带产,以及男女之血分诸证,犹言治血症之渊海,针灸本穴有引血归脾之效,犹如江河百川入归诸海之意,故名"血海"。"血海"义为血之归聚处,具有调血的作用,可用于治疗与血有关的多种疾病,尤其是妇科经血病症。

（3）功效:调经统血,健脾化湿。

（4）主治:月经不调,痛经,经闭,崩漏,带下,五淋,湿疹,隐疹,阴部痒痛,股内侧痛等。

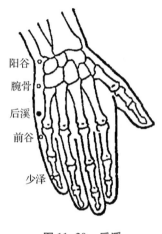

图 11-30　后溪

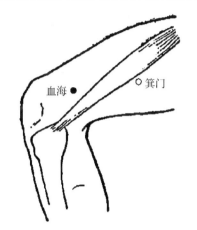

图 11-31　血海

17. 阴陵泉（图 11-32）

（1）定位:在小腿内侧,当胫骨内侧髁后下方凹陷处。

（2）穴解:属足太阴脾经,别名阴之陵泉,是足太阴脾经五输穴的合穴,五行属水。阴为阳之对,陵指山陵,泉即水泉。内为阴,穴在胫骨内侧髁下缘陷中,如山陵下之水泉,故名"阴陵泉"。阴陵泉穴有温运中焦、清利下焦之功,主治脾、肾二经病,凡由中焦虚寒、下焦湿热所致的病症多选用本穴施治。

（3）功效:清利温热,健脾理气,益肾调经,通经活络。

（4）主治:腹痛,腹胀,食欲缺乏,水肿,黄疸,霍乱吐泻,小便不利或失禁,遗尿,月经不调,痛经,遗精,阳痿,疝瘕,膝痛,脚气等。

18. 三阴交（图 11-32）

（1）定位:在小腿内侧,当足内踝尖上 3 寸,胫骨内侧缘后方。

（2）穴解:属足太阴脾经。三阴指足三阴,交即交会。本穴系足太阴脾经、足厥阴肝经、足少阴肾经三经之交会穴,故名"三阴交"。足太阴脾经属脾络胃,上注于心,本穴为肝、脾、肾三条阴经的交会穴,故本穴可治肝、脾、肾、心的病变:如消化系统疾

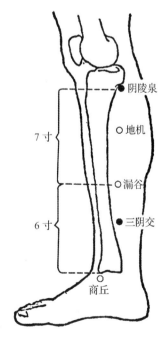

图 11-32　阴陵泉、三阴交

病、妇科病、泌尿及生殖系统疾病、运动系统疾病、皮肤病及神志病,临床应用相当广泛。

(3)功效:健脾理血,益肾平肝。

(4)主治:肠鸣泄泻,腹胀,食不化,月经不调,崩漏,赤白带下,阴挺,经闭,痛经,难产,产后血晕,恶露不尽,遗精,阳痿,早泄,阴茎痛,疝气,水肿,小便不利,遗尿,足痿痹痛,脚气,失眠,湿疹,荨麻疹,高血压,神经性皮炎,不孕等。

19. 公孙(图11-33)

(1)定位:在足内侧缘,当第1跖骨基底的前下方。

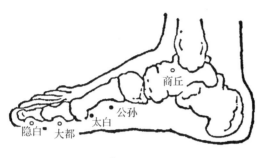

图11-33 公孙、太白

(2)穴解:属足太阴脾经,是足太阴脾经的络穴;八脉交会穴之一,通冲脉。公孙为黄帝的姓氏,黄帝以土德王天下,本穴为脾经络穴,故名"公孙"。本穴合于胃心胸部位,冲脉起于胞中,至胸中而散,足太阴脾经又上注于心,故可治疗脾胃、心胸部位的疾病。

(3)功效:理脾胃,调冲脉,清神志。

(4)主治:胃痛,呕吐,饮食不化,肠鸣腹胀,腹痛,痢疾,泄泻,心烦失眠,水肿,发狂妄言,嗜卧,脚气等。

20. 太白(图11-33)

(1)定位:位于足内侧缘,当足大趾本节(第1跖骨关节)后下方赤白肉际凹陷处(当第1跖骨小头后下方凹陷处)。

(2)穴解:太白属足太阴脾经,是足太阴脾经的输穴和原穴,五行属土。太,大也。白,肺之色也,气也。本穴在高大突起的第一跖骨小头之后缘,且此处皮色亦较白,骨高肉白,故象形比拟而以太白山名之。

(3)功效:生发阳气,健脾和胃,清热化湿。

(4)主治:胃痛,肠胃炎,胃痉挛,呕吐呃逆,腹胀腹痛,肠鸣泄泻,饥不欲食,食而不化,痢疾,便秘,体重节痛,水肿,肠痈,身重,骨节酸痛,胸胁胀满,热病无汗,手足厥冷,脚气红肿,膝胫酸痛,转筋,神经性呕吐,肠疝痛,肠出血,痔漏,纳呆,胸胁胀痛,痿证,痔疮,腰痛,下肢麻痹或疼痛等。

21. 足三里(图11-34)

(1)定位:在小腿前外侧,当犊鼻下3寸,距胫骨前缘一横指。

(2)穴解:属足阳明胃经,是胃腑下合穴。本穴名解有二。《灵枢·九针十二原》云:"阳有阴疾者,取之下陵三里。"犹言陵下三寸处也。《素问》云:"天枢以上,天气主之,天枢以下,地气主之。气交之分,人气从之。万物由之。"本穴统治腹部上中下三部诸症,是以谓之"三里"。古"理"与"里"通。本穴在下肢,故名"足三里",示别于手三里也。《灵枢·海论》云:"胃者水谷之海,其输在气街下至三里"。依此推之,气街以下,至于三里,统为胃之腧穴。华元化谓,三里主治五痨、羸瘦、亡阳、虚乏、胸瘀血、乳痈等。秦承祖谓,诸症皆治,但以治胃为主。观此可知本穴功能,不仅行于腹部,而兼治全身上中下也。

(3)功效:健脾和胃,扶正培元,通经活络,升降气机。

（4）主治:胃痛,恶心,呕吐,呃逆,噎膈,纳呆,消化不良,腹痛,腹胀,肠鸣,泄泻,痢疾,便秘,肠痈,乳痈,目疾,喉痹,头痛,失眠,眩晕,心悸,怔忡,气喘,虚劳,黄疸,水肿,癫痫,下肢痹痛、瘫痪或麻痹,脚气,急慢性胃肠炎,溃疡病,胰腺炎,胆囊炎,阑尾炎,高血压,神经衰弱,小儿单纯性消化不良等,并有强壮作用。

22. 上巨虚（图 11-34）

（1）定位:在小腿前外侧,当犊鼻下 6 寸,距胫骨前缘一横指（中指）。

（2）穴解:属足阳明胃经。本穴原名"巨虚上廉"。按"巨虚"二字之义,即大空隙也;廉,侧也,隅也。本穴位于小腿外侧,胫骨、腓骨之间形成较大间隙,穴在此空隙之上方,故名"上巨虚"。本穴为大肠之合,故能治大肠诸疾。

（3）功效:通肠化滞,理脾和胃,疏经调气。

（4）主治:腹痛,腹胀,肠中切痛,肠鸣,泄泻,脐腹疼痛,胃肠炎,急性肠炎,急性单纯性阑尾炎,痢疾,急性细菌性痢疾,饮食不化,胃脘痛,食欲缺乏,便秘,肠痈,胸胁支满,中风偏瘫,脚气,下肢痿痹,膝胫酸痛,咳逆气喘,小便黄赤,偏枯不遂,脚胫酸痛,下肢水肿,痿痹等。

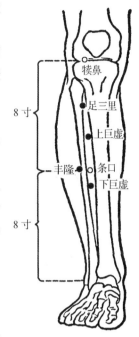

图 11-34　足三里、上巨虚、下巨虚、丰隆

23. 下巨虚（图 11-34）

（1）定位:在小腿前外侧,当犊鼻下 9 寸,距胫骨前缘一横指（中指）。

（2）穴解:属足阳明胃经。下即下方,巨即巨大,虚即中空、空隙,胫骨、腓骨间形成较大间隙,穴在此空隙之下方,故名"下巨虚"。本穴原名"巨虚下廉",位于条口之下。为小肠之合,能治小肠诸疾。治阑尾炎,可取两巨虚,或取条口。按此三穴,同在一条缝隙之中,其所治症,大同小异,上巨虚合于大肠,下巨虚合于小肠,条口居二巨虚之间,其与二肠有关,势可知也。以形势而论,三穴在腿,故其治湿痹胫痿,亦有功效也。

（3）功效:理肠胃,清湿热,化积滞。

（4）主治:小腹痛,肠鸣腹痛,泄泻,痢疾,大便脓血,急慢性肠炎,胃中热,胃脘痛,纳呆,小便不利,小便黄,消谷善饥,胸胁痛,腰脊痛引睾丸,下肢痿痹,下肢瘫痪,足不履地,寒湿脚气,下肢水肿,足痿不收,乳痈,涎出,喉痹,中风偏瘫,暴惊狂言等。

24. 丰隆（图 11-34）

（1）定位:在小腿前外侧,当外踝尖上 8 寸,条口外,距胫骨前缘二横指（中指）。

（2）穴解:属足阳明胃经。丰即丰富,隆即隆起。足阳明脉谷气充足,气血旺盛,至此溢入大络,故名"丰隆"。本穴司气分之升降,于体则像,于用则复。犹地气升为云,天气降为雨。观本穴所治,为胸膈痰滞,沉昏头痛。一切头脑不清,有如云雾蒙蔽之状,均属天阳失律,阴气弥漫之症,借此下阳上达,而消在高在上之荫翳也,故本穴寓有云雷之意,故名"丰隆"。再以字义测之,既丰且隆,乃丰年大有之象,本穴治症颇多,且多治丰盈充满之症,颇具丰隆含意。又本穴在下肢外侧,肌肉隆起之处,亦有丰隆之意,叩其寓意则薄矣,不若取意云雷为佳。

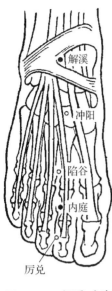

图 11-35　解溪、内庭

（3）功效：健脾化痰，和胃降逆。

（4）主治：头痛眩晕，咳嗽多痰，气喘，胸痛，癫狂，痫证，下肢浮肿，腿膝酸痛，下肢痿痹，高血压等。

25. 解溪（图 11-35）

（1）定位：在足背与小腿交界处的横纹中央凹陷处，当拇长伸肌与趾长伸肌肌腱之间。

（2）穴解：属足阳明胃经。解即分解，指踝关节；溪即沟溪，指体表较小的凹陷。本穴在足关节当前正中，胫骨、距骨相接之凹隙处，因名以"溪"。又以其处易于脱臼，故名之以"解"，而曰"解溪"。本穴治骺骨转筋之外，又治癫痫、烦心、眉棱骨痛、目赤，以其能引上焦郁热下行，而解之也。

（3）功效：健脾化滞，清热宁神。

（4）主治：头痛，眩晕，癫狂，腹胀，便秘，下肢痿痹，目赤，胃热谵语，面肿，霍乱，瘛疭，惊悸，咳喘，膝重转筋，脚软无力等。

26. 内庭（图 11-35）

（1）定位：在足背，当第2、第3趾间，趾蹼缘后方赤白肉际处。

（2）穴解：属足阳明胃经。门内曰庭，主屋正室亦曰庭。本穴之下为"厉兑"。"兑"于《易经》为口，为门。本穴犹在门庭之内也。又其所治症，多不在穴位近处，而在头脑腹心者居多，是其功用有关于内也。于体则庭，于用则内，故名"内庭"。

（3）功效：和胃降逆，通肠化滞，清热宁神。

（4）主治：发热，头痛，牙痛，口喝，鼻衄，咽喉肿痛，腹痛，腹胀，泄泻，痢疾，便秘，便血，瘾疹，足背肿痛等。

27. 曲泉（图 11-36）

（1）定位：位于人体的膝内侧，屈膝，当膝关节内侧端。

（2）穴解：属足厥阴肝经，为肝经气血的会合之处，故为肝经合穴。曲，隐秘也。泉，泉水也。穴在阴谷之前，曲膝横纹内侧端，凹处，故名"曲泉"。《灵枢·本输》云："肝……入于曲泉。曲泉，辅骨之下，大筋之上也，屈膝而得之，为合，足厥阴也。"

（3）功效：清肝火，祛湿热。

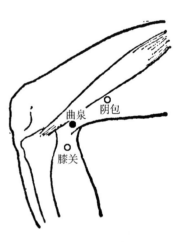

图 11-36　曲泉

（4）主治：小腹痛，泄泻，遗精，阳痿，阴痛，阴挺，阴痒，小便不利，癃闭，颓疝，女子疝瘕，目眩痛，不嗜食，阴股痛，膝胫痛，身热汗不出，狂病等。

28. 太冲（图 11-37）

（1）定位：正坐或仰卧位，在足背侧，当第1跖骨间的后方凹陷处。

（2）穴解：属足厥阴肝经，足厥阴肝经的原穴，又为马丹阳天星十二穴之一，配合谷穴，称为"四关穴"。太，大也。冲，冲射之状也。太冲穴底，与涌泉相对。涌泉属肾。《素问·水热穴论》云："三阴之所交，结于脚也。踝上各一行，行六者，此肾脉之下行也。名曰太冲。"王启玄注:"肾脉与冲脉并下行,循足,合而盛大,故曰太冲。"其所治症,多同于涌泉。为理气之主穴,调血之要穴,当与肾经诸穴互参之。

(3)功效:疏肝理气,清热调经,清肝泻火,凉血活血,镇肝熄风,平肝潜阳。

(4)主治:头痛,眩晕,目赤肿痛,青盲,口㖞等,中风,癫痫,小儿惊风,黄疸,胁痛,呕逆,腹胀,月经不调,痛经,经闭,带下,遗尿,癃闭,下肢痿痹,足跗肿痛等。

29. 环跳(图11-38)

(1)定位:在股外侧部,侧卧屈股,当股骨大转子最凸点与骶管裂孔连线的外1/3与内2/3交点处。

(2)穴解:属足少阳胆经。环,弯曲,有圈之义,同"镮",镮为手镯。跳,跃起。必须弯身环腿方可便于跳跃,指取穴时之体位及其能治环而难跳之腿病而言。环,环腿难伸,不能跳跃,为腿病的必然之象。本穴为治腿病之要穴。且在取本穴时必须侧卧,屈上腿、伸下腿,穴处即出现凹陷,也与环跳之象相符。

(3)功效:疏经通络,强腰益肾,祛风散寒。

(4)主治:腰胯疼痛,下肢不遂,膝胫酸痛,冷风湿痹,风疹,水肿等。

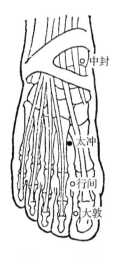

图11-37 太冲

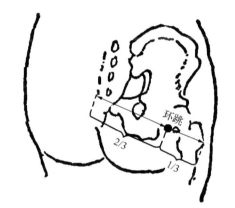

图11-38 环跳

30. 风市(图11-39)

(1)定位:在大腿外侧部的中线上,当腘横纹上7寸,或直立垂手时,中指尖处。

(2)穴解:属足少阳胆经。风,为六淫之一,百病之长。市,集市,货物集散之处。本穴在下肢风邪聚集之处,善治风痹。本穴为治诸风之要穴。如偏枯麻醉、湿痹、中风不语等均可取此。犹治疗诸风之市集也,故名"风市"。但限于外侵之风,若以治内生之风,须兼取解热之穴。

(3)功效:祛风化湿,通经活络。

(4)主治:腰尻重痛,下肢萎痹或麻木,膝痛,腨肠冷痛,浑身瘙痒,厉风,疝气,遗尿等。

31. 阳陵泉(图11-40)

(1)定位:在小腿外侧,当腓骨头前下方凹陷处。

（2）穴解：属足少阳胆经。阳为阴之对，外为阳；陵即丘陵；泉即水泉。膝外侧腓骨小头隆起如陵，穴在其下陷中，犹如水泉，故名"阳陵泉"。穴在膝下外侧，腓骨上端，踝突下，孔穴甚深，可透阴之陵泉。本穴即《内经》所谓"阳之陵泉"也，因简称"阳陵泉"。《素问·脉要精微论》云："膝者筋之府。"故后人以本穴为治筋病之会穴。凡治筋病，先取本穴，后取他穴。

（3）功效：舒肝利胆，强健腰膝。

（4）主治：胸胁支满，胁肋疼痛，呕吐胆汁，寒热往来，头痛腰痛，半身不遂，膝股疼痛，下肢麻木，脚胫酸痛，筋挛，筋软，筋痛，虚劳失精，小便不禁，遗尿，颜面浮肿，小儿惊风等。

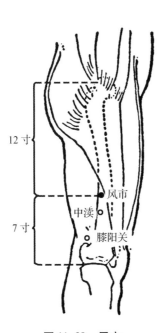

图 11-39　风市

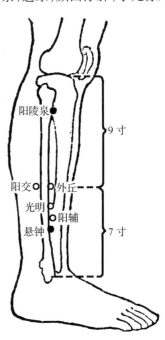

图 11-40　阳陵泉、悬钟

32. 悬钟（图 11-40）

（1）定位：在小腿外侧，当外踝尖上 3 寸，腓骨前缘。

（2）穴解：属足少阳胆经，为八会穴之髓会。悬即悬挂，钟即钟铃。本穴当外踝上，正是古时小儿悬挂脚铃的部位，故名"悬钟"。本穴主治头项、胸胁及本经脉所过部位的疾患。

（3）功效：平肝熄风，舒肝益肾。

（4）主治：偏头痛，咽喉肿痛，颈项强痛，下肢痿痹，痔疾，便秘，胸胁胀痛等。

33. 足临泣（图 11-41）

（1）定位：在足背外侧，当第 4、第 5 趾间，趾蹼缘后方赤白肉际处。

（2）穴解：属足少阳胆经。临，有居高临下、治之之义。泣，有泪下之义，与涩通，义凝滞也，即不爽利也。本穴在足小指次指本节后凹陷处，足少阳胆经之输穴，穴临于足，其气上通于目，主目疾。目者，泣之所出，其功能以目之临泣相类，《子午流注说难》云："在头者曰头临泣，在足者曰足临泣，因足太阳少阳之起穴，皆在目内外眦，泣自目出，故曰临泣。"人当哭泣泪落，适当本穴处，亦取名临泣之意也。凡有凝滞郁塞之感者，本穴可以通之。即本穴功用能通涩也。有患乳疮者,乳汁因之不通,刺本穴而通,须同时抚摩揉按全乳,或用大孩吮吸之。针入稍停,捻转提插之,颇效。

(3)功效:舒肝熄风,化痰消肿。

(4)主治:头痛,目眩,目赤肿痛,颔痛腮肿,齿痛,耳聋,咽肿,瘰疬,腋下肿,乳肿,胸痹,胁肋痛,髀枢痛,膝踝关节痛,足背红肿,咳逆喘息,疟疾,月经不调等。

34. 太溪(图11-42)

(1)定位:正坐平放足底或仰卧位,位于足内侧,内踝后方,当内踝尖与跟腱之间的凹陷处。

(2)穴解:属足少阴肾经,为足少阴肾经的输穴、原穴。本穴则犹溪涧之溪也,且本穴出于内踝之后,凹隙大深之处,故名"太溪"。考人身最深莫过于肾,本穴由足下通之,亦太溪之意也。《会元针灸学》云:"太溪者,山之谷通于溪,溪通于川。肾藏志而喜静,出太深之溪,以养其大志,故名太溪。"

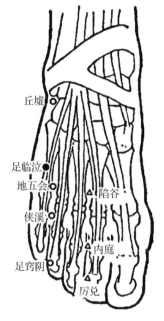

图11-41 足临泣

(3)功效:滋阴清热,益肾补虚。

(4)主治:头痛目眩,咽喉肿痛,牙痛,耳聋,耳鸣,咳嗽,气喘,胸痛咯血,消渴,月经不调,失眠,健忘,遗精,阳痿,小便频数,腰脊痛,下肢厥冷,内踝肿痛等。

35. 照海(图11-42)

(1)定位:在足内侧,内踝尖下方凹陷处。

(2)穴解:属足少阴肾经,为八脉交会穴之一,通阴跷脉。照即光照,海即海洋。本穴属肾经,气感如海,居于然骨弯,故得到燃烧之光照,意为肾中真阳,可光照周身,故名"照海"。

(3)功效:养阴液,利咽喉,清神志,调下焦。

(4)主治:失眠,嗜睡,痫证,咽喉干痛,目赤肿痛,月经不调,痛经,带下,阴挺,阴痒,小便不利或频数,便秘,踝关节肿痛等。

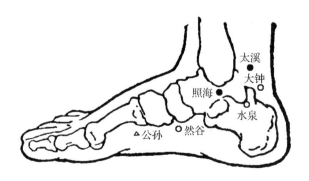

图11-42 太溪、照海

36. 涌泉(图11-43)

(1)定位:在足底部,卷足时足前部凹陷处,约当足底第2、第3趾趾缝纹头端与足跟连线

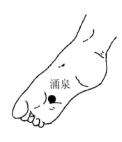

图 11-43 涌泉

的前 1/3 与后 2/3 交点处。

（2）穴解：属足少阴肾经，是足少阴肾经的井穴，五行属木。涌，有水腾溢上升之义，涌出，上涌。泉，水自地出为泉。按少阴居人身六经之最里，本穴又为全身孔穴最下，承至阴之静，由阳经至于阴经，而作涌泉之动。犹人情物理之极，则必反也。《灵枢·本输》："肾出于涌泉，于泉者足心也。"张隐庵注："地下之水泉，天一之所生也。故少阴所出，名曰涌泉。"本穴多治头、胸之病。用以引热下行也。

（3）功效：苏厥开窍，滋阴益肾，平肝熄风。

（4）主治：头痛，眩晕，咽喉肿痛，舌干，失音，昏厥，癫狂，癔症，小儿惊风，失眠，便秘，小便不利，足心热等。

37. 金门（图 11-44）

（1）定位：在足外侧，当外踝前缘直下，骰骨下缘处。

（2）穴解：是足太阳膀胱经与阳维脉的交会穴。本穴在申脉穴前下方，骰骨外侧凹陷处，为足太阳之郄穴，阳维脉所别属之门，太阳经至此，临于垂末，将与少阴之气交接，犹时届九秋，阳利之气受遏，金风肃起，遏化阴和之气也。一变而为萧瑟之阴，故曰"金门"。

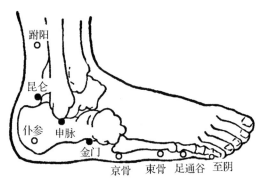

图 11-44 金门、申脉、昆仑

（3）功效：安神开窍，通经活络。

（4）主治：腰膝酸痛，下肢不遂，历节痛风，外踝红肿，头风，牙痛，耳聋，项强，肩背痛，尸厥，癫痫，惊风，暴疝，疟疾，霍乱转筋等。

38. 申脉（图 11-44）

（1）定位：在足外侧部，当外踝直下方凹陷处。

（2）穴解：属足太阳膀胱经，为八脉交会穴之一，通于阳跷脉。申通"伸"，是伸展的意思；脉即经脉。本穴属足太阳脉，又是阳跷脉的始发点，由此向阳跷脉伸展，故名"申脉"。

（3）功效：清神志，舒筋脉，通阳跷。

（4）主治：偏正头痛，目赤肿痛，眩晕，膝部红肿，跟骨痛，足痿不收，霍乱转筋，癫痫，晕厥等。

39. 昆仑（图 11-44）

（1）定位：在足部外踝后方，当外踝尖与跟腱之间的凹陷处。

（2）穴解：属足太阳膀胱经。昆仑为山名，外踝高突如山，穴在其后，故名"昆仑"。本穴与内踝后足少阴肾经的太溪相对应，故相互配合以治疗妇科病和踝关节病为主。

（3）功效：疏风通络，活血止痛。

（4）主治：头痛，目眩，项强，鼻衄，腰痛，脚跟痛，小儿癫痫，难产，胞衣不下，下肢麻痹或瘫痪，坐骨神经痛，足踝关节及周围软组织疾患等。

40. 承扶(图11-45)

(1)定位:在大腿后面,臀横纹的中点。

(2)穴解:属足太阳膀胱经。承,佐助担当也。扶,木名;扶木,扶桑也。人身坐立有木之象,穴在身躯之下方,正为人体之扶持,谓其对扶持人体与治疗下肢风病,俱可承担也,在下肢风病及风病之自下而上者,皆可取之。提携婴儿,负之抱之,均以手承扶其臀。本穴在臀横纹正中,适当挟持着手之处,故名"承扶"。

(3)功效:通经活络,疏利腰膝。

(4)主治:腰腿疼痛,下肢痿痹,痔疮出血,小便不利,大便秘结等。

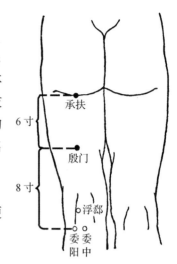

图11-45　承扶、殷门

41. 殷门(图11-45)

(1)定位:在大腿后面,当承扶与委中的连线上,承扶下6寸。

(2)穴解:属足太阳膀胱经。殷即深厚、正中,门即门户。本穴在大腿后面正中,局部肌肉深厚,为足太阳脉气出入之门户,故名"殷门"。

(3)功效:舒筋通络,强健腰膝。

(4)主治:腰腿痛,下肢痿痹,腰背疼痛,股后肿痛,疝气,后头痛等。

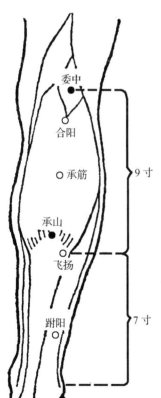

图11-46　委中、承山

42. 委中(图11-46)

(1)定位:在腘横纹中点,当股二头肌与半腱肌肌腱之间。

(2)穴解:属足太阳膀胱经,是足太阳膀胱经的合穴,膀胱的下合穴,五行属土,四总穴之一。委即弯曲,中即中间。本穴在腘窝横纹中点,故名"委中"。本穴主治腰腿、肠胃及本经脉所过部位的疾患。

(3)功效:清热凉血,舒筋通络,祛除风湿。

(4)主治:背痛,腰痛,下肢痿痹,腹痛,吐泻,小便不利,遗尿,丹毒,瘾疹,皮肤瘙痒,疔疮等。

43. 承山(图11-46)

(1)定位:在小腿后面正中,委中与昆仑之间,当伸直小腿或足跟上提时腓肠肌肌腹下出现角形凹陷处。

(2)穴解:属足太阳膀胱经。承即承受,山即山岭。腓肠肌肌腹高突如山,本穴在其下,有承受之势,故名"承山"。本穴主治腰腿及肛门等疾患。

(3)功效:舒筋活络,通畅理气。

(4)主治:腰脊痛,膝下肿,脚腨酸重,霍乱转筋,脚跟急痛,脚弱无力,下肢不遂,腹痛,腹胀,大便难,泄泻,脱肛,痔疾,便血,癫疾,瘛疭,小儿惊痫等。

第十二章　脏腑病机

疾病的发生和发展,其症状表现是错综复杂的,但究其因则不外乎脏腑和经脉的功能失调。因此经脉导引疗法除了受经脉基本理论指导,也离不开脏腑理论的指导,因为脏腑和经脉本来就是一体的,二者是密不可分的统一体。彭子益在《圆运动的古中医学》中道:"脏腑如储电之瓶,经如传电之线。"调理疾病时,应将经脉和脏腑联系在一起统筹考虑病机病证,运用"四诊""八纲"的辨证,明辨疾病的各种证候,将临床上各种不同的证候加以分析和归纳,明确疾病的部位是在经在脏、在表在里,疾病的属性是寒是热、属虚属实,来确定导引治疗的原则和方法,通过正确的操作使脏腑功能和调、经脉阴阳平衡,从而达到防治疾病的目的。

一、心与小肠病机

心居胸中,心包围护其外。心主血脉,主神志,开窍于舌,其华在面,在志为喜,在液为汗。其经脉下络小肠,两者相为表里。心主血脉,故为人体生命活动的中心。又主神志,故为情志思维活动之中枢。

因心主血脉,又主神志,所以其证候多与血脉运行的障碍和情志思维活动异常有关。由于禀赋薄弱,或久病体虚,思虑伤神,劳心过度,导致心血亏耗或心气不足,以致心阳虚和心阴虚之虚证。心悸怔忡,胸闷气短,活动后加重,面色淡白,或有自汗,为心气虚。若兼见畏寒肢冷、心痛等,为心阳虚。心血虚证见心悸怔忡、失眠多梦、眩晕、健忘、面淡白无华、萎黄、口唇色淡。若兼见五心烦热、潮热、盗汗、两颧发红、舌红少津、脉细数,为心阴虚。若情志抑郁,化火生痰,痰火止扰,甚则上蒙心包,神不守舍。虚则证见痴呆、寡言、善悲、神昏妄言;实则惊狂不寐、喜笑不休、如癫如狂。若心火上炎,则证见面红目赤、心情烦躁、舌体糜烂肿大、吐血、衄血;若思虑过度,伤及心脾,致饮邪阻遏心阳,可致气不宣畅,证见心悸胸闷、眩晕恶心、呕吐痰涎。

若思虑过度,暗耗心血或脾失运化,气血生化无源,导致血虚而心无所主,形成心脾两虚,证见眩晕、心悸、失眠、多梦、腹胀、食少、体倦、面色无华。其兼证有心脾两虚,证见面色萎黄、食少倦怠、气短神怯、失眠健忘、心悸怔忡、妇女月经不调;心肾不交,若心火未能下降于肾而独亢,肾水不能上济于心而凝聚,形成心肾不能相交,证见心悸怔忡、心烦不眠、梦寐遗精、潮热盗汗、腰膝酸软。

小肠上接幽门,与胃相通,下接阑门,与大肠相连。其经脉络心而相为表里,功能主要是受盛胃中水谷,泌别清浊。若功能失调,泌别失职,则证见清浊不分、小便不利、大便泄泻、腹胀、腹痛、呕吐、便秘等。

二、肝与胆病机

肝位于腹部,横膈之下,右胁之内。胆附于肝,肝胆经脉相互络属,互为表里。肝主疏泄,又主藏血,开窍于目,主筋,其华在爪,在志为怒,在液为泪,其性刚强,喜条达而恶抑郁,其经脉连目系,交于巅。肝的病理表现以实证为多见。

若精神抑郁,郁怒伤肝,疏泄无权,或肝气横逆,气机阻滞不畅,则证见胁肋胀痛、嗳气频频、呕吐吞酸、腹痛便泄、食欲缺乏;胁下积聚,多为肝气郁结,而致气滞血瘀,若证见肋胁灼痛、呕吐苦水、眩晕头痛、耳鸣耳聋、目赤肿痛、骤然吐衄、大便干燥、小便热涩黄赤、面赤而热、口苦而干,为肝胆疏泄无权,气郁化大火,火随气窜或上扰巅顶的肝火上炎或肝阳上亢;肝风内动,则证见高热、神昏谵语、抽搐、痉挛,甚则角弓反张、手足麻木。若证见眩晕头痛、耳鸣耳聋、肢体麻木震颤、目无所见、夜盲,为肾阴亏虚,精不华血,肝失濡养,形成的肝阴不足、虚阳上扰的虚证。

肝之兼证主要表现为:肝脾不和、肝气犯胃、肝胆不宁、肝肾阴虚和肝火犯肺。

若肝失疏泄,致脾失运化,形成肝脾不和,证见不思饮食、腹胀肠鸣、胸胁胀满、泄泻便溏;若肝气不舒,横逆犯胃,使胃失和降,则证见胸脘满闷时痛、两胁窜痛、食入不化、嗳气吐酸;胆附于肝,肝主谋虑,胆主决断,肝失疏泄,则胆汁分泌和排泄受影响。反之,若胆汁排泄不畅,亦会影响肝的疏泄功能。肝胆相互影响,终则肝胆同病,形成肝胆不宁,证见虚烦不寐或噩梦惊恐、触事易惊或善恐、短气乏力、目视不明;肝藏血,肾藏精,精能生血,血能化精,称之为"精血同源"。如肾精亏损,终致肝肾阴虚,证见面色憔悴、两颧嫩红、头眩目干、腰膝酸软、咽喉干痛、盗汗、五心烦热、大便干燥、男子遗精、女子经水不调等;肺主降而肝主升,协调全身气机,若肝升太过或肺降不及,则多至气火上逆,形成"肝火犯肺",相反,肺失清肃,燥热内盛,亦可影响及肝,至肝失条达,疏泄不利,证见咳嗽阵作、胸胁刺痛、咳吐鲜血、性急善怒、烦热、口苦目干、头眩目赤、头晕头痛、面红耳赤。

胆附于肝,经脉络肝,与肝相为表里。其为"中清之腑",贮藏胆汁,胆汁来源于肝之余气,胆汁所以能正常排泄和发挥作用,亦依靠肝的疏泄功能。若因湿热之邪或肝的疏泄功能失调,实证则口苦咽干、目眩耳聋、头晕、胸满胁痛、少寐多梦、寒热往来、黄疸,虚证则视物不明、易惊少寐、头晕欲吐、呕吐。若因火邪上冲,可见耳鸣耳聋、耳痛、偏头痛、眩晕、目锐眦痛。

三、脾与胃病机

脾胃位于腹内,经脉互为络属,二者相为表里。脾主运化水谷,胃主受纳腐熟,脾气以升为顺,胃气以降为和,脾升胃降,共同完成饮食的消化吸收和输布,为气血生化之源,五脏六腑、四肢百骸皆赖以濡养,故古人生称脾胃为"后天之本"。脾胃,开窍于口,其华在唇,在志为思,在液为涎,具有统血、主四肢和肌肉的功能。因脾胃二者协同完成气血的升清降浊,故临床上健脾者需和胃,常需二者兼顾。

饮食生冷甘肥,劳倦过度,六腑失养,致脾阳不振,运化无权,证见面黄无华、纳食减少、肠鸣腹胀、大便溏薄、四肢不温、四肢乏力、脱肛等;若因坐卧湿地,涉水淋雨,过食生冷,致中阳被困,脾失运化,形成寒湿困脾,则证见饮食不香、脘闷口黏、头身重困、大便不实或泻泄;或因感外邪,素嗜酒酪,伤及脾胃,脾失健运,湿热互结,肝胆不和,胆汁外溢,重染肌肤发黄,形成黄疸。

脾之兼证主要表现为:脾胃不和、脾肾阳虚和脾肺气虚。

脾升胃降,胃喜润恶燥,脾喜燥恶湿,若脾为湿困,运化失职,清气不升,即可影响胃的受纳与和降;反之,若饮食失节,食滞胃脘,胃失和降,亦可影响脾的升清与运化,形成脾胃不和。证见胃脘痞满、隐痛绵绵、食入难化、嗳气作呃、便溏、呕吐恶心、脘腹胀满、腹胀泄泻等。脾为后天之本,肾为先天之本,两者相互资助,相互促进,若脾久虚,进而损及肾阳,而成脾肾阳虚之病证,证见少气懒言、腰膝酸冷、便溏、五更泄泻、水肿;脾主运化,为生气之源,脾气不足,不能输精于肺,致肺气日损。脾失健运,湿聚成痰,上渍于肺,故有"脾为生痰之源,肺为贮痰之器"之说。肺主一身之气,肺气不足,宣降失常,脾气受困,终致脾气亦虚。可出现咳吐痰涎、胸闷气短、胃纳不佳等。

胃在膈下,上接食道,下通小肠,其经脉络脾,与脾互为表里。脾胃表里相合,共同升清降浊,胃的生理功能失调,可见受寒则胃脘疼痛,绵绵不止,喜热恶寒,泛吐清水,呕吐呃逆;受热则口渴思冷饮,消谷善饥,呕吐嘈杂,食入即吐,口臭,牙龈肿痛,腐烂或出血;食滞胃脘,则脘腹胀满,大便不爽,口臭嗳腐或呕吐。

四、肺与大肠病机

肺位于胸腔,经脉下络大肠,与大肠相为表里,肺主一身之气,司呼吸,主宣发肃降,通调水道,朝百脉而主治节。肺上通喉咙,外合皮毛,开窍于鼻,在志为忧,在液为涕。因肺叶娇嫩,不耐寒热,易被邪侵,故肺又称"娇藏"。

若肺气失宣,风热上受,或寒郁化热,或邪热内积,热邪蕴肺,致肺失清肃,形成邪热乘肺之证,证见咳嗽,气喘息粗,痰稠色黄,吐出腥臭脓血,咳则胸痛引背,鼻干或鼻衄、鼻煽,流脓涕,气息觉热,身热,烦渴引饮,咽喉肿痛,大便干结,小便赤涩不利,皮肤痛;若风寒外束,肺气不宣,或寒饮内阻,肺失肃降,证见恶寒发热、头痛身楚、无汗、鼻塞流涕、咳嗽痰稀薄,寒饮内阻者还兼有咳嗽频剧、气急身重、痰黏白量多等;若久病亏耗,劳伤过度或感受外邪致肺阴不足,虚热内生,证见咳嗽、咽干、痰中带血、潮热盗汗、失眠等,为肺阴虚;若气短、自汗、痰液清稀、倦怠懒言、声音低怯、畏风形寒,为劳伤过度,病后元气未复,或久咳伤气,致肺气亏虚的肺气虚证。

肺之兼证主要表现为:肺失宣肃,通调水道失职,累及于肾,而致尿少,甚则水肿。肾的气化失调,关门不利,则水泛为肿,甚则上为喘呼,咳逆倚息而不得平卧;肺主呼气,肾主纳气,肾气充盛,吸入之气方能经肺之肃降而下纳于肾,若肾的精气不足,摄纳无权,气浮于上,或肺气久虚,久病及肾,均可导致肾不纳气,出现动则气喘等;若肺阴虚损及肾阴,反之,肾阴虚亦不能上滋肺阴,形成肺肾阴虚同时并见,而出现两颧嫩红、骨蒸潮热、盗汗、遗精、干咳音哑、腰膝酸软等。

大肠上接阑门,下端为肛门,为传导之官。其功能主要是传送食物的糟粕,以排出体外。若大肠的传导功能失调,则可见腹痛、泄泻肠鸣、大便秘结、里急后重等,此多为实热证;如久泻久痢、肛门下脱、四肢不温等,则多属虚证;若腹痛肠鸣、大便溏泄、溲清,则多属寒证。

五、肾与膀胱病机

肾位于腰部,脊柱两旁,左右各一,经脉络于膀胱,与膀胱相为表里。肾藏有"先天之精",为脏腑阴阳之本,生命之源,故称肾为"先天之本"。肾的主要生理功能为藏精,主生长、发育、生殖和水液代谢,肾主骨生髓,外荣于发,开窍于耳和二阴,在志为恐和惊,在液为唾。肾为先天之本,藏真阴而寓真阳,只宜固藏,不宜泄露,所以肾多虚证。

若劳损过度或久病失养,久病气虚,肾气亏耗,失其封藏固摄之权,则证见腰脊酸软、听力减退、小便频频而清,甚则不禁、滑精早泄、尿后余沥、面色淡白;气不归元,肾失摄纳之权,则证见短气喘逆、动则尤甚、咳逆汗出、小便常因咳甚而失禁、面浮色白;下元亏损,命门火衰,则证见面色淡白、腰酸腿软、阳痿、头昏耳鸣、形寒尿频;肾阳耗亏,不能温化水液,致水邪泛滥而上逆,或外溢肌肤,证见水溢肌肤,则表现为周身浮肿,下肢尤甚,按之如泥,腰腹满,尿少;水泛为痰,则表现为咳逆上气,痰多稀薄,动则喘息,皆为阳虚之证。若房事不节、劳倦过度或久病之后,真阴耗伤,致肾阴亏虚,肾水不足,证见形体虚弱、头晕耳鸣、少寐健忘、腰酸腿软、遗精、口干、五更泻、咳唾有血、心烦、心如悬;若兼阴虚火旺,阴虚生内热,则证见颧红唇赤、潮热盗汗、虚烦不寐、阳兴梦遗、口咽干痛、呛咳、小便发黄、大便秘。

肾之兼证主要表现为:若肾阳不足,不能温照脾阳,日久肾虚脾弱,则可见腹部冷痛、下利清谷或五更泄泻、水肿、肢软无力、腹胀少食、神疲形寒、大便溏泄、完谷不化等;若肾的阴虚水泛,能上凌于心,而见水肿、惊悸、胸腹胀满、咳嗽短气、不能平卧、指唇青紫、四肢厥冷等。

膀胱位于少腹,职司小便,其经脉络肾,而为表里。其病理变化,多因肾的气化功能失调导致膀胱的启闭失常,证见遗尿、癃闭。实热表现为小便经赤不利或浑浊不清、尿时茎中热痛,甚则淋沥不畅,或见尿血、砂石;虚寒表现为小便频数、淋漓不禁或遗尿。

六、心包与三焦病机

心包是心的外围,具有保护心的作用,其经脉历络三焦,与三焦互为表里。如外邪侵袭于心,首先包络受病。其临床症状多与心经相同,主要表现在血脉或神志方面,在温病学说中,将外感热病中出现的神昏、谵语等,称之为"热入心包"或"蒙蔽心包"。

三焦是上、中、下三焦的合称,主要生理功能是主一身之气化和通行水道。若三焦气化功能失常,则可见小便不利、水湿旁溢、肌肤肿胀、气逆腹满及大便不利等。

导引技法篇

第十三章　导引手法

导引手法是指术者运用双手作用在人体经络或穴位上,进行疏通经络和穴位或调节经络和穴位中的气血运行的操作方法,是实施导引疗法治疗疾病的必要技能。在临证时,要根据病症的具体情况,选择适合的一两种或多种手法相互配合才能完成施治,所以读者学习时在单独练好每种手法的同时,还要根据每种手法的作用,将一些不同的手法相互结合起来,灵活运用,才能达到意图,发挥出导引经络穴位气血的功效,达到最佳的施治效果。

一、随息点按法

(1)操作:用手指点在穴位上,随着患者的一呼一吸进行点按,适用于胸腹部穴位的操作。当患者吸气时手指随胸腹部的鼓起而抬起;当患者呼气时手指随胸腹部的下陷而施力下按。

(2)要领:点按时手指要吸定皮肤,特别是随患者吸气抬起时也不要离开皮肤;随息者呼气按压时,手指的下按力要沉着渗透;要随患者胸腹部的起伏节奏缓慢抬起和按压,不可逆乱。随患者呼吸轻按为补,重按为泄。补法操作时间要长方可起效,泄法则以气通为宜。

(3)适宜:本法多适用于胸腹部穴位。

(4)解析:《素问·平人气象论》云:"人一呼脉再动,一吸脉亦再动,呼吸定息,脉五动,闰以太息,命曰平人。平人者,不病也。"张志聪注:"出气曰呼,入气曰吸,一呼一吸为一息。平人之脉。一呼再动,一息再动,呼吸定息,脉计五动,盖闰以太息,故五动也。"又云:"当以不病调病患,医不病,故为病患平息以调之为法。"肺主气,朝百脉,十二经之脉动,皆肺气鼓之,故随呼吸而点按穴位,可以调经脉之气血,脉动之紊乱,而至息和,复归平人之象。

二、旋转按揉法

(1)操作:用手指按于穴位,用力按压至经气的分布深度,即"分肉之间",然后顺时针或逆时针旋转手指,以带动穴位中的经气旋转运行,使穴位中的经气出入或推动经脉中的经气加速运行和重新分布。

(2)要领:手指要始终吸定所按穴位处的皮肤,不可移位;使按压的力达到穴位经气的分布位置;用力大小要恒定,不可忽轻忽重;旋转按揉时要稳而不浮,重而不滞。沿顺时针方向旋转为补,旋转频率要慢些,要引气入穴内或指向要补益的方向;沿逆时针方向旋转为泄,旋转频率要快些,要引气出穴外或指向要泄出的方向。按揉以气通或气至为止。

(3)适宜:本法适用于全身穴位。

(4)解析:人体经络穴位乃先天系统,故其性合"顺天而行是左旋,逆天而行是右旋,顺生逆死,左旋主生"的河图之理。经脉运行之经气皆左旋而行,穴位之气皆左旋而运。故左旋

（顺时针）按揉穴位可促进气的吸纳，则为补；右旋（逆时针）按揉穴位可促进穴位中气的排泄，则为泻。如果调经脉中气的升降时，指向气所到之处，皆左旋按揉穴位；背离气所到之处，皆右旋按揉穴位。

三、重按轻抬法

（1）操作：用手指按于腹部任脉或肾经穴位，着力垂直下按，使力达伏行于腹内的冲脉（即腹部主动脉），触及腹动脉跳动后，根据患者病情，定补泄，以确定按压深浅和力度，再按而压之。持续按压一定时间后，缓缓抬起，再轻按少许。根据按压的力度和持续时间的不同，患者下肢会出现酸、麻、胀、热、凉等不同感觉，抬起时下肢多有温热感。

（2）要领：按压时按穴位或是按部位都要以按压在腹部动脉上为准；按时力要沉稳持续，不可忽轻忽重；按压要持续一定时间，按压时间长短根据患者情况而定；抬起时要缓慢，不可突然撤力。补泻由按压的腹主动脉的层次和时间确定。一般重力按压血管，使血管完全闭塞，截断血液流动，感知血管搏动消失，按而留之，为重泻法，适用于邪气侵入冲脉或腰肾者；用力少轻，按压血管半数，感知血管搏动增大，按而留之，为轻泄法，可调节脏腑气血，此法为常用；用力轻按至血管外壁上，感知血管搏动，按而留之，为补法，多随泻后而用之。

（3）适宜：本法多适用于腹部冲任二脉穴位。

（4）解析：《灵枢·五音五味》曰："冲脉任脉皆起于胞中，上循背里，为经络之海。其浮而外者，循腹右上行，会于咽喉，别而络唇口。血气盛则充肤热肉，血独盛者澹渗皮肤，生毫毛。"《灵枢·海论》曰："冲脉者，为十二经之海，其输上在于大杼，下出于巨虚之上下廉。"冲脉为"四海"中的"血海"，其运行部位与腹部动脉及分布于上下肢和颈部的动脉相吻合，故按压这些动脉即可以通过改变脉中的血液运行来调理血中的营气分布和运行。

四、按揉戳点法

（1）操作：用手指按于穴位，然后垂直穴位用力按压，力达穴位经气所在深度后定而不动，按而留之，以聚气调血，之后进行旋转补泻，再用力一按一松，有节奏地连续戳点刺激穴位，点压的力要指向经气所需运行的方向，以摧气行血。

（2）要领：手指要吸定穴位处的皮肤，不可搓动；按压的力度达到穴位经气所在位置即可，不必追求患者产生酸麻疼痛感；按压用力要稳定持续，根据所选穴位和患者病情一般持续按压1~5分钟为宜。本法常与其他方法配合使用。戳点时手指要吸定穴位，不能离开皮肤；点按要有节奏，缓急适度；点按的力度要到位，不可轻浮。根据病情，点按要有方向性，以明补泄；点按以气至有效为止。

（3）适宜：本法适用于全身穴位。

（4）解析：按压腧穴，可以使气血汇聚在腧穴附近，具有调血的作用。当气血汇聚到腧穴后，再行戳点，可将腧穴汇聚的气血按推到所需方向或部位。

五、推拨通气法

（1）操作：这种方法是拨法和推法相互交替进行的。操作时，先用手指按于穴位，吸定皮肤,然后垂直于经络循行进行反复拨动,以疏通消除穴位处因气血的瘀滞对经络的堵塞,顺着经络循行单方向进行反复快速推按,以带动手指下穴位中经气沿经络循行向需要经气运行的方向加速运行。两种手法可呈十字形交替进行操作,以气通为止。

(2)要领:拨法操作时,手指要吸定穴位,不能离开皮肤;拨动频率可快可慢,速度要均匀,用力要由轻到重,再由重到轻,刚中有柔;拨动时要灵活有节奏,缓急适度;拨动的力度要以患者能够承受为准;以气通为止。推法操作时,手指要吸定穴位处的皮肤,不可搓动皮肤,防止损伤;按压的力度达到穴位经气所在位置即可,要适中、均匀,不必太重;推按用力要稳定持续,频率要快,有一定的节奏感;要单方向推动,以气通为止。

(3)适宜:本法适用于全身穴位。

(4)解析:经脉气血瘀滞,会导致经脉不通,不通则痛。拨法具有疏通经络,剥离粘连,消散结聚的作用,故施治瘀滞不通腧穴,在其上施以拨法,可消除瘀滞,获通则不痛之效。《灵枢·阴阳二十五人》曰:"气不足于上者,推而休之。"可见用推法可推动经脉中的经气向所需方向加速运行,从而调节经脉中的气机升降或补虚泻实。两种操作手法相互配合使用既可疏通经脉壅塞,亦可推动经气运行。

六、拍打荡气法

(1)操作:用手掌腹面着力,五指自然并拢,然后以掌指作有节律地拍击,适用于沿经络循行拍打或拍打腰背部等面积大的部位。拍打穴位时可用啄法,即五指自然微屈,指腹并拢捏在一起,呈梅花状,以腕关节的屈伸为动力,以诸指指端为着力点,作轻快而有节律地击打施治穴位,如鸡啄米状。

(2)要领:拍打时要利用气体的振荡,虚实结合,做到拍击声声声清脆而不甚疼痛;拍法要以腕力为主,灵活自如,有节奏感。啄法操作时手腕、指均需放松,以腕力为主;手法要轻快灵活,有节律性;打击的力度以患者能承受为准。

(3)适宜:拍打法适用于四肢和腰背等施治面积大的部位。啄法适用于全身穴位。

(4)解析:拍打法具有行气活血、舒筋通络的功效。拍打可震荡经络穴位中的经气,激活经气,促进经气运行。啄法打击面小,力度较大,对穴位具有很大的刺激性,具有疏通深层气血的功效。

七、拢提聚气法

(1)操作:用双手的小鱼际分别置于腹部的肚脐两侧,立掌,然后双掌小鱼际部位吸定皮肤,双手向中间拢抱,称为"合法"。做完上述操作后,双手分别拿住肚脐上下两侧的腹部皮肉,然后同时提起,并向脐部对挤,称作"提法"。两种操作经常放在一起运用。

(2)要领:操作时双手小鱼际部位要吸定皮肤,不能搓动;要向两手中间拢抱,不可向外分拨;双手要灵活自然,有节律性。拿提腹部时操作要稳,提起后要持续几秒钟,一般操作3次。

(3)适宜:本法多适用于腹部。

(4)解析:拢提聚气法具有将散乱的气聚拢起来的功效。多用于导引结束后的引气归元法,也用于收归由于某种原因导致的脐部经气散乱或偏移。

八、循经导气法

1. 拿捋法

（1）操作：拇指与四指相对沿经络循行部位，边拿边捋，从一端走到另一端，将经络中的经气从始端导向终端，反复操作。

（2）要领：要沿着经络循行拿捋；拿捋动作要连贯，不可跳跃幅度太大；力度不要太大，以力达经络循行深度即可。

（3）适宜：本法适用于四肢经脉。

（4）解析：通过拿捋可导引经脉中的经气向一个方向加速运行，影响经气的升降。可用于调理经脉中经气的升降或进行补泻。

2. 刮推法

（1）操作：用拇指桡侧缘或四指并拢的指腹沿经络的循行部位，从一端推行到另一端，做直线单方向移动，导引经脉中的经气从始端走向终端，反复操作。也可借用刮痧板进行刮推。

（2）要领：操作时要动作轻快连续；一般操作频率要求要快；刮推时可在皮肤上抹润滑油，以防止损伤皮肤。按压的力度以达到经脉循行深度为准，不可用力太大，造成患者疼痛或损伤皮肤。

（3）适宜：本法适用于全身各部位。

（4）解析：《灵枢·阴阳二十五人》曰："气不足于上者，推而休之。"可见用推法可推动经脉中的经气向所需方向加速运行，从而来调节经脉中的气机升降或虚实。

3. 悬引法

（1）操作：用手掌对准施治经络，悬空在经络之上，在不接触皮肤的情况下，沿经络的循行从一端移动到另一端，导引经络中的经气从始端到终端或将经脉中的邪气导出体外，反复操作。

（2）要领：手掌要悬空，不可接触患者身体；动作速度适中即可；要做到用意不用力；如果是要排经络中的邪气，导引到四肢的末端时，要意念将邪气导入大地。

（3）适宜：本法适用于全身各部位。

（4）解析：本操作适宜修炼气功和意念力较强的术者使用。因为通过修炼气功，可增强手掌上的气场，通过手掌上强大的气场，可以带动或干预患者经脉中经气的运行，从而影响经气的升降或排出经络中的邪气。

九、捏拨通经法

1. 捏皮法

（1）操作：用拇指和四指相对沿经络循行部位将皮肤捏起并施以提拿，使皮肉之间松弛。

（2）要领：拿捏时将表皮拿捏住并提起即可，不可用力捏皮肤；一捏一松，动作要轻柔连贯；对皮肉粘连的部位可反复操作，直到松解为止。

（3）适宜：本法适用于全身各部位经络。

（4）解析：《素问·痹论》曰："卫者，水谷之悍气也，其气慓疾滑利，不能入于脉也，故循皮肤之中,分肉之间,熏于肓膜,散于胸腹。"《灵枢·经脉》曰:"经脉十二者,伏行分肉之间。"这里的分肉之间即指腠理,腠理一般指皮肤和肌肉的交接处,合称皮腠。可见经络主要是位于腠理这个部位,这个部位阻塞必然会影响经气的运行。因此疏松腠理,有疏通经络的作用。

2. 拨经法

(1)操作:用拇指或其他四指沿着经络循行部位垂直经络循行进行拨揉。对于背部或腿部面积较大的部位也可以用肘进行拨揉操作。

(2)要领:力量要适中,以达到经脉深度为准;操作要轻柔连贯;遇到条索、结节或硬块时要重点操作,以促使条索、结节或硬块松解消散。

(3)适宜:本法适用于头部、四肢、背部和胸部经络循行部位。

(4)解析:《灵枢·刺节真邪》曰:"坚紧者,破而散之,气下乃止,此所谓以解结者也。"《灵枢·九针十二原》有"宛陈则除之"之说。当经脉循行部位的组织形成条索、结节或硬块时必然阻滞经气的运行,导致经脉气血运行的紊乱,用拨经法可以有效散结通经。

十、伸抖舒经法

(1)操作:用双手或单手握住肢体的远端部位(手指、手腕、脚踝、脚趾)进行缓缓用力拉伸,做适度对抗牵引。拉伸操作结束后,再对肢体微微用力做小幅的上下连续抖动,使肢体关节、肌肉有松动感。

(2)要领:拉伸时,手要握实肢体远端部位沿肢体或关节的纵轴方向牵拉、拔伸;用力要缓慢平稳,力度大小以患者的承受力为准;不可用猛力和暴力,以免造成牵拉损伤;注意拔伸的方向和角度。牵抖时,要求患者上肢或下肢要放松;抖动时用力要自然,使抖动所产生的抖动波波浪般地传递到肩部或髋部。

(3)适宜:四肢的经络、经筋和关节。

(4)解析:本法可舒展经脉,缓解挛缩,扩大关节间隙,具有舒筋活血、畅通经络的功效。

第十四章 补泻原则

补泻原则是指运用手法作用在经络和穴位上,对脏腑经络穴位中气血的虚实、气机的升降及正邪的盛衰进行调理的具体操作方法和应遵循的规律。

一、循经补泻法

1. 顺经为补,逆经为泻

(1)作用:调理经络中的经气升降和经气的盛衰。

(2)解析:经络有运行方向,顺着经络运行方向循经导气为补,因为对于该经络而言促进了经络中经气按正常运行规律运行,所以对该经络为补;逆着经络运行方向循经导气为泻,因为对该经络而言阻滞了经络中经气的正常运行,所以对该经络为泻。

2. 向心为补,离心为泻

(1)作用:调理脏腑气血的虚实,改变脏腑的生理功能。

(2)解析:循经导引的方向指向脏腑为补,因为可将经络和腧穴内经气引入虚损的脏腑内,所以为补;循经导引的方向背离脏腑为泻,因为可将脏腑内过盛的气血引离,所以为泻。

3. 向病为补,离病为泻

(1)作用:调理患病部位的气血的盛衰或排泄邪气。

(2)解析:循经导气的方向对着患病部位为补,因为可将经络和腧穴内经气导向患病部位,增加患病部位的气血,所以为补;循经导气的方向背离患病方向为泻,因为可经患病部位的气血引离,削弱患病部位的气血或排出邪气,所以为泻。

二、穴位补泻法

1. 轻按为补,重按为泻

(1)作用:可影响腧穴气血的聚散。

(2)解析:一般情况下,缓缓轻按腧穴,可将腧穴经气导入虚损部位,所以为补;重按腧穴可促进腧穴经气运行,从而带动相联系部位的气血运行加速消散,所以为泻。多用于"随息点按法"和"重按轻抬法"。

2. 左旋为补,右旋为泻

(1)作用:可影响腧穴内经气的出入和经络气血的运行方向。

(2)解析:左旋腧穴,可带动宇宙真气进入腧穴,所以为补;右旋腧穴,可带动腧穴中的经气外泄而出,所以为泻。另外,左右旋转腧穴还会影响经络中的气血沿经络运行的方向,一般向心左旋腧穴为补,离心右旋腧穴为泻("向心为补,离心为泻"原则)。

3. 向病为补,离病为泻

(1)作用:可影响经络中气血的运行方向。

(2)解析:推按腧穴时对着患病部位为补,因为可将腧穴内的经气导向患病部位,所以为补;推按腧穴时背离患病部位为泻,因为通过腧穴内经气运行的带动可将患病部位的气血或邪气引离,所以为泻。

第十五章 导引技法

导引技法是指针对脏腑、经络病变,选择具体的经络穴位并采用具体的操作手法和操作程序进行导引调理治疗疾病。每一种技法中包含了对导致脏腑经络病变的病机和病证的认知、操作的目的和作用、具体使用的经络和穴位、具体的操作手法和程序、补泻和升降的运用原则、手法运用的要求和达到的效果等。

施术要求包括:①施治胸腹部和腰背部时,受术者一般为仰卧位和俯卧位,术者或坐或站,多位于受术者右侧和左侧操作,有时需位于对侧操作;施治四肢、头颈时,受术者可卧位、坐位或站位,术者可随操作部位顺手方便选择体位。②施治经络穴位手法要以施治的"点、线、面"不同而定;操作时手法的"轻、重、缓、急"要根据施治的部位灵活掌握,对于"升、降、补、泻"要辨证选择。③手法操作要遵循"以通为止""气至有效"的原则,最终达到使受术者经脉"气调为止"的标准。④每次施术的时间和施术的次数要依术者的技能高低和受术者身体情况不一而定。术者需平心静气,安神定志,心神专注,随时感知受术者体内气机的变化和感受而随机应变,不可拘泥技法,不知变通。⑤在整个施术过程中,要做到泻中有补,补中有泻,降中有升,升中有降,辨证施治,以维持气血的升降出入平衡。⑥临证时,对于经络穴位的选择和运用既要考虑对经络气机升降的影响,还要考虑穴位对脏腑组织器官的信息调控作用。⑦临床疾病变化莫测,纷繁复杂,往往"同病不同症,同症不同病",或"一病多症",或"多病多症",术者需要明病因,知病理,求根本,三思而后行,不可仓促贸然行动。⑧在技法运用上要做到灵活多变,举一反三,既可一技治百病,亦可多技并用治一病,方可做到"以不变应万变,以万变应不变"。

一、开门调腑法

(1)歌诀:六腑积气结胸腹,门开路通气机畅。

(2)解析:六腑,是胆、胃、小肠、大肠、膀胱、三焦的总称。它们的共同生理功能是"传化物",其生理特点是"泻而不藏""实而不能满",故有"六腑以通为用,以降为顺"之说。如果六腑传导失司或因经脉气血逆乱,则会导致肠道积气,腹气不通。浊气先充满大肠,再溢于小肠,达于胃腑,结于心胸,造成机体气机不降,诸门闭锁(人体消化系统在腹部有贲门、幽门、阑门、魄门),而生气机逆乱诸症。可通过六腑对应的门穴施以调理,促进六腑的运动,开六腑之门,使积气和瘀滞下降排泄,从而调顺气机,恢复脏腑功能,消除病症。

孙思邈《千金翼方》指出:"凡诸孔穴,名不徒设,皆有深意。""门,人所出入也"(《玉篇》),出入之处为"门"。在人体上,以"门"命名的穴位是神气出入的通道,同时是邪气出入之处。有"门"必有体,故六门穴内应六腑。梁门内应胃,为胃腑之气出入之门;关门内应胆,为胆腑之气出入之门;太乙门内应小肠,为小肠腑之气出入之门;滑肉门内应大肠,为大肠腑之气出入之门；石门是三焦之募穴，为三焦之气出入之门；肓门与三焦俞相平，为三焦之气出入之门；箕门内应膀胱，为膀胱腑之气出入之门。

《素问·五脏别论》："六腑者，传化物而不藏，故实而不能满也。所以然者，水谷入口，则胃实而肠虚，食下，则肠实而胃虚。故曰实而不满，满而不实也。"

《素问·通评虚实论》："黄疸暴痛，癫疾厥狂，久逆之所生也。五藏不平，六府闭塞之所生也。头痛耳鸣，九窍不利，肠胃之所生也。"

《灵枢·刺节真邪》："用针之类，在于调气，气积于胃，以通营卫，各行其道。宗气留于海，其下者，注于气街，其上者，走于息道。故厥在于足，宗气不下，脉中之血，凝而留止，弗之火调，弗能取之。"

《灵枢·九针十二原》："五脏有六腑，六腑有十二原，十二原出于四关，四关主治五脏。五脏有疾，当取之十二原……膏之原，出于鸠尾，鸠尾一。肓之原，出于脖胦，脖胦一。凡此十二原者，主治六腑五脏之有疾者也。"

《难经·三十一难》："三焦者，何禀、何生？何始、何终？其治常在何许？可晓以不？然：三焦者，水谷之道路，气之所终始也。上焦者，在心下，下膈，在胃上口，主内而不出。其治在膻中，玉堂下一寸六分，直两乳间陷者是。中焦者，在胃中脘，不上不下，主腐熟水谷。其治在脐傍。下焦者，当膀胱上口，主分别清浊，主出而不内，以传道也。其治在脐下一寸，故名曰三焦，其腑在气街。"

《难经·四十四难》："七冲门何在？然：唇为飞门，齿为户门，会厌为吸门，胃为贲门，太仓下口为幽门，大肠、小肠会为阑门，下极为魄门，故曰七冲门也。"

《难经·六十六难》："三焦所行之俞为原者，何也？然：脐下肾间动气者，人之生命也，十二经之根本也，故名曰原。"

（3）部位：中脘、两梁门；两天枢、两滑肉门；关元、两太乙门；关门、日月、建里；鸠尾、石门、气海、肓门、膏肓、肓俞、胞肓；箕门、中极；两内关。

（4）操作：①调理肠胃。重按天枢、中脘、关元，然后用泻法；左手掌按于鸠尾处，右手拇指和食指依次按腹部的两滑肉门、两太乙门、两梁门，用泻法，气通为止。按揉两内关，用补法。主调肠胃气不通导致的消化系统疾病，如胃痛、呃逆、呕吐、食欲缺乏、腹胀、肠鸣、泄泻、便秘等。

②调理三焦。一手点按鸠尾，一手点按气海，交替点按；按揉石门、肓门、膏肓、胞肓、肓俞，气通为止。三焦俞在中间，通过气化的作用，把心、脾、肾的精微物输布全身。主治全身虚、实病症。

③调理胆腑。按揉关门、日月、建里，气通为止。主治由胆气不舒引起的消化系统疾病，如腹胀、腹痛、肠鸣卒痛、泄泻、食欲缺乏等。

④调理膀胱。按揉箕门、中极，气通为止。主治泌尿生殖系统疾病，如小便不利、遗尿、腹股沟肿痛等。

二、顺气消滞法

（1）歌诀：积聚癥瘕气血瘀，顺气除障全扫清。

（2）解析：《素问·奇病论》曰："帝曰：病胁下满，气逆，二三岁不已，是为何病？岐伯曰：病名曰息积，此不妨于食，不可灸刺，积为导引服药，药不能独治也。"由于腹部气滞或癥瘕积聚引起的腹气不通可导致诸多慢性疾病。癥和积是有形的,而且固定不移,痛有定处,病在脏,属血分;瘕和聚是无形的,聚散无常,痛无定处,病在腑,属气分。积聚中焦病变为多,癥瘕下焦病变及妇科疾患为多,因而有不同名称。癥瘕积聚的发生,多因情志抑郁、饮食内伤等,致使肝脾受伤,脏腑失调,气机阻滞,瘀血内停,日久渐积而成。而正气不足,更是本病发生的主要原因,如胸满、腹痛、腹胀、臌胀、癥瘕积聚、风湿腰腿疼等。

(3)部位:关元、阴交、水分;膝盖左右上三点;璇玑、膻中、中脘、曲泉、阴谷、三阴交;下肢胆经循行部位。

(4)操作:先按揉关元,接着按揉脐下阴交(脐下沿部位;顺气用泻法,消积用补法),再按揉脐上水分(脐上沿部位;顺气用泻法,消积用补法),按后松手,令深吸深呼,气通为止;左手中指按璇玑,拇指按膻中,同时右手从鸠尾捋至水分三遍,再按揉中脘;左手中指按璇玑,拇指按膻中,同时右手按左膝盖,拇指拨揉内侧曲泉、阴谷处的筋,然后再按压三阴交,最后由上向下拍打下肢外侧胆经循行部位数遍,做完左腿再做右腿;用双手拇指、食指和中指分别按于左右膝关节的内外侧和上方,向下扒,下肢有邪气排出。脐上有积滞加上肢排寒法;脐下有积滞加下肢排寒法。

三、按脉调气法

(1)歌诀:重按轻抬调冲脉,肚腹邪气往下行。

(2)解析:腹中瘀滞的热邪和寒邪被称为邪气,会引起气机的紊乱或气血的瘀滞,是导致多种疾病的根本因素。按压腹主动脉具有调理冲脉的作用,调血以调气,提高冲脉"灌诸阳""渗三阴"的功能。按压腹主动脉后可使脏腑内的热邪或寒邪随血液的运行改变和营气的渗出从下肢经脉排出体外。

《灵枢·五音五味》:"冲脉任脉皆起于胞中,上循背里,为经络之海。"

《灵枢·逆顺肥瘦》:"夫冲脉者,五脏六腑之海也,五脏六腑皆禀焉。其上者,出于颃颡,渗诸阳,灌诸精;其下者,注少阴之大络,出于气街,循阴股内廉,入腘中,伏行骭骨内,下至内踝之后属而别。其下者,并于少阴之经,渗三阴;伏于出跗属,下循跗,入大指间。"冲脉是五脏六腑十二经脉之海,五脏六腑都禀受其气血的濡养,为"四海"中的"血海"。

《灵枢·百病始生》有"其着于伏冲之脉者,揣之应手而动,发手则热气下于两股,如汤沃之状"之说,可见冲脉的循行和功效与人体腹主动脉相吻合。

《灵枢·九针十二原》:"疾高而内者,取之阴之陵泉。"

《灵枢·卫气》:"气在腹者,止之背俞,与冲脉于脐左右之动脉者。"

(3)部位:关元、上脘、中脘、下脘(或腹通谷、阴都、石关);两肓俞(肓俞穴的上1寸处和下1寸处,以搏动点为施治点)、两气冲、两冲门;两五里、两阴陵泉。

(4)操作:重按关元、上脘、中脘和下脘(或腹通谷、阴都、石关),按压时下肢会出现酸、麻、胀、热、凉等不同感觉,按后松手,令深吸深呼;双手拇指依次分按两肓俞、两气冲和两冲门,以抬起时下肢有温热感或有寒气排出为佳;按压两五里、两阴陵泉。

四、降逆安神法

(1)歌诀:肝胃气逆扰心神,宽胸理气护明君。

（2）解析：《灵枢·邪客》云："心者，五脏六腑之大主也，精神之所舍也，其脏坚固，邪弗能容也。容之则心伤，心伤则神去，神去则死矣。故诸邪之入于心者，皆在于心之包络。包络者，心主之脉也……"心为君主之官，神明出焉，外邪犯心，心包代心受之，即所说的"心包代心受邪"，故通常心脏本身不会发生病变。《内经》论"厥心痛"就是指心包络的病变，而"真心病"乃指心脏实质的病变。癫狂、失眠、神昏、胸闷气短、心烦意乱、抑郁等多由气机厥逆或气滞血瘀使心胸之气壅塞或胆胃火上逆、心火不降所致而成。

《灵枢·胀论》："膻中者，心主之宫城也。"

《素问·灵兰秘典论》："膻中者，臣使之官，喜乐出焉。"

《灵枢·海论》："膻中者，为气之海。"（膻中别名上气海。）

《素问·气穴论》："岐伯再拜而起曰：臣请言之，背与心相控而痛，所治天突与十椎及上纪。上纪者，胃脘也，下纪者，关元也。"

《素问·咳论》："治脏者，治其腧。"

（3）部位：膻中、巨阙、中脘、左天枢、关元；冠心点（左侧中府穴内 1 寸）、左幽门；天池；两乳根、两天枢；大椎、两风门、两心俞、两膈俞；两内关。

（4）操作：①按揉关元、左天枢、中脘，按后松手，令深吸深呼，气通为止；左手掌按膻中，右手指按揉巨阙，用泻法；左手拇指与四指相对拿住腋前的胸大肌，拇指按在冠心点部位，右手点揉左幽门，用泻法；左手拇指和中指分点两乳根，右手中指拇指分点两天枢，用泻法，气通为止；双手依次按揉大椎、两风门、两心俞、两膈俞；拇指分按两内关，气至有效。

②若肝火上逆，加点按左肋下 3 寸部位腹部的肝区，随点随令受术者用嘴吹气并发出"嘘"声；若痰蒙心窍，加拿提左侧心包络天池部位，随令受术者咳嗽；若心中郁气，手掌按膻中，随按随令受术者发出"哼哎"声；若手少阴经脉和手厥阴经脉瘀阻，可加刮痧法施治左上肢内侧手少阴经脉和手厥阴经脉循行部位。

五、宣降清肺法

（1）歌诀：肺门敞开云雾散，宣发肃降见晴天。

（2）解析：肺为华盖，"华盖"原指古代帝王的车盖，《内经》喻为肺脏。《素问·病能论》云："肺为藏之盖也。"肺位于胸腔，覆盖五脏六腑之上，位置最高，因而有"华盖"之称。肺为清虚之脏，清轻肃静，不容纤芥，不耐邪气之侵，故无论外感、内伤或其他脏腑病变，皆可病及于肺。《素问·五藏生成篇》云："诸气者，皆属于肺。"肺气失宣或肺气失降，临床都有呼吸异常的表现，但临床表现有所不同。若是因外感引动内饮，阻塞气道，肺气失宣，多为胸闷气急或发为哮喘；若是因肝火上炎，耗伤肺阴，肺失肃降，多致喘咳气逆。由于胸部气机壅塞可导致肺失宣发肃降，而生胸闷、胸痛、咳喘、咯血、咽喉肿痛等。打开上下气道，可使气流通行无阻碍，肺胸清虚，若见青天。

《灵枢·卫气失常》："黄帝曰：卫气之留于腹中，蓄积不行，菀蕴不得常所，使人支胁胃中满，喘呼逆息者，何以去之？伯高曰：其气积于胸中者，上取之，积于腹者，下取之，上下皆满者，旁取之。黄帝曰：取之奈何？伯高对曰：积于上，泻人迎、天突、喉中；积于下者，泻三里与气街；上下皆满者，上下取之，与季胁之下一寸；重者，鸡足取之。"

《素问·水热穴论》:"大杼、膺俞、缺盆、背俞,此八者,以泻胸中之热也……云门、髃骨、委中、髓空,此八者,以泻四肢之热也。"

《灵枢·五邪》:"邪在肺则皮肤痛,寒热,上气喘,汗出,欬动肩背。取之膺中外腧,背三节五脏之傍,以手疾按之,快然,乃刺之。取之缺盆中以越之。"

《灵枢·癫狂》:"厥逆腹胀满,肠鸣,胸满不得息,取之下胸二胁,咳而动手者,与背输,以手按之,立快者是也。"

《灵枢·寒热病》:"暴瘅内逆,肝肺相搏,血溢鼻口,取天府。"

《灵枢·寒热病》:"腋下动脉,臂太阴也,名曰天府。"

(3)部位:巨阙、中脘、关元;两中府、两云门、两天府、两尺泽、两鱼际;天突、华盖、膻中;胸骨两侧肋间的肾经诸穴;两期门,两章门;两大杼、两风门、两肺腧;两内关。

(4)操作:①按压巨阙、中脘、关元,按后松手,令深吸深呼,气通为止;两手分别按揉左右中府、云门、天府、尺泽、鱼际;或一手按揉天府、云门,另一手重按天府,用泻法,以通肺经;点按天突、华盖、膻中;依次点按胸骨两侧肋间的肾经诸穴;左手按压左期门,右手按揉左章门,用泻法,气通为止,两侧操作相同;点按两大杼、两风门、两肺俞;两拇指分别按揉两内关,用补法,气至有效;加上肢排寒法。

②若肺阴虚或肺气虚,加健脾强胃和固本培元;若心胸郁气,加手掌按于华盖,随按随向下移至膻中,随按随令受术者发出"哼哎"声。

六、疏肝醒脾法

(1)歌诀:见肝之病知传脾,双管齐下郁气解。

(2)解析:医圣张仲景在《金匮要略》言:"见肝之病,知肝传脾,当先实脾。"肝为刚脏,体阴用阳,主疏泄,调畅气机。少阳主枢,肝胆乃气血运行之枢纽,故肝病之发,多见气机郁滞,枢机不利,气血运行失常。肝脾同调,可使气机升降协调,枢机畅利,脾胃安和,三焦疏达,内外宣通,为至和之方。肝气郁结会横逆伤脾,脾亦受损,造成肝脾不和,使中焦气郁不降,上可影响心肺之气不降,中可导致脾胃之气凝滞,下可造成经血失调。临床表现多见胁痛、胸闷、脘胀、嗳气、血压升高、妇女月经不调等。

《难经·五十六难》:"五脏之积,各有名乎?以何月何日得之?然:肝之积名曰肥气,在左胁下,如覆杯,有头足。"

(3)部位:巨阙、两期门、两章门、建里;两关门、两承满、两腹哀、两石关;左肋弓下腹部3寸部位的肝区;两肝俞、两胆俞、两脾俞。

(4)操作:①左手拇指按巨阙,中指按左期门,同时右手拇指按建里,中指按左章门,用泻法,气通为止;左手拇指按右期门,中指按巨阙,同时右手中指按建里,拇指按右章门,用泻法,气通为止;左手掌按右期门处,右手中指沿右肋弓下按揉腹哀,拇指按揉石关;用拇指和中指随息点按两承满;若胆气不通加按揉两关门;按揉两肝俞、两胆俞、两脾俞。

②若气血瘀滞,加左手掌按左期门处,右手中指沿左肋弓下腹部3寸部位的肝区向下推拨,随推随令受术者用嘴吹气并发出"嘘"声;若肝阴虚燥热,加点按左肋弓下腹部3寸部位的肝区,随点随令受术者用嘴吹气并发出"嘘"声;若肝气不舒,加拇指按水分,中指从左章门向

下合力重推至脐部左下部位,四五息一移,反复操作。

七、平肝熄风法

(1)歌诀:肝风内动阳上亢,平肝熄风血养筋。

(2)解析:胃气上逆、胆经不降或肝肾阴虚,导致肝风内动、肝阳上亢、肺气不宣。气火上扰,形成头晕、目眩、血压升高、失眠、健忘、手足颤动等。

《灵枢·卫气失常》:"黄帝曰:卫气之留于腹中,蓄积不行,菀蕴不得常所,使人支胁胃中满,喘呼逆息者,何以去之?伯高曰:其气积于胸中者,上取之,积于腹者,下取之,上下皆满者,旁取之。黄帝曰:取之奈何?伯高对曰:积于上,泻人迎、天突、喉中;积于下者,泻三里与气街;上下皆满者,上下取之,与季胁之下一寸;重者,鸡足取之。"

《灵枢·根结》:"太阳根于至阴,结于命门。命门者,目也。"

《灵枢·卫气》:"足太阳之本,在跟以上五寸中,标在两络命门。命门者,目也。"

《灵枢·卫气行》:"卫气之行,一日一夜五十周于身,昼日行于阳二十五周,夜行于阴二十五周,周于五藏。是故平旦阴尽,阳气出于目,目张则气上行于头,循项下足太阳,循背下至小趾之端。"

《灵枢·邪气藏府病形》:"胆病者,善太息,口苦,呕宿汁,心下澹澹,恐人将捕之,嗌中吩吩然数唾。在足少阳之本末,亦视其脉之陷下者灸之;其寒热者取阳陵泉。"

(3)部位:中脘、巨阙、关元;左肋下腹部 3 寸部位;两中府、两云门、两内关;两阳陵泉,两太冲;双目(命门)、百会、天突、人迎;下肢足阳明经、足少阳经循行部位。

(4)操作:依次重按中脘、巨阙、关元,按后松手,令深吸深呼;若肝阴虚燥热,加点按左肋下 3 寸部位的肝区,随点随令受术者用嘴吹气并发出"嘘"声;同时按揉两中府和两云门;双手拇指同时按揉两内关,气至有效;一手点按阳陵泉,一手点按太冲,用泻法,两下肢操作相同。从膝关节处开始循经下推足阳明经和足少阳经循行部位;用两手掌心按压双目,并轻轻揉按;点按百会、天突、人迎(颈动脉);加四肢排寒法。

八、清胃降浊法

(1)歌诀:浊气下降胃中清,脾阳振奋气自升。

(2)解析:胃内有浊气或浊水停滞引起的胃气不降会导致胃不纳食、胀满、呃逆、呕酸、胃脘痛等。

《灵枢·卫气失常》:"黄帝曰:卫气之留于腹中,蓄积不行,菀蕴不得常所,使人支胁胃中满,喘呼逆息者,何以去之?伯高曰:其气积于胸中者,上取之,积于腹者,下取之,上下皆满者,旁取之。黄帝曰:取之奈何?伯高对曰:积于上,泻人迎、天突、喉中;积于下者,泻三里与气街;上下皆满者,上下取之,与季胁之下一寸;重者,鸡足取之。"

《灵枢·四时气》:"饮食不下,膈塞不通,邪在胃脘。在上脘则刺抑而下之,在下脘则散而去之。"

《灵枢·五邪》:"邪在脾胃,则病肌肉痛,阳气有余,阴气不足,则热中善饥;阳气不足,阴气有余,则寒中肠鸣、腹痛;阴阳俱有余,若俱不足,则有寒有热,皆调于三里。"

《灵枢·邪气藏府病形》:"胃病者,腹䐜胀,胃脘当心而痛,上肢两胁,膈咽不通,食饮不下,取之三里也。"

《灵枢·胀论》:"胃有五窍者,闾里门户也。"张景岳云:"咽、贲、幽、阑、魄,五者皆胃气之所行也。"

《灵枢·胀论》:"五藏六府者,各有畔界,其病各有形状。营气循脉,卫气逆为脉胀;卫气并脉循分为肤胀。三里而泻,近者一下,远者三下,无问虚实,工在疾泻。"

(3)部位:关元、左天枢;中脘、两阴都、两梁门;建里、下脘、两商曲、两太乙;两腹哀、两腹结、乙状结肠和盲肠部位;两气冲、两足三里、两解溪。

(4)操作:依次按压关元、左天枢;两手拇指叠按中脘,两手拇指同时分按左右阴都、左右梁门,以气通为止;两手拇指叠按建里、下脘,两手拇指同时分按左右商曲、左右太乙,气通为止;右手拇指和中指同时分按左右腹哀、左右腹结、乙状结肠和盲肠部位;拿提中脘,随拿随令受术者咳气;两手拇指同时分按两气冲、两足三里、两解溪,用泻法,气通为止。

九、健脾强胃法

(1)歌诀:胃纳脾运生之本,健脾强胃气血生。

(2)解析:脾胃为气血生化之源,胃主受纳,脾主运化,胃与脾以膜相隔,胃的动力要靠脾的摩擦力提供,所以脾健才能胃强。脾胃为气血生化之源,"后天之本"。《灵枢·动输》称:"胃为五脏六腑之海。"《素问·玉机真藏论》说:"五脏者,皆禀气于胃;胃者,五脏之本也。"李东垣在《脾胃论·脾胃盛衰论》中说:"百病皆由脾胃衰而生也。"《脾胃论·脾胃虚实传变论》又说:"元气之充足,皆由脾胃之气无所伤,而后能滋养元气,若胃气之本弱,饮食百倍,则脾胃气既伤,而元气亦不能充,而诸病之所由生也。"此法多用于脾气虚、脾阳虚、脾不统血、中气下陷、胃阳虚、胃气虚、胃阴虚及脾胃虚寒等脾胃虚弱之证。

《灵枢·胀论》:"胃者,太仓也。"

《难经·四十五难》:"府会太仓。"注:"太仓即中脘穴。"

《灵枢·根结》:"太阴根于隐白,结于太仓。"

《难经·四十五难》:"经言八会者,何也?然腑会太仓。"建里,在中、下脘之间,有建立中焦里气之功。

(3)部位:中脘、两梁门、建里、两关门、水分;左章门、左食窦;右肋弓下腹部3寸至右髂窝部位的脾区;两脾俞、两胃俞;两足三里。

(4)操作:用中指随息点按中脘,用补法;拇指和中指分点两梁门,用补法;中指随息点按建里,用补法;拇指和中指分点两关门,用补法;随息点按水分,用补法。左手中指点按左食窦,右手拇指点建里,同时中指按揉左章门,用补法;按揉两脾俞、两胃俞;点揉两足三里,用补法,气至有效。

若健脾开胃,加向上推右肋弓下腹部3寸至右髂窝部位的脾区;若除湿健脾,加向下推右肋弓下腹部3寸至右髂窝部位的脾区,随推随令受术者用嘴吹气并发出"嘘"声;若驱寒健脾,加按揉右肋弓下腹部3寸至右髂窝部位的脾区。

十、清大小肠法

（1）歌诀：二肠邪侵气壅塞，经通邪散寒热清。

（2）解析：大肠和小肠积气或为寒邪或为热邪，不但会导致腹部疼痛、大便失常等，还会导致腹气不通，气机上逆，上焦生热，甚者影响心肺功能。

《灵枢·邪气藏府病形》："荥腧治外经，合治内府。"

《灵枢·邪气藏府病形》："胃合于三里，大肠合入于巨虚上廉，小肠合入于巨虚下廉。"

《灵枢·邪气藏府病形》："大肠病者，肠中切痛，而鸣濯濯。冬日重感于寒即泄，当脐而痛，不能久立，与胃同候，取巨虚上廉。"

《灵枢·胀论》："五藏六府者，各有畔界，其病各有形状。营气循脉，卫气逆为脉胀；卫气并脉循分为肤胀。三里而泻，近者一下，远者三下，无问虚实，工在疾泻。"

《灵枢·四时气》："腹中常鸣气上冲胸，喘不能久立。邪在大肠，刺肓之原、巨虚上廉、三里。"

《灵枢·邪气藏府病形》："小肠病者，小腹痛，腰脊控睾而痛，时窘之后，当耳前热，若寒甚，若独肩上热甚，及手小指次指之间热，若脉陷者，此其候也。手太阳病也，取之巨虚下廉。"

《灵枢·四时气》："小腹控睾，引腰脊，上冲心。邪在小肠者，连睾系，属于脊，贯肝肺，络心系。气盛则厥逆，上冲肠胃，熏肝，散于肓，结于脐，故取之肓原以散之，刺太阴以予之，取厥阴以下之，取巨虚下廉去之，按其所过之经以调之。"

《灵枢·九针十二原》："肓之原，出于脖胦，脖胦一。"

《难经·三十五难》："五脏各有所，腑皆相近，而心肺独去大肠、小肠远者，何也？然：经言心荣肺卫，通行肠气，故居在上；大肠小肠传阴气而下，故居在下。所以相去而远也。"

（3）部位：气海、天枢、足三里、上巨虚、合谷、手阳明经小臂循行部位；气海、关元、三阴交、太冲、下巨虚、腕骨、手太阳经小臂循行部位；命门、腰俞、长强、委中。

（4）操作：①清大肠热法。按揉气海和关元，用泻法；拨揉足三里和上巨虚；沿手阳明经小臂循行部位由肘推至腕部，反复操作；按揉合谷，用泻法。

②清小肠热法。按揉气海和天枢，用泻法；拨揉三阴交、太冲、下巨虚；沿手太阳经小臂循行部位由肘推至腕部，反复操作；按揉腕骨，用泻法。调大小肠上肢经络时，常常用拇指和四指相对同时沿大小肠经络拿捋。

③除大小肠寒法。按揉命门至腰俞，之后按长强，然后捏住两腿委中部位。

十一、培元固本法

（1）歌诀：肚脐左右双肾位，培元固肾济先天。

（2）解析：气海和关元正当丹田，是处为人体真气、元气发生之地，呼吸之门，为全身脏腑、经络的根本，以其该处为人之根元，为下焦元阴元阳关藏出入之所。男子以藏精，女子主月事，以生养子息，合和阴阳之门户。神阙在脐，脐为先天之结蒂，又为后天之气舍，此间元气尚存。在内景接近大小二肠，大肠为传导之官，变化出焉。小肠为受盛之官，化物出焉。两肠俱关于化，即大而化之之谓神也。《道藏》曰"神者，变化之极也"，故名之以神。阙为中门，出入中门，示显贵也。人身以神志为最贵,本穴为心肾(心藏神、肾藏志)交通之门户。三穴具有强壮肾中元阴元阳的作用,主要用来培补肾中元气。

天枢,又名补元。补,充补也。元,本元也。补元名意指本穴的气血强盛,为人体后天之气的充补之元。元气为先天之气,也就是肾气,它与生俱来,不可改变。元气为人的先天之本,它随着人的生长发育而不断消耗,但元气的消耗随人体后天之气的盛衰而改变,后天之气盛则元气消耗慢,后天之气衰则元气消耗快。同理,补充了人的后天之气也就间接地补充了人的元气,本穴输出的强盛之气即是有补充强化人体后天之气的功用,故名"补元"。

京门,别名气府、气俞,是肾的募穴。京同"原",门即门户。本穴为肾募,肾主一身之原气,此为原气募集之处,故名"京门"。京门穴主治腰、肾等疾。

《灵枢·阴阳清浊》:"肺之浊气,下注于经,内积于海。"

《灵枢·营卫生会》:"气出于下焦。"因此人身之生气出于脐下,充塞周身。

《灵枢·九针十二原》:"肓之原,出于脖胦,脖胦一。"

《灵枢·寒热病》:"身有所伤,血出多及中风寒,苦有所堕坠,四支懈惰不收,名曰体惰,取其小腹脐下三结交。三结交者,阳明、太阴也,脐下三寸关元也。"

(3)部位:两天枢、神阙、气海、关元、脐下小腹部位的肾区;命门、两肾俞、两京门;血海、足三里、太溪。

(4)操作:随息点按气海、关元、两天枢,用补法;一手掌悬空手心对准神阙穴,手掌边缘按于神阙穴小腹部位,另一手叠在手掌背上,然后以手掌边缘依次用力顺时针方向团揉81圈;一手置于脐下小腹部位,三指从左侧髂窝扒至脐下,手掌从右侧髂窝推至脐下,随扒推随令受术者用嘴吹气并发出"嘘"声,反复操作,补益肾水;点按命门、两肾俞、两京门;搓擦命门、两肾俞发热;按揉血海、足三里、太溪,用补法,气至有效。

十二、理气宽胸法

(1)歌诀:气逆胸胁痛胀满,诸节放通自下行。

(2)解析:元代朱丹溪《丹溪心法》云:"气血冲和,万病不生,一有怫郁,诸病生焉。故人身诸病,多生于郁。"气滞或气逆至两胁肋、侧胸部或正胸部,从而影响心肺功能,可导致两胁胀满、憋闷、疼痛等。

《灵枢·卫气》:"请言气街:胸气有街……气在胸者,止之膺与背俞。"

(3)部位:气户、乳侧、大包、章门、带脉;两库房、两乳根、两天枢;胸部任脉和两侧肾经穴位、天突、华盖、膻中、神封、步廊、上脘、建里;天突、两或中、曲骨;地机。

(4)操作:①两肋降气法。左手拇指按气户,右手拇指按乳侧,用泻法,气通为止;中指按压大包,中指按揉章门,气通为止;双手向下搓揉两肋大包;拿捏带脉。左手拇指食指分按两库房,右手拇指食指同时按揉两天枢,用泻法,气通为止;左手拇指食指分别按压两乳根,右手拇指食指同时按揉两天枢,用泻法,气通为止。

②胸中降气法。左手中指按天突,拇指按膻中,右手拇指食指依次分按神封、步廊,气通为止;然后从鸠尾处下推三指三次,按上脘,再下推三指三次,按建里;左手中指按天突,食指和无名指分别按压左右或中,右拇指手向下推曲骨,气通为止。

③胸肋散气解郁法。手掌按于华盖,随按随向下移至膻中,随按随令受术者发出"哼哎"声。

④调气结胸法。一手中指和拇指分点华盖和膻中(或两彧中),另一手拨地机,先拨左腿地机,再拨右腿地机。

十三、通脉调经法

(1)歌诀:调按冲脉健血海,妇科百病影无踪。

(2)解析:任脉起于胞中,主胞宫和妊娠,并主一身之阴经。冲脉起于胞中,是五脏六腑十二经脉之海,为"四海"中的"血海",为月经之本。由于气血瘀滞、寒滞胞宫、湿热下注而导致的女子经血不调,形成痛经、闭经、不孕、带下、炎症、月经不调等妇科病症。

《灵枢·五音五味》:"冲脉任脉皆起于胞中,上循背里,为经络之海。"

《素问·骨空论》:"任脉为病,男子内结七疝,女子带下瘕聚。"

《素问·上古天真论》:"女子……二七而天癸至,任脉通,太冲脉盛,月事以时下,故有子……七七,任脉虚,太冲脉衰少,天癸竭,地道不通,故形坏而无子也。"

《素问·骨空论》:"任脉者,起于中极之下,以上毛际,循腹里上关元,至咽喉,上颐循面入目。冲脉者,起于气街,并少阴之经,侠齐上行,至胸中而散。"

《素问·举痛论》:"冲脉起于关元。"

(3)部位:关元、气海、中极、两归来、中脘、左天枢、两子宫穴(脐中直下4寸旁开3寸);带脉;血海、三阴交、公孙、环跳、金门;中渚;八髎。

(4)操作:依次按压关元、气海、中极,按后松手,令深吸深呼;按揉两归来和两子宫穴;按揉中脘、左天枢,按后松手,令深吸深呼,气通为止;加放通带脉法;按揉血海、三阴交、公孙;按揉环跳、金门;按揉中渚,气至有效;加按揉八髎和下肢排寒法。

十四、釜底抽薪法

(1)歌诀:釜底抽薪利下焦,三焦通利君相安。

(2)解析:《灵枢·本输》记载"三焦者,中渎之府也,水道出焉,属膀胱,是孤之府",认为三焦为六腑之一,其分布从头至脚,无处不管。《灵枢·营卫生会》说:"上焦出于胃上口,并咽以上,贯膈而布胸中";"中焦亦并胃中,出上焦之后";"下焦者,别回肠,注于膀胱而渗入焉"。《灵枢·营卫生会》言简意赅地概括为:"上焦如雾,中焦如沤,下焦如渎。"即上焦宣发卫气,从而敷布精血津液等,以濡养五脏六腑、四肢百骸;中焦消化与吸收饮食水谷,从而化生气血,为人体的生命活动提供能量与动力;下焦的功能与六腑十分接近,主排泄糟粕,以保证六腑"实而不能满",还可以通过排泄二便,保证全身气机的正常运行,从而助五脏"藏精气"。故下焦塞,则中焦满,上焦溢。下焦瘀滞堵塞硬满就会导致上焦和中焦气机不能下行,通过利下焦可通上焦和中焦。

《灵枢·四时气》:"小腹控睾,引腰脊,上冲心。邪在小肠者,连睾系,属于脊,贯肝肺,络心系。气盛则厥逆,上冲肠胃,熏肝,散于肓,结于脐,故取之肓原以散之,刺太阴以予之,取厥阴以下之,取巨虚下廉去之,按其所过之经以调之。"

《脉诀》:"三焦无状空有名,寄在胸中膈相应。一云:其腑在气街中,上焦在胃上口,治在膻中。中焦在胃管,治在脐旁。下焦在脐下膀胱上口,治在脐。"

(3)部位:关元、气海、中极、左天枢、水分、中脘。

(4)操作:依次按压和按揉关元、气海、中极、左天枢、水分、中脘,用泻法,气通为止。本法加按揉水道、归来、曲骨、横骨、气冲等穴可调理泌尿和生殖系统诸多病症。

十五、导气入海法

(1)歌诀:命门火衰腰痛酸,聚气扶阳体安然。

(2)解析:中医学认为命门蕴藏先天之炁,集中体现肾的功能,故对五脏六腑的功能发挥着决定性的作用。从神阙导气归于命门,可补益命门,调理由于肾气亏虚或命门火衰而导致的肾虚腰痛、肾气不足、肾阳不足、妇科病等。

《道藏》曰"神者,变化之极也",故名之以神。阙为中门,出入中门,示显贵也。人身以神志为最贵,本穴为心肾(心藏神、肾藏志)交通之门户。神阙正对后腰督脉命门。命门位于人体的腰部,当后正中线上,第二腰椎棘突下凹陷处。

《素问·刺禁论》曰:"七节之傍,中有小心。"即在脊椎从上向下数的第14椎下,从下向上数的第7椎上的位置。命,人之根本也,以便也。门,出入的门户也。

(3)部位:神阙、水分、阴交。

(4)操作:双掌相叠,掌心对准神阙,掌心空起用掌边缘交替落实团揉神阙;左手拇指按于水分,右手拇指按于阴交,然后右手拇指按压阴交,左手拇指放松;左手拇指按压水分,右手拇指放松,两手交替按压两穴三遍。

十六、请神归位法

(1)歌诀:神气乱跑惊四方,请神归位复太平。

(2)解析:《灵枢·本神》曰:"故生之来谓之精,两精相搏谓之神。"神,指人之元神与脐神。《说苑·修文》曰:"神者,天地之本而万物之始也。"神阙在腹中部,脐中央。阙,宫阙,门观,同"缺",空的意思。神阙意为元神出入之处与所居之宫阙,脐神亦指人身之元神。《黄庭内景经》注:"脐中为太乙君主,人之命也。一名中极,一名太渊,一名昆仑,一名特枢。"脐为腹之缺,故神阙有如元神出入之缺口。本穴在脐,脐为先天之结蒂,又为后天之气舍,此间元气贮存。

《道藏》曰"神者,变化之极也",故名之以神。阙为中门,出入中门,示显贵也。人身以神志为最贵,本穴为心肾(心藏神、肾藏志)交通之门户,胎儿气血运行之要道,如神气出入之宫门,故称"神阙"。神阙为元神出入之处与所居之宫阙,生命之根。《灵枢·小针解》曰"神者,正气也",可见元神为正气所聚。此元神之气居于神阙与命门之间,若神阙中的神气由于某种原因发生偏歪或游离于身体的其他部位,就会导致该部位气盛而扰乱该部位的气血正常运行,使该部位或与之相关联部位的脏腑器官功能失常而发生病变,因此通过手法将偏外或游离出神阙的神气导引回神阙,归于原位,恢复原状,有此因导致的病症就会随之消除。这种原因导致的急性病较多,如果调理不及时也会形成慢性病。

(3)部位:腹部气动点或全身。

（4）操作：①腹部操作。用手指轻触腹部，探查腹部有无异常搏动部位，将腹部气动点用扒法、扒法、捋法、合法等操作手法向神阙方向推动，使气动点处的气回归神阙部位。

②全身操作。将气由上向下捋胸腹部至肚脐，把气收归肚脐内；将气由足开始沿下肢前侧和内侧向上推至肚脐，把气收归肚脐；将气由头捋到背至命门，再沿带脉推至肚脐；将气由足开始沿下肢后侧和外侧向上推至命门，再沿带脉推至肚脐，使气收归肚脐。所有手法操作皆向肚脐方向推或捋，使散乱的气归于肚脐部位。操作时手法或推或捋或扒的力度不必太大，关键在重意，此为"收形术"。

十七、升阳举陷法

（1）歌诀：正气不足向下掉，升阳举陷济危难。

（2）解析：由于正气不足导致气机下陷，通过调动元气以升阳举陷，可调理因气机下陷导致的心慌、心悸、气陷、脏器脱垂等。

《素问·生气通天论》："阳气者，若天与日，失其所，则折寿而不彰。"

（3）部位：关元、左右气穴；气海、左右提胃；天突、阴交；涌泉、太溪、公孙、足三里；会阴部位。

（4）操作：按揉关元、左右气穴，用补法，气至有效；按揉气海、左右提胃（气海穴旁开0.5寸），用补法，主治胃下垂，气至有效；左手按天突，右手拇指向上顶推阴交，提气上行，主治正气下降；顺时针按揉气海、关元，按揉要有上推之意；按揉涌泉、太溪、公孙、足三里，用补法；刺激会阴部位。

十八、运腹匀气法

（1）歌诀：推扳往返如波浪，左气右血调和匀。

（2）解析：主要用来调和腹部气血。腹部左侧主气，右侧主血，通过该操作可以推左腹之气调右腹之血，使腹部气血平衡。

（3）部位：腹部的上中下。

（4）操作：右手掌按于腹部右侧，左手掌根叠按于右手背指掌连接处，用掌根将腹部推向左侧，然后左手掌辅佐右手掌用力将腹部扳回来，形成波浪式来回运动。先做脐上腹部，再做脐中和脐下腹部。推运下腹部有补肾气的功效。

十九、放通带脉法

（1）歌诀：带脉横行束诸经，脉通气血冲全身。

（2）解析：带脉为人体奇经八脉之一，起于季胁，斜向下行到带脉穴、五枢穴、维道穴，横行腰腹，绕身一周，能约束纵行之脉。足之三阴、三阳及阴阳二跷脉皆受带脉之约束，以加强经脉之间的联带脉系。由于带脉总束腰以下诸脉，下焦是奇经汇集之所在，张从正的《儒门事亲》曰："冲、任、督三脉同起而异行，一源而三歧，皆络带脉。"带脉穴是足少阳胆经、带脉的交会穴。按揉拿捏带脉可将腹部气血达于四肢头颈而遍布全身，能通上下之气，具有兴奋十二经的作用。

《灵枢·卫气失常》："黄帝曰：卫气之留于腹中，蓄积不行，菀蕴不得常所，使人支胁胃中满,喘呼逆息者,何以去之? 伯高曰:其气积于胸中者,上取之,积于腹者,下取之,上下皆满者,旁取之。黄帝曰:取之奈何? 伯高对曰:积于上,泻人迎、天突、喉中;积于下者,泻三里与气街;上下皆满者,上下取之,与季胁之下一寸;重者,鸡足取之。"

《素问·痿论》:"阳明虚则宗筋纵,带脉不引,故足痿不用也。"

(3)部位:带脉。

(4)操作:左手拇指按于右带脉穴,中指按于中脘与水分之间,要按住腹主动脉;右手中指按于左带脉穴,拇指按在右手中指上,然后左手拇指和右手中指同时点按两带脉穴并旋转托起不动,然后拨揉两带脉穴,按后松手,令深吸深呼。抓拿带脉穴位于的腰部肌群。

二十、上下齐放法

(1)歌诀:脏腑积热留寒邪,阳经散热阴驱寒。

(2)解析:《灵枢·寒热病》曰:"热厥,取足太阴少阳皆留之。寒厥,取足阳明少阴于足皆留之。"张志聪注:"马玄台曰:'少阳当作少阴,少阴当作少阳。按《素问·厥论》曰:阳气衰于下,则为寒厥。阴气衰于下,则为热厥。盖以热厥为足三阳气胜,则所补在阴。故当取足太阴少阴皆留之,以使针下寒也。寒厥为足三阴气胜,则所补在阳,故当取足阳明少阳于足者留之,以俟针下热也。'"热邪易生于阳经,阴寒之邪易侵于阴经。故若腹内积热邪(寒厥),可通过足阳明和足少阴二经导而下之,亦可升三阴调之;若腹内积寒邪(热厥),可通过足太阴和足少阴导而下之,散于无形,亦可升三阳调之。

《灵枢·九针十二原》:"胀取三阳,飧泄取三阴。"

《灵枢·四时气》:"腹中常鸣气上冲胸,喘不能久立。邪在大肠,刺肓之原、巨虚上廉、三里。"

《灵枢·四时气》:"小腹控睾,引腰脊,上冲心。邪在小肠者,连睾系,属于脊,贯肝肺,络心系。气盛则厥逆,上冲肠胃,熏肝,散于肓,结于脐,故取之肓原以散之,刺太阴以予之,取厥阴以下之,取巨虚下廉去之,按其所过之经以调之。"

《素问·水热穴论》:"气街、三里、巨虚上下廉,此八者,以泻胃中之热也。"

《素问·水热穴论》:"帝曰:水俞五十七处者,是何主也? 岐伯曰:肾俞五十七穴,积阴之所聚也,水所从出入也……伏菟上各二行行五者,此肾之街也,三阴之所交结于脚也。"

《素问·咳论》:"帝曰:治之奈何? 岐伯曰:治脏者,治其腧;治腑者,治其合;浮肿者,治其经。"

(3)部位:中脘、两天枢、两气冲、两梁丘、两足三里、两上巨虚、两下巨虚;或中、鸠尾、水分、两曲泉、两阴谷、两血海、两箕门、两阴陵泉、两三阴交。

(4)操作:①腹内有热邪。左手按中脘,右手按拨足三里,气通为止,用泻法,两下肢操作相同;左手按两天枢,右手拨揉足三里、上巨虚、下巨虚,气通为止,用泻法,两下肢操作相同;压放两气冲;拍打大腿外侧。

②腹内有阴邪。左手按两或中,右手拨揉两下肢的曲泉、阴谷、阴陵泉部位的筋,气通为止,用泻法,两下肢操作相同;左手按鸠尾,右手分别按拨三阴交部位的筋,气通为止,用泻法,两下肢操作相同。左手按两天枢,右手拨揉血海、箕门、曲泉、阴谷、阴陵泉部位的筋,两下肢操

作相同;拍打大腿内侧。

二十一、交通天地法

(1)歌诀:提壶揭盖天地交,风吹浮云滞气消。

(2)解析:由于人体上下闭塞,造成气机运行不能贯通,导致腹中滞气不能下行或排泄。在使用时,要先疏通下肢经脉。

《灵枢·阴阳系日月》:"腰以上为天,腰以下为地,故天为阳,地为阴。"

《素问·至真要大论》:"身半以上,天之分也,天气主之;身半以下,地之分也,地气主之。半,所谓天枢也。"

《素问·六微旨大论》:"天枢之上,天气主之;天枢之下,地气主之。"王冰注:"天枢,当脐之两旁也,所谓身半矣,伸臂指天,则天枢正当身之半也。"本穴正当脐旁,为人身上下、天地、阴阳之气枢转交合之处,故名"天枢"。

《灵枢·卫气》:"气在腹者,止之背俞,与冲脉于脐左右之动脉者。"

《保赤推拿法》:"先从眉心向额上,推二十四数,谓之开天门。"天门位于印堂部位,有发汗解表、开窍醒神等作用。

《素问·五脏别论》:"魄门亦为五脏使,水谷不得久藏。"魄门,指肛门,为大肠的下端。魄门属七冲门之一,魄门又称"地门",天门与地门相通。开魄门可点气门穴(《备急千金要方》),气门穴为胸腹部奇穴,位于腹部,当正中线脐下 3 寸旁开 3 寸处。若腹内浊气在魄门处排不出去,可按揉天门以通地门,天门开则地门通。

(3)部位:两天枢、两中府、两云门、两极泉、两血海、两箕门、两曲泉、两阴陵泉;印堂、气门。

(4)操作:①排无形邪气法。左手拇指食指分按两天枢,右手分拨左右血海、左右箕门、左右曲泉、左右阴陵泉,两腿分别做,做完一条腿再做另一条腿;然后右手拇指和中指分按左右天枢,另一手拨揉左右中府、左右云门、左右极泉,气通为止,做完一侧再做另一侧,以排无形邪气。

②排有形浊气法。按揉气门穴,再按揉印堂穴,天门开则地门通,腹内有形浊气排出。

二十二、调气行水法

(1)歌诀:腹部积水臌胀满,气调水行全身畅。

(2)解析:由于气机凝滞或水道不通会导致腹部积水形成臌胀。水液停留或代谢的紊乱会进一步导致人体气机升降失常,影响脏腑的功能而百病丛生。"气行则水行,气滞则水停",故通过调理气机可使水液代谢恢复正常。

(3)部位:水分、阴交、关元、中极、两归来、两水道;两肾俞、命门;两箕门、两三阴交、两解溪。

(4)操作:依次按揉关元、中极、阴交、水分,气通为止;按揉两水道、两归来;开命门穴,点按两肾俞;按揉两箕门、两三阴交、两解溪,气通为止。

二十三、利水止泻法

(1)歌诀:水谷不分肠泄泻,行气利湿显神通。

（2）解析：由于腹内气机紊乱或感受寒热可引起肠内水谷不分而导致的腹水胀满、泄泻、痢疾、便溏等。

（3）部位：水分、阴交、关元、左天枢、止泻、两利湿；长强左右旁开两横指处、腰俞；足三里、胆囊穴（胆经阳陵泉穴直下1～2寸）、脚外踝下止泻点、足临泣与地五会间止泻点。

（4）操作：先按揉水分、阴交、关元、左天枢；点按止泻（石门穴与关元穴中间）、两利湿（止泻穴旁开0.5寸，左右各一穴）；先向上按推长强左右旁开两横指处，再向上推按腰俞；按揉足三里、胆囊穴、脚外踝下止泻点、足临泣与地五会间止泻点。

二十四、启闭通便法

（1）歌诀：谷道不畅三焦闭，打开魄门腹气通。

（2）解析：《素问·五脏别论》有："魄门亦为五脏使，水谷不得久藏。"吴有性在《瘟疫论》中曾指出："一窍通而诸窍皆通，大关通而百关尽通。"心神的主宰、肺气的宣降、脾气的升提、胃气的通降、肝气的调达及肾气的固摄与大便的排泄正常与否有着密切关系。本法适用于由于腹气不通引起的大便秘结或排便困难。

《灵枢·四时气》："腹中常鸣气上冲胸，喘不能久立。邪在大肠，刺肓之原，巨虚上廉、三里。"

（3）部位：关元、气海、中极、下脘、左天枢、左大巨；左右通便、左右宽阔；两大肠俞、长强左右旁开两横指点、腰俞；两支沟。

（4）操作：按压关元、气海、中极、下脘，气通为止；按揉左天枢、左大巨；用两手鱼际和拇指同时按压对挤左右通便穴（天枢与大横中间）和左右宽阔（两拇指尽处为"宽阔穴"），同时向里挤并向下推按；按揉左右大肠俞，用泻法；用两拇指同时向下推按长强左右旁开两横指处，向下推按腰俞；双手拇指同时分按揉两支沟，用补法，气至有效。

二十五、按积抑痹法

（1）歌诀：经脉结块是邪聚，点按拨揉化无踪。

（2）解析：一些慢性病患者腹内会形成由滞气、瘀血、痰湿凝结形成的痞块，推而动者为气"聚"，推而不移者为瘀血或痰湿凝结形成的"积"，腹内的积聚会影响气血的运行和气机的升降，导致百病，日久不愈。痹，同"痹"，即痹阻不通。《素问·痹论》云："风寒湿三气杂至，合而为痹。"风寒湿等邪气侵入机体经络，痹阻关节肌肉筋络，导致经脉气血闭阻不通，使筋脉关节失于濡养，而形成痹症。这里指经脉循行部位形成阻碍气血运行的阻滞点。

腹内积聚和经脉痹阻点的检查主要依靠手指触摸方法辨别。腹部检查主要是触摸腹内是否有硬块、结节或条索，是否伴有压痛或其他敏感反应。循经检查一般按深浅分为三个层次进行检查。第一层就是表层，即表皮，检查时用手指轻轻沿经络循行滑动，寻找表层的敏感点或压痛点；第二层是中层，即皮下分肉之间，检查时稍微用力循经滑动按摩揉动，查寻皮下的敏感点或结节；第三层是深层，即肌肉层（筋经），检查时用指尖或指腹，循经用力按压拨揉筋经，查寻筋经上的结节、条索、僵硬、挛缩情况。

《素问·调经论》："五藏之道，皆出于经隧，以行血气，血气不和，百病乃变化而生，是故守经隧焉。"

《素问·举痛论》："寒气客于小肠膜原之间,络血之中,血泣不得注入大经,血气稽留不得行,故宿昔而成积矣。"

《灵枢·百病始生》："黄帝曰:积之始生,至其已成,奈何? 岐伯曰:积之始生,得寒乃生,厥乃成积也。"

《灵枢·官能》："缓节柔筋而心和调者,可使导引行气;疾毒言语轻人者,可使唾痈咒病;爪苦手毒,为事善伤者,可使按积抑痹。各得其能,方乃可行,其名乃彰。"

《难经·五十五难》："曰:病有积、有聚,何以别之? 然:积者,阴气也;聚者,阳气也。故阴沉而伏,阳浮而动。气之所积名曰积,气之所聚名曰聚。故积者,五脏所生;聚者,六腑所成也。积者,阴气也,其始发有常处,其痛不离其部,上下有所终始,左右有所穷处;聚者,阳气也,其始发无根本,上下无所留止,其痛无常处,谓之聚。故以是别知积聚也。"

《难经·五十六难》："曰:五脏之积,各有名乎? 以何月何日得之? 然:肝之积名曰肥气,在左胁下,如覆杯,有头足……心之积,名曰伏梁,起脐上,大如臂,上至心下……脾之积,名曰痞气,在胃脘,覆大如盘……肺之积,名曰息贲,在右胁下,覆大如杯……肾之积,名曰奔豚,发于少腹,上至心下,若豚状,或上或下无时。"

(3)部位:腹腔内积聚点;腹结、章门、肓募(经外奇穴名,出自《备急千金要方》,别名舒积,位于胸部,取乳头与脐中连线长度的一半为定长,一端从乳头垂直向下量,另一端点是穴,约在第8肋,左右计2穴)、痞根、金门;经脉阻滞点。

(4)操作:①腹内积聚。采用点、按、拨、揉等手法化解腹内积聚点;按揉腹结、章门、肓募、痞根(腰1椎棘突下旁开各3.5寸)、金门。若为气聚之块,可用指拿提气块,令咳嗽三声,以利于气块消散。

②经脉阻滞点。采用按、揉、拨等手法消除。由寒而结的可加熨法辅助治疗。对于一些经筋上的结节可采用毫针劫刺法辅助治疗。

二十六、调神逐客法

(1)歌诀:正邪共生经络内,扶正祛邪散如风。

(2)解析:邪气是指影响人体健康导致疾病的、与人体内正气相对的一种气。邪气由外邪侵入人体或人体自生进入经络内,与经络内正气共存。邪气既然可进入经络内,当然也可从经络内排出,因此经络是人体内邪气排出的门户。要驱除经络中的邪气,需采取扶正祛邪的方式。

要排出经络内的邪气,需具备如下条件:一是邪气不能凝聚,要处于发散状态;二是排出邪气的经络一定要畅通;三是受术者要有能调动的正气。邪气为阴邪,性寒,排出时受术者身体多有往外冒寒风之感。

《灵枢·九针十二原》："神乎神,客在门。"

《灵枢·小针解》："神客者,正邪共会也。神者,正气也,客者,邪气也。在门者,邪循正气之所出入也。未睹其疾者,先知邪正何经之疾也。恶知其原者,先知何经之病,所取之处也。"

《灵枢·小针解》："邪胜则虚之者,言诸经有盛者,皆泻其邪也。"

（3）部位：阳池、中渚、内关等；关元；神阙；涌泉、太冲、太溪、太白、两三阴交等；冲门、两缺盆、左天枢；胸腹部、腰背部。

（4）操作：①按手部穴法。按压手上的阳池、中渚、内关等穴，体内有邪气的部位就会排邪，气走双足，下肢就会发凉，双足排风。掐点手上的任何穴位，双足或小腿肚有凉的感觉，证明是气顺排风，降浊气。如有炎症，双足有热的感觉。

②按揉关元法。启动关元处的正气排出体内经络中的邪气，多见于全身有邪气的部位，下肢多有排风排寒的感觉。至不排寒风为宜。

③神阙排邪法。参照引气归元法操作，若腹内有邪气就会从肚脐内排出寒风。至没有寒风排出，说明邪气排尽或减少。

④按足部穴法。按压太冲、太溪、太白、三阴交等或按压掐脚上的其他穴位，精气上升到前胸、后背、双臂，若胸腹、后背部有邪气就会冒寒风。按压时前胸、后背及两臂有温热感，说明精气上升，邪气减少。

⑤按压冲门法。按压冲门时，腿足不热而双足冒凉风，抬手热流不过膝，说明冲脉不能渗三阴。至按压冲门时，双足不冒凉风，热流到足，方为气顺。

⑥按压缺盆法。用双手中指同时按压两缺盆，双腿有凉风冒出；手指抬起后，双臂有温热感。

⑦按三阴交法。按压左腿三阴交，右腿排邪；按压右腿三阴交，左腿排邪。直到按压一侧三阴交，另一侧两腿不再排风为止。

⑧按左天枢法。重按左天枢动脉搏动处，力达脊骨，则现腰寒肢麻，有邪风自足出，松手撤力则两腿有温热感。

二十七、搜风驱邪法

（1）歌诀：邪留经脉正难行，捉贼驱客享太平。

（2）解析：本操作主要是清除人体经络中的浮气和浊气，以消除这些邪气对气机升降的影响。

（3）部位：胸腹部；腰背部。

（4）操作：①胸腹部操作。用右手掌轻拂胸腹部，将浮于皮部中的邪气汇聚到左手掌下，之后沿任脉自上向下推至曲骨，再向下沿两腿推至双足，推的过程中可点按一些足阳明胃经和足太阴脾经上的穴位，使邪气从足部排出，然后将手中的邪气用意念甩入地下。

②腰背部操作。用右手掌轻拂背部和腰部，将浮于皮部中的邪气汇聚到左手掌下，之后沿督脉自上向下推至尾椎，再向下沿两腿后侧推至双足，使邪气从足部排出，然后将手中的邪气用意念甩入地下。

二十八、通天开穴法

（1）歌诀：通经启脉行气血，阴阳交合窍穴开。

（2）解析：开穴一方面用来激活穴位，提高穴位的敏感性，便于进一步使用穴位进行治疗，提高疗效；另一方面是用来疏通一些造成阻塞的穴位，加强经络间的联络；此外，针对受术者的一些特殊病症,进行处理,使其病情得到及时改善,便于进一步治疗。开穴法多用于施术时的起式。

中冲,中指方位而言,不偏之谓中。冲,直上曰冲,并有冲要、通达之义。手厥阴心包经之气,中道而行,直达手中指之端,言穴居中指尖端冲要之地。《灵枢·本输》云:"心出于中冲,中冲,手中指之端也,为井木。"

腰阳关属督脉。腰即腰部,阳为阴之对,关即机关,督脉为阳,穴属督脉,是督脉经气出入之所,穴当腰部之要冲,为下焦关藏元气之窟宅与腰部运动之机关。

会阴是任脉之别络,冲脉、督脉、任脉之交会穴。《针灸大成》载:"两阴间,任督冲三脉所起,督由会阴而行背,任由会阴而行腹,冲由会阴而行足少阴。"

神阙穴在腹中部,脐中央。阙,宫阙,门观,同"缺",空的意思。神阙意为元神出入之处与所居之宫阙,脐神亦指人身之元神。《灵枢·本神》云:"故生之来谓之精,两精相搏谓之神。"神,指人之元神与脐神。《说苑·修文》云:"神者,天地之本而万物之始也。"

风门是督脉、足太阳膀胱经的交会穴。风即风邪,门即门户,穴属膀胱,膀胱主一身之表,为风邪出入之门户。《医经理解·穴名解》谓:"凡胸中之风热,皆于此泻之。"《广雅·释言》:"风,气也。"故风并不单指风之邪气而言。穴在肺俞之上方,为肺气出入之所必由。本穴居风邪易侵之处,用治风邪外感、上气咳逆诸病,有双重意义。风门有疏散风寒、清热调肺之功。《素问·骨空论》云:"风从外入,令人振寒,汗出头痛,身重恶寒,治在风府,调其阴阳,不足则补,有余则泻。"

命门是人体生命之门,先天之气蕴藏所在,人体生化的来源,生命的根本。命门之火体现肾阳的功能。《难经·三十九难》云:"其左为肾,右为命门,命门者,诸精神之所舍也。男子以藏精,女子以系胞。"《医旨绪余·命门图说》云:"命门乃两肾中间之动气,非水非火,乃造化之枢纽,阴阳之根蒂,即先天之太极,五行由此而生,脏腑以继而成。"

天枢为天地之气相交的枢纽,为足阳明之脉与冲脉相合之处,是腹气之街,具有联通三焦之气的作用。《灵枢·阴阳系日月》曰:"腰以上为天,腰以下为地,故天为阳,地为阴。"《素问·至真要大论》曰:"身半以上,天之分也,天气主之;身半以下,地之分也,地气主之。半,所谓天枢也。"《灵枢·卫气》曰:"气在腹者,止之背俞,与冲脉于脐左右之动脉者。"

(3)部位:神阙、命门、腰阳关;风池、风府、风门;会阴;中冲、阳池;两天枢。

(4)操作:①开全身穴法。一手拉伸中指,然后用拇指掐中指尖的中冲穴;然后再点按阳池穴。本法可激发全身穴位的活性,交通阴阳,为进一步点穴治疗打下基础,适用于使用导引疗法开始调理身体的起式操作。

②开腰阳关法。用拇指先按揉命门,再按揉腰阳关。本法主要用于开通督脉,清督脉之浊气,适用于背痛、腰痛受术者。

③开会阴穴法。术者跪位,身体前伏,术者用中指点按会阴。本法针对会阴堵塞、任督二脉不通的受术者使用,可以交通任督二脉。

④开神阙穴法。双手叠掌,用掌心对准神阙,灌气入神阙进行按揉,至神阙发热达于命门,上达胸腹,下达双腿。本法具有补气血,健脾胃,扶肾阳的作用,专门针对元气不足、气血亏虚、脾胃虚弱、肾阳不足的受术者使用。

⑤开风门穴法。先按风池、风府,再用拇指和中指按揉风门,至受术者背部温热,然后横擦和竖擦大椎、风门部位皮肤,至皮肤灼热;再两手掌重叠,掌心对命门穴,灌气入命门,搓擦命门、肾俞至热透神阙。此法为"开玄府",又称"开鬼门",用来打开毛孔,发汗解表,适用于身体感受风寒或体内寒邪积滞。

⑥开命门法。双手重叠,掌心对准命门,气注命门,然后搓擦命门、肾俞部位,至热气达神阙止。本法具有扶阳补肾功效,适用于元气不足、肾阳虚损导致的病证。

⑦开天枢法。先按压左天枢,再按压右天枢(按压部位以肚脐左右动处为准,不以穴位为准),气通为止。本法具有交通人体上下气机的作用,适用于多种气机紊乱的调理,常与按揉肚脐下和肚脐上(脐下和脐上部位开通,上下之气才能更好地交通)配合使用。

二十九、通天彻地法

(1)歌诀:点按百会气行足,反压涌泉攻上头。

(2)解析:百会属督脉,为手足三阳、督脉之交会穴。百会穴处人身最上,四周各穴罗布有序,大有百脉朝宗之势,犹地理学之世界屋脊,在人身则总摄阳经之汇,有平肝熄风、升阳固脱之功效。

涌泉属足少阴肾经。涌即涌出,泉即水泉,水上出为涌泉。本穴居足心陷中,经气自下而出,故名"涌泉"。按少阴居人身六经之最里,本穴又为全身孔穴最下,承至阴之静,由阳经至于阴经,而作涌泉之动。犹人情物理之极,则必反也。本经承足太阳之阳,合于本经之阴,循下而上,故有"精气升于足"之说。

(3)部位:百会、人中;涌泉。

(4)操作:①按百会法。用拇指重点百会和人中。百会为"诸阳之会",重刺激可使上亢之火得以清泄,气机下降,主要适用于肝阳上亢、痰浊壅盛、牙关紧闭、双手紧握的闭证。

②按涌泉法。先用手掌搓擦涌泉,再扩大到全脚掌,至全脚掌发热为止,然后向心按压。本法主要适用于气虚、气脱之证,为阴中救阳法。

三十、引气归元法

(1)歌诀:诸般导引做到位,气归丹田把功收。

(2)解析:将散乱的气收归丹田,一般用于施术结束时操作。

《灵枢·本神》:"故生之来谓之精,两精相搏谓之神。"神,指人之元神与脐神。

《说苑·修文》:"神者,天地之本而万物之始也。"神阙在腹中部,脐中央。阙,宫阙,门观,同"缺",空的意思。神阙意为元神出入之处与所居之宫阙,脐神亦指人身之元神。本穴在脐,脐为先天之结蒂,又为后天之气舍,此间元气贮存。

(3)部位:神阙(肚脐)。

(4)操作:左手小指一侧按于中脘,右手小指侧按于关元,两手同时向肚脐合捧;左手掌按于右带脉穴,右手掌按于左带脉穴,两手同时向肚脐合捧;左手拇指和食指捏在中脘两侧,右手拇指和食指捏在关元两侧,两手同时拿起腹部肌肉。然后双掌重叠按于肚脐上稍停片刻,结束施术。

三十一、开背解郁法

（1）歌诀：腹气凝结如绳牵，开背松绑气方动。

（2）解析：督脉为诸阳之会，足太阳膀胱经为人体阳气盛于体表的经络，经络上分布着五脏六腑的俞穴，俞穴为脏腑之气输注于背部的特定穴位，可治疗相应的脏腑疾病。背部经脉气血受阻，必会影响脏腑气血的运行，因此腹部气机凝滞不动，多由背部气血不通牵制所致，故松解背部，疏通经脉后不但可使背部经脉畅通，还可使腹部气机松动，脏腑气血运行得到改善。

《灵枢·卫气》："请言气街：胸气有街，腹气有街……气在胸者，止之膺与背俞；气在腹者，止之背俞，与冲脉于脐左右之动脉者。"

（3）部位：两肩井及肩部筋、两腋下筋，背部督脉和膀胱经循行部位的肌肤及肌肉组织。督脉两侧的华佗夹脊穴及膀胱经循行部位的筋节、条索、硬块、粘连、囊泡等生成物及压痛点。

（4）操作：①两手拇指同时点按两肩井，然后拿捏肩井部位的筋；抓拿两腋后的大筋；抓拿提起背部膀胱经循行部位的皮部；按压或拨揉背部膀胱经循行部位的经筋，以疏通背部，促进气血运行。也可在背部刮痧或拔罐进行疏通和松解。

②用手指触摸背部，力度由轻渐重，由表渐深，触摸组织中有无筋节、条索、硬块、粘连、囊泡等生成物，确定位置后，用手指或肘尖进行按压拨揉，以松解消除这些赘生物，疏通经络。

三十二、理筋正脊法

（1）歌诀：椎骨紊乱阻气行，骨正筋柔气自流。

（2）解析：《素问·生气通天论》云："骨正筋柔，气血以流"。理筋法古人称"开筋门"，松骨法古人称"开骨门"，可以治肌肉酸痛、痉挛等筋骨病症。在这里主要用来疏通全身气血，消除由于经筋挛缩或脊柱关节紊乱对背部督脉和膀胱经气血运行造成的阻碍，从而消除对气机升降造成的不良影响。

（3）部位：手筋、腋下筋、肩上筋、背筋、足筋；肩前筋、髂骨前筋、髂骨后筋；脊椎骨；肩井、阳陵泉、大椎、大杼。

（4）操作：①理筋法。首先理手筋，由腕后到肘窝部，用指拨腕后筋（掌内侧腕部），再提拿曲池与小海处的肌筋，最后握手指进行伸拉抖上肢；再理肩上筋和肩前筋，即肩膀上大筋和肩关节前面的筋，先提拿肩上筋，再拨肩前筋，敲打肩井数次；接着理背筋，先提拿大板筋（肩胛骨内侧的筋），再拿太阳膀胱经数次，最后拨揉髂骨前筋、髂骨后筋，之后再直推数次；然后理足筋，先提拿跟腱，再点按太溪和昆仑，之后从委中推拿到足跟，拨阳陵泉结束（筋会阳陵泉）。

②松骨法。先点按大杼（骨会大杼穴）和大椎（大椎穴是诸阳之会，且上载头部之活动），之后再用啄击法叩击脊椎每一个关节，使之震动，以调和骨节间气血和正骨复位；再一手按于大椎处，另一手按于骶骨上，两手先用力拉伸脊柱，之后按于骶骨上的手左右晃动臀部，使脊柱各骨节左右摇摆，以矫正紊乱的脊椎关节。

三十三、腰背通调法

（1）歌诀：督脉膀胱阳最盛，前病后治莫要忘。

（2）解析：大杼是督脉别络，足太阳膀胱经、手太阳小肠经的交会穴，为八会穴之骨会穴。《灵枢·刺节真邪》云："取之于其天府，大杼三病痹。"《灵枢·背俞》云："胸中大腧在杼骨之端。"《灵枢·海论》云："冲脉者，为十二经之海，其输上在于大杼，下出于巨虚之上下廉。"

风门为风邪出入的门户，按风门可除五脏邪气（风）。

膏肓俞在背部，当第4胸椎棘突下，旁开3寸。膏肓指心下膈上之脂膜，内与心膈间脂膜相应，邪正之气可由此出入转输。本穴无所不主，又称为助长正气之门，按揉可补益脏腑虚损。

脾俞：脾生化气血，为后天之本。

肾俞：肾藏元阴元阳，为先天之本。

大椎又称"百劳"，是手三阳、足三阳、督脉的交会穴，既是外感病退热之要穴，亦是治疗五劳虚损等虚劳证之要穴，点按本穴具有降邪和提升元气的作用。

背部脏腑俞穴与脏腑相通，是脏腑之气输注之处的特定穴，因此在调理完腹部后，需要根据病情选择对背部相应脏腑的俞穴进行按揉以调五脏六腑之气。

《灵枢·背俞》："黄帝问于岐伯曰：愿闻五脏之腧，出于背者。岐伯曰：背中大腧，在杼骨之端，肺腧在三焦之间，心腧在五焦之间，膈腧在七焦之间，肝腧在九焦之间，脾腧在十一焦之间，肾腧在十四焦之间。皆挟脊相去三寸所，则欲得而验之，按其处，应在中而痛解，乃其输也。灸之则可刺之则不可。气盛则泻之，虚则补之。以火补者，毋吹其火，须自灭也；以火泻之，疾吹其火，传其艾，须其火灭也。"

《素问·长刺节论》："迫脏刺背，背俞也。"

《灵枢·五邪》："邪在肺则皮肤痛，寒热，上气喘，汗出，欬动肩背。取之膺中外腧，背三节五脏之傍，以手疾按之，快然，乃刺之。取之缺盆中以越之。"

《素问·咳论》："帝曰：治之奈何？岐伯曰：治脏者，治其腧；治腑者，治其合；浮肿者，治其经。"

《素问·骨空论》："黄帝问曰：余闻风者百病之始也，以针治之奈何？岐伯对曰：风从外入，令人振寒，汗出头痛，身重恶寒，治在风府，调其阴阳，不足则补，有余则泻。大风颈项痛，刺风府，风府在上椎。"

（3）部位：两大杼、两风池、风府、两肩井、大椎、两风门、两膏肓、两脾俞、两肾俞；肺俞、心俞、肝俞、胆俞、脾俞、胃俞、肾俞。

（4）操作：①拇指和食指分按风池，拇指按风府；两手食指和中指，扣住患者的两肩井，右手大指推按风府，之后由风府推至大椎，点按大椎，再用两拇指分别按揉两大杼、两风门，按拨两膏肓，随之双手向下移动按揉两脾俞和两肾俞。

②上焦心肺病加点按心俞、肺俞；中焦脾胃病加点按脾俞、胃俞；肝胆病加点按肝俞、胆俞（肝气郁结重者，需肝气下降后才能按压施治）；下焦肾病加按肾俞。

③两手拇指叠按于大椎，两手其他四指与拇指合力拿捏左右肩井部位的筋，接着用两拇指拨揉背部两侧膀胱经，最后左手拇指按大椎，右手手掌向下分推左右膀胱经和督脉。妇科病可加按八髎。

三十四、腰腿通治法

（1）歌诀：间盘突出腰腿疼，腰腿通治一招灵。

（2）解析：通过调气来治疗腰椎间盘突出、坐骨神经痛等腰腿痛疾病。

（3）部位：两肾俞、两胞肓、两环跳、两承扶、两殷门、两委中、两承山、昆仑与太溪间大筋、阳陵泉；解溪、八风、腹股沟中点；肩胸结合处中点、云门。

（4）操作：①先开命门和腰阳关。接着左手拇指食指分按两肾俞，右拇指分按拨两胞肓、两环跳、两承扶、两殷门、两委中、两承山、阳陵泉，拿捏两足跟后的筋。然后一手中指点按解溪，拇指点按四趾、五趾间的八风，无名指点按大趾、二趾间的八风，同时另一手点按腹股沟中点，气至有效；一手拉中指，一手点按肩胸结合处中点，然后再猛拉中指三下；一手拉中指，另一手点按云门，猛拉中指三次，气至有效。

②若下肢伤寒邪疼痛，可由脚踝沿经络循行上推至小腹，使邪气汇于腹部，再施治腹部，使邪从肠道排出。

三十五、通督排浊法

（1）歌诀：督脉不通阳气衰，脉通浊降正气升。

（2）解析：督脉起于胞中，上行入脑，并主一身之阳经，下出会阴，沿脊柱里边直向上行，至项后风府穴处进入颅内，络脑，其浮于表者，循背脊上行，分布在腰、背、头面正中，总督六阳经，调节全身阳经经气，故称"阳脉之海"。督脉前后与任脉、冲脉相通，与足太阳膀胱经、足少阴肾经相合，联系心、肾、脑。

《素问·骨空论》："督脉者，起于少腹以下骨中央，女子入系庭孔，其孔，溺孔之端也。其络循阴器合篹间，绕篹后，别绕臀，至少阴与巨阳中络者合，少阴上股内后廉，贯脊属肾，与太阳起于目内眦，上额交巅，上入络脑，还出别下项，循肩髆，内侠脊抵腰中，入循膂络肾。其男子循茎下至篹，与女子等。其少腹直上者，贯齐中央，上贯心入喉，上颐环唇，上系两目之下中央。此生病，从少腹上冲心而痛，不得前后，为冲疝；其女子不孕，癃痔遗溺嗌干。督脉生病治督脉，治在骨上，甚者在齐下营。其上气有音者，治其喉中央，在缺盆中者，其病上冲喉者治其渐，渐者，上侠颐也。"

（3）部位：大椎、背部督脉循行部位、命门、腰阳关。

（4）操作：一手点按百会穴，另一手点按长强穴。重点百会时，点按长强的手放松；重点长强时，点按百会的手放松，气通为止。然后先点揉命门、腰阳关，再点按大椎，由上向下点按各椎间隙至腰阳关，然后用两拇指从大椎起向下推至腰骶部，或者由上向下捻推皮肉至骶椎，也可由上向下捻推左右膀胱经循行部位皮肉至腰骶部，气通为止。

三十六、升督扶阳法

（1）歌诀：督脉本是阳脉海，上推升精养髓海。

（2）解析：督脉起于胞中，上行入脑，并主一身之阳经，下出会阴，沿脊柱里边直向上行，至项后风府穴处进入颅内，络脑，其浮于表者，循背脊上行，分布在腰、背、头面正中，总督六阳经，调节全身阳经经气，故称"阳脉之海"。督脉前后与任脉、冲脉相通，与足太阳膀胱经、足少阴肾经相合，联系心、肾、脑。

（3）部位：百会、长强；大椎、两肾俞；会阴、男阴根、女阴蒂。

(4)操作:①升督扶阳法。一手点按百会,另一手点按长强。重点百会时,点按长强的手放松;重点长强时,点按百会的手放松,气通为止。然后点按长强,再上推七节骨,搓擦命门和肾俞至发热,之后用两拇指从骶椎起向上推至大椎,或者由下向上捻推皮肉至大椎,也可由下向上捻推左右膀胱经循行部位皮肉至肩部,气通为止。

②升精明目法。左手中指按大椎,右手食指和拇指分按两肾俞并拨弄,可升肾精于双目,具有明目功效,气至有效。

③升元固脱法。按揉会阴穴及强刺激男女会阴、男阴根、女阴蒂等敏感部位,可以激发贮藏于关元部位的元气,并使元气通过三焦和督脉上升,有固脱升阳、回阳救逆的功效。

三十七、开通四关法

(1)歌诀:先开四关再调经,上下贯通气畅行。

(2)解析:《灵枢·九针十二原》:"五脏有六腑,六腑有十二原,十二原出于四关,四关主治五脏。"张志聪注:"四关者,两肘两腋,两髀两腘,皆机关之室,真气之所过,血络之所游行者也。""四关",这里指上肢的肩关节、肘关节、腕关节和下肢的髋关节、膝关节、踝关节,将这些关节松开后有利于上下经络的气血贯通,便于邪气排除。这里所指的"四关"与"四关穴"不同,四关穴是合谷、太冲穴的总称。

《灵枢·邪客》:"黄帝问于岐伯曰:人有八虚,各何以候? 岐伯答曰:以候五脏。黄帝曰:候之奈何? 岐伯曰肺心有邪,其气留于两肘;肝有邪,其气流于两腋;脾有邪,其气留于两髀;肾有邪,其气留于两腘。凡此八虚者,皆机关之室,真气之所过,血络之所游。邪气恶血,固不得住留。住留则伤筋络骨节;机关不得屈伸,故病挛也。"

金元时代针灸医家窦汉卿的《标幽赋》:"寒热痹痛,开四关而已之。"

《灵枢·动输》:"四街者,气之径路也。"气冲穴即气街,胫气之街在气街与承山踝上。张志聪言:"腋下动脉,胸气之街也。"

(3)部位:肩关节、肘关节、腕关节;髋关节、膝关节、踝关节;极泉、合谷;冲门、太冲。

(4)操作:依次按揉、拉伸、牵抖疏通双上肢的肩关节、肘关节、腕关节,按压极泉,拨揉合谷;依次按揉、拉伸、牵抖双下肢的髋关节、膝关节、踝关节,按压冲门,拨揉太冲。

三十八、四肢排寒法

(1)歌诀:四肢经脉联身躯,温经散寒化积聚。

(2)解析:"四关",四者,四肢,居于人体的四个侧位;关者,是门户,是关卡,是一个通行的地方。四关就是气之关,是气之门户。四肢经脉是否畅通直接影响人体气机的升降出入。四肢关节是穴位积聚的部位且又是容易损伤闭塞的部位,因此疏通滑利关节可使经脉气血畅通。按压时在上下肢末端有邪气排出。

《灵枢·九针十二原》曰:"神乎神,客在门。"《灵枢·小针解》曰:"神客者,正邪共会也。神者,正气也,客者,邪气也。在门者,邪循正气之所出入也。"邪气可以侵入经络,当然邪气也可从经络排除,因此通过一定的操作方法,可以使经络中的邪气从经络排出。此操作不但可以排除四肢经络中的邪气,还可以排除脏腑内的邪气,化解体内的积聚。施治上肢可除肚脐以上的积聚,施治下肢可除肚脐以下积聚。

《灵枢·卫气》:"请言气街:胸气有街,腹气有街……气在胸者,止之膺与背俞……气在胫者,止于气街,与承山踝上以下。"

《灵枢·海论》:"胃者,水谷之海也,其输上在气冲,下至三里。"

《灵枢·寒热病》:"腋下动脉,臂太阴也,名曰天府。"

(3)部位:上肢的上臂天府和侠白部位;下肢的箕门、承扶部位。

(4)操作:①上肢操作法。用双手或前臂按压上臂天府和侠白部位,手指端有寒风排出有效。施治上肢可除肚脐以上邪气,化解肚脐以上的积聚。

②下肢操作法。用双手或前臂按压下肢箕门部位,足趾端有寒风排出有效;用前臂或足按压承扶部位。施治下肢可除肚脐以下的邪气,化解肚脐以下的积聚。

三十九、四肢温热法

(1)歌诀:气血瘀阻四肢寒,按脉行血手足温。

(2)解析:四肢寒凉或经脉瘀阻,通过压放通向四肢的动脉,可以有效疏通血脉,温经散寒。

《灵枢·动输》:"四街者,气之径路也。"张志聪言:"腋下动脉,胸气之街也。"气冲穴即气街,胫气之街在气街与承山踝上上。因此压放极泉穴部位的腋动脉可以疏通上肢血脉,压放气冲穴部位的股动脉可以疏通下肢血脉。

(3)部位:上肢极泉穴部位的动脉;下肢冲门穴部位的动脉。

(4)操作:①上肢操作法。用拇指压放极泉动脉搏动处,压放后上肢有温热感为佳。

②下肢操作法。用拇指或前臂压放冲门动脉搏动处,压放后热流达到三阴交以下为佳。

四十、四肢电麻法

(1)歌诀:四肢麻筋轻横拨,刺激神经醒脑髓。

(2)解析:由于神经与大脑相连,刺激四肢的神经会产生电击传麻感,不仅对经络中的经气有激活作用,而且电麻感还可以有效传递给脑神经,对损伤的脑神经有很好的刺激和恢复功效。

(3)部位:极泉、小海和大陵穴上1寸部位的神经;阳陵泉外腓骨头下、腘弯委中穴处、太溪穴内侧和太冲穴上2寸部位的神经。

(4)操作:①摸到极泉、小海和大陵穴上1寸部位的神经,然后用手指垂直神经轻轻横拨,受术者有电麻感。

②摸到阳陵泉外腓骨头下、腘弯委中穴处、太溪穴内侧和太冲穴上2寸部位的神经,然后用手指垂直神经轻轻横拨,受术者有电麻感。

四十一、四肢通气法

(1)歌诀:四肢有疾痿痛麻,上下导引把气通。

(2)解析:四肢经络相互贯通,可以相互通气。一是能否正常通气标志着人体经络是否畅通。二是如果气机不调顺可以通过点按穴位通畅气机并排除经络中的病气，调理内脏。三是通过疏通经络可以调理四肢的麻木、萎软、风寒湿痛等病症。

（3）部位：上肢肩关节周围穴位、肘关节穴位、手上的穴位、髋关节穴位、膝关节穴位和足部穴位。上肢通气穴：肩髃、抬肩、肩髎、极泉；曲池、阳池。手部通气穴：合谷、液门、手背四指缝、外关、中渚。下肢通气穴：承扶、委中、承筋、承山；冲门、血海、梁丘、足三里、阴陵泉、阳陵泉。足部通气穴：丘墟、申脉、照海、足背四趾缝。

（4）操作：通过按揉穴位、循经导引、拍打导引等手法结合操作。

①若四肢有风湿寒邪可按上面的穴位，从上向下沿经络将拿导引气血到手足，并排除四肢的风寒湿邪，如手脚冰凉、风寒湿痛等。上肢操作：按揉肩髃、抬肩、肩髎、极泉、曲池、合谷等，使经气行于手。下肢操作：按揉承扶、委中、承筋、承山、冲门、血海、梁丘、足三里、阴陵泉、阳陵泉等，使经气行于足。

②若四肢经脉不通，气血不足，可点按手足部的穴位，导引气血上行，疏通四肢经络或治疗四肢的疾病，如麻木、萎软、腰痛、肩痛等。上肢操作：按揉合谷、液门、手背四指缝、外关、中渚等，使经气行于肩、颈项。下肢操作：按揉丘墟、申脉、照海、足背四趾缝等，使经气行于腰背。

四十二、循经补泻法

（1）歌诀：局部有病寻过经，补虚泻实向背行。

（2）解析："经脉所过，主治所及"，一般是指运用腧穴或经络治疗经脉循行所经过的脏腑组织器官发生的病变，如疼痛、胀满等。在这里不要把经络作为一条线来认识，按照经络的循行可把每条经络作为有一定宽度的带状区域认识，具体操作时即可在经络的带状范围内进行。通过划分经络的带状区域，一是可以通过经络导引经气补虚泻实来治疗其所经过脏腑组织器官的病变；二是可以通过寻找因脏腑组织器官发生病变后反映在经络上的一些"敏感点"，"敏感点"在经络上会阻塞经络，导致经络不通，可采用经络上消除"敏感点"的方法治疗疾病。

在上肢可根据经络的循行部位分为手阳明经带、手少阳经带、手太阳经带、手太阴经带、手厥阴经带和手少阴经带，每个经络带状区域主治其所经过的组织器官的病变。手阳明经带主治头面、五官、胸、项疾病及热病；手少阳经带主治眼、头、耳、咽喉疾病及热病；手太阳经带主治头项、耳鼻、咽喉疾病及热病；手太阴经带主治咽喉、胸、肺、头颈疾病及热病；手厥阴经带主治胃、胸、心疾病及热病；手少阴经带主治心、胸疾病。

在下肢可根据经络的循行部位分为足阳明经带、足少阳经带、足太阳经带、足三阴经带（足太阴、足厥阴和足少阴合为一条经带），每个经络带状区域主治其所经过的组织器官的病变。足阳明经带和足少阳经带主治头面、眼、耳、咽喉、胸部、胃肠疾病及热病；足太阳经带主治腰脊痛；足三阴经带主治生殖、泌尿、肠胃疾病。

导引方向分为两种：一种是背病症部位顺经导引，如因热导致眼、耳、牙、咽喉等病症，治疗时需泻热，可顺经将病变部位的热导引到远端。一种是指向病症部位顺经导引，如肩部疼痛，为气血不通所致，可顺经由远端导向肩部疼痛部位，以疏通经络，活血化瘀。

《灵枢·阴阳二十五人》："气有余于上者，导而下之，气不足于上者，推而休之，其稽留不至者，因而迎之，必明于经隧，乃能持之，寒与热争者，导而行之，其宛陈血不结者，则而予之。"

《灵枢·刺节真邪》："上热下寒,视其虚脉而陷之于经络者,取之,气下乃止,此所谓引而下之者也。"

(3)部位:上肢手三阴经和手三阳经循行部位;下肢足三阴经和手三阳经循行部位。

(4)操作:①循经刮推法。对于瘀滞不通导致的病症,刮推的方向指向患病部位。病症在上从手腕刮向肘部,病症在下从肘部刮向手部,气至有效;病症在上从踝部刮向膝部,病症在下从膝部刮向足部,气至有效。如果病症部位在上部是热邪盛所致,刮推方向背向病症部分,并在经络末端井穴放血,以泻热出。

②按揉"敏感点"法。对循经部位找到的"敏感点"(多为压痛点)进行按揉消散,对经络所过部位的病症和器官机能具有治疗和调整作用。

四十三、同气相求法

(1)歌诀:左病右治右治左,上病下治下治上。

(2)解析:同气相求是指具有相同性质的事物互相感应,语出《易经·乾卦·文言》:"同声相应,同气相求。"此法重在同名经络经气互通,以强扶弱。

因为同名经络中气的属性相近或相同,具有相互吸引的作用,经气互通,若"邪客于经,左盛则右病,右盛则左病"(《素问·缪刺论》),可调动所盛部位的经气以补因虚而病部位的经气,来治疗病症。同名经,一左一右,一手一足,一上一下。治疗时可选择同名健侧经络对应病侧经络中的受损部位对应部位或对应穴位,如手阳明治足阳明,手太阳治足太阳,以左治右或以右治左,或下病上治,交叉选穴位或部位的治疗方法。例如,左腿膝盖痛,可选择右肘相对应部位进行治疗,为左病右治,又为下病上治;头部疾病可以选择足部穴位治疗,为上病下治。

此法主要适用于一些疼痛病症,如肩痛、背痛、腰痛、膝痛、肘痛、腕痛、崴脚等。

《素问·阴阳应象大论》:"故善用针者,从阴引阳,从阳引阴;以右治左,以左治右;以我知彼,以表知里;以观过与不及之理,见微得过,用之不殆。"

《素问·缪刺论》:"邪客于经,左盛则右病,右盛则左病,亦有移易者,左痛未已而右脉先病,如此者,必巨刺之,必中其经,非络脉也。故络病者,其痛与经脉缪处,故命曰缪刺。"

《灵枢·终始》:"刺诸痛者,其脉皆实。故曰:从腰以上者,手太阴阳明皆主之;从腰以下者,足太阴阳明皆主之。病在上者下取之,病在下者高取之,病在头者取之足,病在腰者取之腘。"

(3)部位:同名经络对应部位。

(4)操作:点按对应穴位。按摩或刮推对应穴位或对应部位。拍打经络穴位或对应部位。左病选右,右病选左;上病选下,下病选上;交叉取穴,气至有效。

四十四、六经升降法

(1)歌诀:六经运行各不同,升降规律要记清。

(2)解析:从人体而言,"腰以上为天,腰以下为地。天为阳,地为阴"(《灵枢·阴阳系日月》)。外为阳,内为阴。上统乎外,下统乎内。在上在外者有下降之性,在下在内者有上升之能。故人之手三阳经脉(小肠、大肠、三焦)从手走头(从外之内为降,即从手走胸分支);手之三阴经脉(心、肺、心包)从胸走手(从内之外为升);足之三阳经脉(膀胱、胆、胃)从头走足(由上之下为降);足之三阴经脉(脾、肾、肝)从足走腹(由下之上为升)。

五脏为阴属地气,六腑为阳属天气,故五脏需升则健,六腑以降为顺,但五脏六腑又各有升降。在上之心肺,从右而降;在下之肝肾,从左而升;在中央之脾胃,为升降之枢纽。

手阳明经和手太阳经多用升法,升法可通大小肠气,可清大小肠之热邪。因为大肠和小肠之气宜升不宜降。

手少阳三焦经多用降法,可补肾阳(手少阴与足少阴相别通)。

手少阴经和手厥阴经多用降法,可补心气,清心火,一般不用升法。除非心火过旺才可用升法以泻心火。因为心气宜补不宜泻。

手太阴经可升可降,当肺气壅塞、肺火过旺时可用升法,以宣通肺气;当肺气不足,肃降失调时可用降法,以补肺益气。

足阳明经和足少阳经多用降法,因为胃气以降为和,胆火为相火亦宜降不宜升。二经不降多生病。

足三阴经多用升法,因为脾以升清为宜,肝气和肾气不升多生病。

运用经络升降时常采用循经刮推法以导引行气;运用腧穴升降时常采用腧穴补泻法以导引行气。

彭子益在《十二经升降致病提纲诀》中写道:"中气如轴经气轮,旋转升降是平人。胃胆包心膀肺降,脾肝三焦肾肠升。五行生克原一化,六气和合病则分。温清补泻复升降,古法真传说与君。"

《素问·六微旨大论》:"出入废,则神机化灭;升降息,则气立孤危。故非出入,则无以生长壮老已;非升降,则无以生长化收藏。是以升降出入,无器不有。故器者生化之宇,器散则分之,生化息矣。故无不出入,无不升降。化有大小,期有远近,四者之有,而贵常守,反常则灾害至矣。"

《灵枢·阴阳二十五人》:"气有余于上者,导而下之,气不足于上者,推而休之。"

(3)部位:手三阳和手三阴前臂经络循行部位;足三阳和足三阴小腿经络循行部位。手阳明经的曲池、合谷;手少阳的外关、中渚;手太阳经的前谷。手厥阴经的内关;手太阴经的列缺;手少阴经的通里。足阳明经的足三里、内庭;足少阳经的阳陵泉、侠溪。足太阴经的血海、三阴交、大都、太白、公孙;足厥阴经的太冲、行间;足少阴经的太溪、涌泉。

(4)操作:①推经升降。上肢操作方法:从手腕沿手三阳经循行向心推至肘部为降;从肘部沿手三阳经循行离心推至手腕部为升。从手腕沿手三阴经循行向心推至肘部为降;从肘部沿手三阴经循行离心推至手腕为升。

下肢操作方法:从脚外踝沿足三阳经循行向心推至膝下为升;从膝下沿足三阳经循行离心推至脚外足踝为降。从脚内踝沿足三阴经循行向心推至膝下为升;从膝下沿足三阴经循行离心推至内足踝为降。

②点穴升降。上肢操作方法:泻手阳明经的曲池、合谷和手太阳经的前谷为升(泻手上的腧穴可引气出体);补手少阳的外关、中渚为降(补手上的腧穴可导气入体)。补手厥阴经的内关,手太阴经的列缺,手少阴经的通里为降;泻手太阴经的列缺为升。

下肢操作方法:泻足阳明经的足三里、内庭和足少阳经的阳陵泉、侠溪为降(泻足上的腧穴可引气出体)。补足阳明经的足三里、内庭和足少阳经的阳陵泉、侠溪为升(补足上的腧穴可导气入体)。补足太阴经的血海、三阴交、太白,足厥阴经的三阴交、太冲、行间和足少阴经的太溪、涌泉为升;泻足太阴经的血海、三阴交、大都、太白、公孙,足厥阴经的太冲、行间,足少阴经的太溪、涌泉为降。

四十五、平衡阴阳法

　　(1)歌诀:升降失调气血乱,迎随补泻平阴阳。
　　(2)解析:表里二经,一脏一腑,一阴一阳,重在平衡。表里二经平衡,包括两方面:一是表里二经的经气量平衡,阴阳二气量相同;二是表里二经的升降平衡,即一升一降运行同步。若表里二经中经气出现倾移导致盛衰或升降失衡,则会出现寒热之证。这里遇到的表里二经升降不平衡之证,皆可用此操作法进行调整,以促其升降平衡。
　　《素问·血气形志》:"足太阳与少阴为表里,少阳与厥阴为表里,阳明与太阴为表里,是为足阴阳也。手太阳与少阴为表里,少阳与心主为表里,阳明与太阴为表里,是为手之阴阳也。"
　　《灵枢·终始》:"人迎一盛,泻足少阳而补足厥阴,二泻一补,日一取之,必切而验之,疏取之上,气和乃止。人迎二盛,泻足太阳补足少阴,二泻一补,二日一取之,必切而验之,疏取之上,气和乃止。人迎三盛,泻足阳明而补足太阴,二泻一补,日二取之,必切而验之,疏取之上,气和乃止。脉口一盛,泻足厥阴而补足少阳,二补一泻,日一取之,必切而验之,疏而取上,气和乃止。脉口二盛,泻足少阴而补足太阳,二补一泻,二日一取之,必切而验之,疏取之上,气和乃止。脉口三盛泻足太阴而补足阳明,二补一泻,日二取之,必切而验之,疏而取上,气和乃止。所以日二取之者,阳明主胃,大富于谷气,故可日二取之也。人迎与脉口俱盛三倍以上,命曰阴阳俱溢,如是者不开,则血脉闭塞,气无所行,流淫于中,五脏内伤。如此者因而灸之,则变易而为他病矣。"
　　《素问·离合真邪论》:"经言气之盛衰,左右倾移,以上调下,以左调右,有余不足,补泻于荥输,余知之矣。此皆荣卫之倾移,虚实之所生,非邪气从外入于经也。"
　　《素问·厥论》:"黄帝问曰:厥之寒热者,何也?岐伯对曰:阳气衰于下,则为寒厥。阴气衰于下,则为热厥。"
　　《灵枢·终始》:"阴盛而阳虚,先补其阳,后泻其阴而和之;阴虚而阳盛,先补其阴,后泻其阳而和之。"
　　《素问·阴阳应象大论》:"故善用针者,从阴引阳,从阳引阴;以右治左,以左治右;以我知彼,以表知里;以观过与不及之理,见微得过,用之不殆。"
　　《灵枢·寒热病》:"厥痹者,厥气上及腹,取阴阳之络,视主病也,泻阳补阴经也。"
　　《灵枢·四时气》:"飧泄补三阴之上,补阴陵泉,皆久留之,热行乃止。"
　　(3)部位:手三阳和手三阴前臂经络循行部位;足三阳和足三阴小腿经络循行部位。手阳明经的曲池、合谷;手少阳经的阳池、中渚;手太阴经的列缺、鱼际;手厥阴经的内关、劳宫;足阳明经的足三里、内庭;足少阳经的侠溪、足临泣;足太阴经的三阴交、太白、公孙;足厥阴经的太冲、行间;足少阴经的涌泉、太溪。

(4)操作：①从阴引阳法。《素问·厥论》曰："阳气衰于下，则为寒厥。"治则"从阴引阳"（《素问·阴阳应象大论》），即病在阳，从阴以诱导之。治法为"阴虚而阳盛，先补其阴，后泻其阳而和之"（《灵枢·终始》）。

若足太阴虚而足阳明盛，则先从三阴交起顺足太阴经向上刮推至阳陵泉，再从足三里起顺足阳明经向下刮推至外脚踝上止，气至有效；若足厥阴虚而足少阳盛，则先从三阴交起顺足太阴经向上刮推至膝关止，在从阳陵泉起顺足少阳经向下刮推至外脚踝上止，气至有效；若足太阴虚而足太阳盛，先从三阴交起顺足太阴经向上刮推至阴谷，再从承扶起顺足太阳经向下刮推至足跟止，气至有效。

若"手阳明少阳厥逆，发喉痹，嗌肿，痓，治主病者"（《素问·厥论》），则从曲池和天井下方起顺手阳明经和手少阳经刮推至手腕止，气至有效；若"手太阳厥逆，耳聋泣出，项不可以顾，腰不可以俯仰，治主病者"（《素问·厥论》），则从小海起顺手太阳经向下刮推至手腕止，气至有效。

②从阳引阴法。《素问·厥论》曰："阴气衰于下，则为热厥。"治则"从阳引阴"（《素问·阴阳应象大论》），即病在阴，从阳以诱导之。治法为"阴盛而阳虚，先补其阳，后泻其阴而和之"《灵枢·终始》）。此操作与"从阴引阳法"相反。

四十六、脏腑别通法

(1)歌诀：脏腑凿穿开阖枢，手足六经上下调。

(2)解析：《灵枢·根结》曰："太阳为开，阳明为阖，少阳为枢；太阴为开，厥阴为阖，少阴为枢。"三阳的开阖枢分别与三阴的开阖枢为阴阳表里关系。太阳、太阴皆属"开"，太阳偏重布气，太阴则侧重运化水液；阳明、厥阴皆属"阖"，阳明主受纳通降，厥阴司阴血潜藏；少阳、少阴皆属"枢"，少阳偏于枢气，少阴偏于枢血，它们在功能上协调呼应，一方发生失常时易导致向另一方传变，互为病理因果关系。

"脏腑别通"之理论源于明代李梴的《医学入门·脏腑相通篇》："心与胆相通；肝与大肠相通；脾与小肠相通；肺与膀胱相通；肾与三焦相通；肾与命门相通。"

脏腑别通又称脏腑通治。清代唐宗海之《中西汇通医经精义》则有较详细的解说，大要是心与胆通，心病怔忡，宜温胆为主，胆病战栗颠狂，宜补心为主；肝与大肠通，肝病宜疏通大肠，大肠病宜平肝经为主；脾与小肠通，脾病宜泄小肠火，小肠病宜润脾为主；肺与膀胱通，肺病宜清利膀胱水，膀胱病宜清肺气为主；肾与三焦通，肾病宜调和三焦，三焦病宜补肾为主。透过"脏腑别通"的脏腑关系，用于内科及杂病均甚有效。

"腑病治脏，脏病治腑，原自相通"（《蠢子医·卷三》）。在脏腑别通的基础上，可以互相治疗相通脏腑的疾病。

肺与膀胱通。肺主利气，膀胱能行水。膀胱的不利与不约，在于肺的调控，肺气宣肃机能障碍，调控失利，膀胱蓄泄功能随之紊乱，肺对膀胱的调控，是通过"气"的作用而完成的，所谓"气化则能出矣"。取肺经穴治疗膀胱经病，即在于开上窍起下窍，有提壶揭盖之意味，取膀胱经背部输穴能治气喘甚效，都是肺与膀胱通的应用。

脾与小肠通。脾主运化，统括小肠的受化功能，小肠赖脾肾阳气的温煦方能化物，小肠的分清泌浊又为脾脏化生气血升清降浊创造物质条件。脾主升喜燥恶湿,湿邪易伤脾阳;小肠主降喜暖恶寒,寒邪易伤小肠阳气。脾与小肠相互协同,关系紧密。因此脾病与小肠病两者常共治。小肠有寒则温中祛寒,小肠有热则清肠泻脾;小肠吸收不良肠鸣泄泻,则健脾助运,分清利湿,此即利小便而实大便,治脾亦即治小肠。

心与胆通。《素问·灵兰秘典论》云:"心者,君主之官,神明出焉……胆者,中正之官,决断出焉。"胆与情志有关,在人体精神意识思维活动的领域中,起着相当之作用。心主血脉,胆助消化,心主君火,胆主相火,胆之排泌精汁,主三焦升降,与痰湿的形成密切相关。心与胆生理功能相互影响。

肾与三焦通。三焦具有通行元气的功能,即元气通过三焦而输布到五脏六腑,充沛于全身,以激发、推动各个脏腑组织的功能活动。肾具有贮存、封藏人身元气的作用。所以三焦经的中渚治腰痛有效,治疗环腰一圈痛也很有效,就是透过三焦与肾通而治肾病及腰痛。在小儿推拿中按揉位于手掌背面第4、第5掌骨小头后陷中的"二人上马穴"(中渚穴),具有补肾滋阴、顺气散结、利水通淋的作用。

肝与大肠通。肝主疏泄,有协调二便的作用,而大肠传导亦全赖肝气疏泄,吴鞠通在胁痛、中燥、单腹胀等医案中,都提到肝协调二便的作用,前阴为肝经所循行之部位属肝,主治自无异议,而疏大便则合于肝与大肠相通之意。

心包与胃通。阳明胃经与心包络通,阳明实热上冲心包,扰乱神明,出现心包病变症状,阳明得治,厥阴自安。临床常见老年人因饱餐胃气上冲,而致心肌梗死的患者不在少数,降胃气可以调理胃气上逆导致的心脏功能失常。点按内关可以治疗胃痛。

按照手经与足经为一组对应起来,就形成了脏腑别通的关系。可运用脏腑别通理论对五脏六腑的寒热虚实进行补泻调理。

(3)部位:脏、腑、手足经络循行和相关穴位。

(4)操作:①根据病情选择相关脏腑的经络穴位进行相互补泻。如胃痛胃胀,补内关;肝气郁结,通大肠;小便癃闭,宣肺;心火亢盛,泻胆;肾阳不足,补中渚;脾阳虚,治小肠。

②根据病情进行辨证,确定病因后采用刮推经络的方法调节经络气机升降进行补泻,以达到调理相关脏腑的目的。

四十七、头面梳理法

(1)歌诀:头汇诸阳聚七窍,上注精气脑窍清。

(2)解析:中医学认为头为精明之府。头居身之最上,上为天属阳,头皮是大脑的保护层,分布着许多穴位,人体十二经脉中,手、足三阳经均起经头面部,人体清阳之气皆上注于头面,故又说"头为诸阳之会"。按摩头皮,刺激头部穴位,可以促进血液循环,疏通脑部气血,起到防治神经衰弱、头痛、失眠、老年性痴呆、健忘的作用。

《素问·脉要精微论》:"头者精明之府,头倾视深,精神将夺矣。"

《灵枢·邪气藏府病形》:"诸阳之会,皆在于面。"

《素问·水热穴论》:"帝曰:夫子言治热病五十九俞,余论其意,未能领别其处,愿闻其处,因闻其意。岐伯曰:头上五行行五者,以越诸阳之热逆也。"张志聪注:"头上五行,每行有五穴,俱在头之巅顶,诸阳之气上升于头,故取刺以越诸阳之热逆,中行属督脉之上星、囟会、前顶、百会、后顶五穴。旁两行系足太阳经之五处、承光、通天、络却、玉枕十穴。又旁两行,系足少阳经之临泣、目窗、正营、承灵、脑空十穴。"

(3)部位:上星、囟会、前顶、百会、后顶;临泣、目窗、正营、承灵、脑空;头面部。

(4)操作:逐个点按头部督脉的上星、囟会、前顶、百会、后顶;逐个点按头部两侧的临泣、目窗、正营、承灵、脑空;头面部可加开天门、分阴阳、按太阳、捋耳廓、拿五经等传统头面部按摩操作。拨揉、搓擦和叩击头部。

四十八、颈项疏通法

(1)歌诀:颈项气街通头脑,神明气血纽带连。

(2)解析:颈之前部称颈,后部称项,合称颈项,是连接人体头和身体的部位。颈项俗称"脖子",从后脑勺到锁骨之间,都属于脖子的范围,脖子里有颈椎、淋巴结、气管、食管、动脉和分布密集的神经。人体生存所需要的食物和呼吸的空气都要通过脖子进入体内。大脑发出的指令,也要通过脖子传达到肢体。人体的大部分经络都从颈项通过,经络不通畅,其所主的功能就会受影响。

《灵枢·根结》:"足太阳根于至阴,溜于京骨,注于昆仑,入于天柱、飞扬也。足少阳根于窍阴,溜于丘墟,注于阳辅,入于天容、光明也。足阳明根于厉兑,溜于冲阳,注于下陵,入于人迎、丰隆也。手太阳根于少泽,溜于阳谷,注于小海,入于天窗、支正也。手少阳根于关冲,溜于阳池,注于支沟,入于天牖、外关也。手阳明根于商阳,溜于合谷,注于阳溪,入于扶突、偏历也。此所谓十二经者,盛络皆当取之。"张志聪注:"此论三阳之气,从井而入于脉中,上入于颈项之天柱、天容、人迎、天窗、天牖、扶突,而上出于头面,与血气之溜于荥,注于输,行于经,入于合者之不同。故另提曰'飞扬、光明、丰隆、支正',盖以分别阳气与荥血,出入于经脉外内之不同也。是以所论一次脉二次脉者,谓手足之十二经脉,皆从四肢之五输而归于中,复从中而上出颈项。"

《灵枢·寒热病》:"厥痹者,厥气上及腹,取阴阳之络,视主病也,泻阳补阴经也。颈侧之动脉人迎。人迎,足阳明也,在婴筋之前。婴筋之后,手阳明也,名曰扶突。次脉,足少阳脉也,名曰天牖。次脉,足太阳也,名曰天柱。腋下动脉臂太阴也,名曰天府。阳迎头痛,胸满不得息,取之人迎。暴喑气鞕,取扶突与舌本出血。暴聋气蒙,耳目不明,取天牖。暴挛痫眩,足不任身,取天柱。暴瘅内逆,肝肺相搏,血溢鼻口,取天府。此为天牖五部。"

《灵枢·刺节真邪》:"大热遍身,狂而妄见妄闻妄言,视足阳明及大络取之,虚者补之,血而实者泻之。因其偃卧,居其头前,以两手四指挟按颈动脉,久持之,卷而切,推下至缺盆中,而复止如前,热去乃止,所谓推而散之者也。"

《素问·骨空论》:"大风颈项痛,刺风府。"

(3)部位:天容、天窗、天牖、扶突;天柱、风池、风府;人迎处动脉;颈项部。

(4)操作:点按颈项两侧的天容、天窗、天牖、扶突;点按天柱、风池、风府;按压人迎处的颈动脉。可加颈项部的按揉、拿捏、直推、拉伸等传统按摩操作方法,促使经脉气机下降。

第十六章　运用原则

运用原则是施术者在临床运用导引技法调理疾病时应遵循的施术原则。只有按照这些原则去操作才能更好地达到对疾病的预期改善或治愈疾病的效果。

一、持久有力,渗透柔和

经脉导引疗法是通过各种操作活动作用于人体的经脉和腧穴,借以调动、增加机体的抗病能力,调整、理顺由于不同病因所导致的各种病理状况,以恢复其生理功能的一种中医外治方法。手法作为导引治病的主要手段,其熟练程度,即如何适当地应用手法,是决定治疗效果高低的关键。因此,熟练的导引手法必须做到持久、有力、柔和、渗透,才能起到防病治病、强壮保健的作用。所谓"持久"是指手法在操作过程中,要保持动作和力量的连贯性,并维持一定的时间,以使手法刺激足够积累到能产生良好的疗效。"有力"是指手法刺激必须具有一定的力度,力度的大小、方向要根据治疗对象、施术部位和病症性质而决定,决不能用蛮力,使患者不能忍受或出现意外损伤。"柔和"是指手法的动作要稳、柔、灵活,用力要缓和,使手法轻而不浮,重而不滞,才能使患者容易接受导引疗法,也避免对软组织造成损伤。"渗透"才是手法作用的最终目的,只有"渗透"的手法作用于体表,其产生的刺激和能量才能达至经络穴位,才能调整其机能状态,改变经气的运行和分布,使之气血调和,阴平阳秘,精神乃至。可见手法运用的几个方面是相辅相成、密不可分的。要想达到熟练的手法操作,术者必须经过长期的手法练习和临床实践,才能做到由生到熟,由熟生巧,乃至得心应手、运用自如的境界。

经脉导引疗法是以经络穴位为施治部位的疗法,以"气通为止""气至而有效"(《灵枢·九针十二原》)为施治原则。手法的运用即要做到"有力",又要做到"持久",才能有效作用于经络穴位中的经气,达到"气通""气至"的目的。人有胖瘦,病灶有深浅,体质有强弱,疾病有虚实,所以在临床运用各种手法时,术者必须根据具体情况的不同,掌握好力度的大小,既要"渗透",又要"柔和",做到既不对患者造成损伤,又必须达到"气至而有效"的目的,才能发挥最佳的治疗效果,这就要求术者在手法运用上既要有力又要柔和,做到"刚中有柔,柔中有刚,刚柔相济",方为上乘。

二、手随心转,法从手出

疾病的种类多种多样,致病因素也是千差万别,又有"同病不同症,同症不同病"之说。在对疾病的治疗过程中,阴阳的转化、正邪的盛衰、虚实的变化在不断地发生着演化。因此,在正确诊断、明确治疗原则和主要治疗手法的同时,要按照中医辨证论治的原则,随时根据病情的变化而改变治疗手法和施治方针,以取得最佳的导引治疗效果。

术者在临床上，必须时刻了解和掌握患者的病情变化，特别是要通过手对患者经络穴位的触摸来感受体会，对病症的情况做到心中有数，不可盲目行事。要在微妙之中见真功，不可拘泥于一些固定的治疗方法和手法，要在错综复杂的病变中迅速捕捉信息，快速综合分析并选择出最佳的治疗方案和治疗手法，及时准确地辨证施术，才能做到手到病除。就如《医宗金鉴》一书中所讲的那样："一旦临症，机触于外，巧生于内，手随心转，法从手出，内呼外应。"只有将手法运用得出神入化，才能达到按摩治疗疾病的最高境界。

导引技法的运用要临证灵活多变，不可以拘泥于一招一式，因为有的技法可治一病，有的技法可治多病，有的病需要多种技法联合施治，有的病还需要随证重新组合经络腧穴施治，不一而终，所以必须明其理，学会融会贯通，举一反三，才能做到"以不变应万变，以万变应不变"。

三、形神相随，以意和之

《素问·九针十二原》曰："迎之随之，以意和之。"《灵枢·行针》又说："神动而气先针行。""医者意也"，以意领气，意气相随，意到气到。《灵枢·终始》言："深居静处，占神往来，闭户塞牖，魂魄不散，专意一神，精气之分，无闻人声，以收其精，必一其神，令志在针。"故术者施导引之法需安神定志，平心静气，形意相合，令志在手方能更好地"导引行气"，因此《内经》中载道："缓节柔筋而心和调者，可使导引行气。"

"医者意也"。"意"者，心之所想也。经脉导引疗法作为一种治疗脏腑疾病的外治方法，除了一些常用的操作手法外，还有一些针对不同治疗部位创建的一些特殊的治疗手法，术者要想使这些手法在治疗中能够真正地发挥作用，必须经过长期的艰苦锻炼和临床实践，才能做到手形和手法的标准和运用自如，并在临症时做到聚精会神、专一贯注，使手法的运用与自己的心神高度融合统一，才能够具备操作的内在功力，这种内在功力既包括手法本身所具有的力度、柔韧度、深透度、熟练度、操作中的技巧及感知病变症结的灵敏度，亦涵盖医者的精神信息与能量的有机结合产物。

术者只有做到手法与心神完美融为一体，使手法的运用成为心神的内在体现，才能最终达到在导引治疗中的"形神合一""以意合之"的境界。也只有这样才能够将手法所具有的力、能和信息传递给患者，通过经络系统传递到全身各处的组织器官，从而有效地改善脏腑组织器官的功能，调动机体的能量，化解和清除体内的病邪，强壮身体，恢复健康。

四、气至有效，气调而止

"导引"之法重在导引行气，调节阴阳平衡。"气至而有效"明确了导引的操作目的，无论是施治穴位还是施治经络，必须使经络或穴位的气被导引到所要到达的地方，才能实现最终的目的，才能对疾病进行有效治疗。"气调而止"（《灵枢·终始》）是指导引治疗的最终结果，要达到气机的升降出入正常和阴阳的平衡，使诸症皆消，疾病痊愈。《内经》曰："出入废，则神机化灭；升降息，则气立孤危。故非出入，则无以生长壮老已；非升降，则无以生长化收藏"；"死生之机，升降而已"。

"气至有效"是"气调而止"的前提，"气调而止"是"气至有效"的结果，因此术者在运用导引疗法治病时,通过各种不同的手法操作,导引经脉和腧穴中的经气按照自己的意愿运行才是治疗疾病的关键所在。要想达到这一目的,除了能够对症正确地选择治疗部位外,还要在操作手法的选择、力度的大小、时间的长短等方面做到精准把握,方显奇效。

另外,针对某些瘀阻的经络和腧穴,在施治时还要遵循"气通为止"的原则。因为经络和腧穴的瘀阻不通在一些慢性病或疑难杂症中是导致经脉不能正常行气和气机升降失常的主要原因。如果经脉阻塞或腧穴不通,在施治时就很难做到导引行气,气至而有效。

由于疾病的证候表现多种多样,病理变化极为复杂,且病情又有轻重缓急的差别,对不同的时间、地点和个体,其病理变化和病情转化也不尽相同,因此在治疗疾病时,要善于从复杂多变的疾病现象中抓住本质,做到治病求本,从而确定相应的导引治疗方法。

五、法于阴阳,和于术数

《素问·上古天真论》曰:"上古之人,其知道者,法于阴阳,和于术数,食饮有节,起居有常,不妄作劳,故能形与神俱,而尽终其天年,度百岁乃去。"在葛洪的《抱朴子内篇·论仙》中称:"若夫仙人,以药物养身,以术数延命,使内疾不生,外患不入,虽久视不死,而旧身不改,苟有其道,无以为难也。"古代的人们认为人体是一个"小宇宙",人体的经络穴位对应着天体的日月星辰,所以人体必然会受到天体"大宇宙"的影响,所以养生治病不但要"法于阴阳",即与天地阴阳相合,还要"和于术数",即运用术数的作用实现与天地阴阳的沟通,实现疾患不生、延年益寿。术,指法术(方式方法)。数,指理数、气数(运用方法时的规律)。古人认为神秘数字是"天地交泰""阴阳合德""天人合一"思想的一个象征系统,通过它便可以与神秘的未知世界打交道,"术数"之"术"是神人之间的通道和中介。

人体的经络是无形的,是先天系统,而人体的肉体是有形的,是后天系统,根据"形而上者为之道,形而下者为之器"(《易经》)的"以道驭器"思想,可知人的肉体在经络的驱使下才能构成一个有机的生命体。祖国传统医学是在"天人合一"的基础上来研究人体生理、病理和治疗疾病的一门学问。宇宙中,通常存在着常人感知不到的信息,这些信息通常以各种物质团的结构存在。与宇宙万物信息、能量相通的媒介便是人体的先天经络系统,通过对经络穴的作用可以有效增强人体与宇宙万物信息能量的沟通力,实现"天人感应"。人体对宇宙场能中特殊物质的吸收能力增强,有利于提高经络气血量与冲击力度,促使经络得到更快更好地通畅,致使人的免疫机能增强。所以保持经络的畅通与经气的旺盛是人体与天地万物进行信息、能量交换的前提条件,才能够更好地"法于阴阳"。

"术数"则是加强沟通人体与宇宙信息、能量的方法和桥梁。如果在采用"导引"治病时,根据"术数"理法配合手法作用于人体的经络腧穴,必然会加强人体与宇宙信息、能量的沟通和交换,从而使人体更好的直接从宇宙中摄取正能量(元气),排出人体内的负能量(邪气),提高经络的机能,故导引时能够"和于术数",这可以加速对疾病的治疗。常用的数字有 3、4、5、6、7、9、24、36、天地之数 50、纳音之数 60 等。

六、杂合以治,各得其所

《素问·异法方宜论》有云:"圣人杂合以治,各得其所宜。"意思就是一个高明的医者,是能够将这许多治病方法综合起来,根据具体情况随机应变、灵活运用,使患者得到适宜治疗。导引疗法主要是通过手法以"导引行气"来调理人体气机的升降和气血盛衰的治病方法,因此其治疗疾病也有局限性,不是万能的,因此其需要与其他治疗方法相互配合使用,才能更好地发挥作用。

《千金方》说:"诸病皆因血气壅滞,不得宣通。"在临床上常说"久病必瘀""怪病必瘀""痛病必瘀""重病必瘀",因此在使用导引方法时,气血的瘀阻必然会阻碍气血的通过,不利于对气血的导引,所以《素问·血气形志》曰:"今知手足阴阳所苦,凡治病必先去其血,乃去其所苦,伺之所欲,然后泻有余,补不足。"《灵枢·小针解》曰:"宛陈则除之者,去血脉也。"故在临床中,还需用其他治疗方法与导引治疗方法相配合,祛除气血瘀阻,才能更好地发挥导引的作用。常用配合导引疗法的辅助疗法有按摩、刮痧、拔罐、刺血和燔针劫刺等。

《素问·血气形志》曰:"形数惊恐,经络不通,病生于不仁,治之以按摩醪药。"当经络不通、荣卫不行的时候可以用按摩的方法疏通经络,以行其荣卫血气。

《灵枢·小针解》曰:"宛陈则除之者,去血脉也"。《痧症全书》言:"痧者,厉气也,入气分则作肿胀,入血分则蓄为瘀,遇食积痰火则气阻血滞。"当血脉中有"痧"时,可采用"刮痧"的方法来疏通血脉中的瘀塞气血。

《素问·三部九候论》曰:"上实下虚,切而从之,索其结络脉,刺出其血,以见通之。"因此当络脉中的血盛导致血脉瘀堵时,可索其横络之结,而刺出其血,视而泻之。用刺血疗法通过刺络放血可疏通经络上的瘀塞气血、调整虚实、调疏通气血,使疾病改善以恢复正常。

《灵枢·经筋》言:"足太阳之筋……在燔针劫刺,以知为数,以痛为输。"当经筋上有结节、挛缩等病理产物影响经脉气血运行时,可用按摩方法,亦可用燔针劫刺的方法舒展经筋,消除瘀阻。

另外,《灵枢·脉度》中还提到:"盛者泻之,虚者饮药以补之。"意思就是对于虚者,本虚于内当饮药以补之。导引疗法是通过手法来调动和改变患者体内气血运行来调理疾病的,因此在补虚方面有不足之处,当患者身体气血过于虚弱时,不宜使用导引疗法。当遇到这种患者时,宜用药物来补其虚损。对于经络之中血气减少、经脉陷下的情况,《灵枢·经脉》有"陷下则灸之"的治疗原则,意思就是当经脉中气血衰少而无力上升时,可用艾灸的方法助其升发。

对于配合导引疗法治疗疾病的这些辅助疗法,这里不再赘述,术者可参考其他有关资料进行学习。

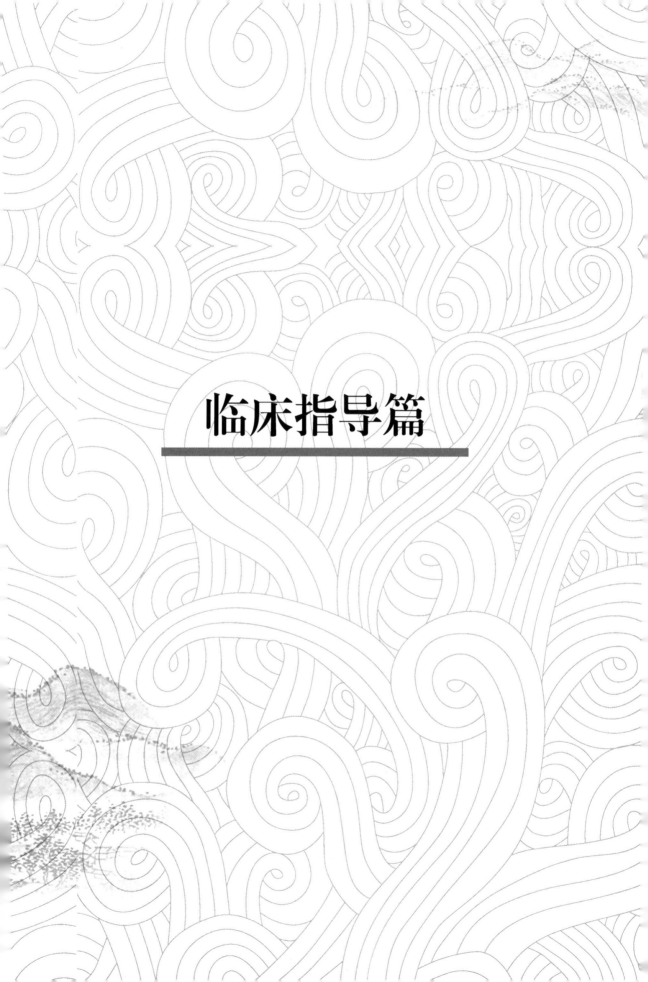

临床指导篇

第十七章　临证施术运用指导总纲要

中医认为"阴平阳秘,精神乃治",阴阳失"中"则失和,而调治之法就是补偏救弊,调理阴阳"执中而致和",以达到治病强身的目的。对于气血的调治,要遵循"气病辨虚实,血病辨寒热,重视脏腑气机"的原则。张志聪言:"六脏之脉,属脏络腑,六腑之脉,属腑络脏,脏腑相连,阴阳相贯,先为是动,后及所生。是动者,病在三阴三阳之气,而动见于人迎气口,病在气而不在经……所生者,谓十二经脉,乃脏腑之所生,脏腑之病,外见于经证也。夫是动者,病因于外,所生者,病因于内。凡病有因于外者,有因于内者,有因于外而及于内者,有因于内而及于外者,有外内之兼病者。"故病有在经络者,有在脏腑者,有经络脏腑共存者,治则必明病之所在,方可依病之所再施术。

导引疗法内可治五脏六腑之患,外可治筋骨皮毛之疾。一般外感未入里者病在经络,多取四肢经穴施治;病邪入里伤及脏腑者,则多取胸腹腰背经穴施治,并佐以四肢经穴;病由脏腑而内生者,则多取胸腹腰背经穴为主施治,亦佐以四肢经穴。另外,还要注意治疗疾病的先后次序,若遇气血瘀滞,经脉堵塞,必先除之,而后方可调节经络腧穴中的经气进行补泻。《素问·血气形志》有云:"今知手足阴阳所苦,凡治病必先去其血,乃去其所苦,伺之所欲,然后泻有余,补不足。"再者,需根据病证选择施治的经脉,因经脉各有所主,其调理作用不同,循于里者,按脉调气;居于中者,通经行气;浮于外者,调经导气。临证应详察原因,明辨阴阳,知晓表里,洞察虚实,判别顺逆,辨证施治。

病情有虚、实、轻、重,病程有长有短,体质有强有弱,必须辨证施治。施术时间的久、暂,次数的多、少,必须随症而定,不能"千篇一律"。对猝发之症,或轻微之疾,元气未伤,大都施治数日,皆可痊愈。偶然发病,病势严重,但体质健壮,连续施治数次,使元气恢复,才能不复发。对于多年宿疾,或元气已经亏损,必须每日施治数次,而且疗程较长。如果日治一次,当时见效,数小时后,气顺复乱,不能早期痊愈。对于急症,初诊时必须施治数次,才能巩固疗效;每日复诊,可施治一次,数日即愈。对病势郁结日久,内部蕴积甚深的患者,治疗之后,虽气机渐升,症结不能内消,必须发现于外,症状才能减退,施治数日,才能痊愈。

导引疗法以调理经脉和脏腑正邪的盛衰,气机的顺逆为治病之则,以通其经脉,调和气血,平衡阴阳为治病之法。经脉通,气血和,阴阳平则诸病自愈,故非见什么病用什么法治或一种病一种治法的操作模式,因此本书并未按一般书籍常规所述各种疾病的临床具体治疗操作方法编写,而是选择了经典著作和先人对病症的病机和治则的论述,供学者临床辨证施治学习和参悟,只有这样才能更好地掌握和运用"导引"之术"以不变应万变,以万变应不变"的原则,对千变万化的病症进行精准施治。

第十八章　气机升降出入为百病纲领

气,是中国古代哲学标示物质存在的基本范畴,是运动着的、至精至微的物质实体,是构成宇宙万物的最基本元素,是世界的本原,是标示着占有空间、能运动的客观存在。

《内经》称宇宙为太虚,在广阔无垠的宇宙虚空中,充满着无穷无尽具有生化能力的元气。元气(即具有本原意义之气)敷布宇空,统摄大地,天道以资始,地道以资生。一切有形之体皆赖元气生化而生成。元气是宇宙的始基,是世界万物的渊源和归宿。气是构成宇宙的本始物质,气本为一,分为阴阳,气是阴阳二气的矛盾统一体。"清阳为天,浊阴为地,地气上为云,天气下为雨,雨出地气,云出天气"(《素问·阴阳应象大论》)。"天气"是自然界的清阳之气,"地气"是自然界的浊阴之气。阴气浊重,降而凝聚成为有形的物体,构成了五彩缤纷的大地;阳气清轻,升而化散为无形的太虚,形成了苍莽的天宇。天地阴阳之气上升下降,彼此交感而形成天地间的万事万物。"本乎天者,天之气也。本乎地者,地之气也。天地合气,六节分而万物化生矣"(《素问·至真要大论》)。总之,气是物质性的实体,是构成自然万物的最基本元素。

气是在不断运动变化的,气的运动称作气机。机者有枢机、枢要、关键之意。运动是气的根本属性,气的运动是自然界一切事物发生发展变化的根源。气化活动是以气机升降出入运动为具体体现的,故云"气之升降,天地之更用也……升已而降,降者谓天;降已而升,升者谓地。天气下降气流于地,地气上升,气腾于天,故高下相召,升降相因,而变作矣"(《素问·六微旨大论》)。气的这种升降运动,推动着事物的变化和进展。

中医学从"气是宇宙的本原,是构成天地万物的要素"这一基本观点出发,认为气也是生命的本原,是构成生命的基本物质。既然气是构成天地万物及人类生命的共同本始物质,人就是气聚散变化的结果。故曰:"人生于地,悬命于天,天地合气,命之曰人"(《素问·宝命全形论》);"气者,人之根本也"(《难经·八难》);"人类伊始,气化之也。两间(指天地间——笔者注)既有人类,先由气化,继而形化,父精母血,子孳孙生"(《景景室医稿杂存》)。中医学认为气是构成人体和维持人体生命活动的最基本物质,升降出入是气运动的基本形式。人体是一个不断发生着升降出入的气化作用的机体。人的生长壮老已,健康与疾病,皆本于气,故曰:"人之生死,全赖乎气。气聚则生,气壮则康,气衰则弱,气散则死。"(《医权初编》)因此,气的升降运动贯串于生命过程的始终。人体的气处于不断的运动之中,流行于人体的脏腑、经络、形体、官窍等组织器官,无处不有,时刻推动和激发着人体的各种生理活动。气的升降出入运动一旦停止,就失去了维持生命活动的作用,人的生命活动也就终止了。

气的运动形式,可以简单地归纳为升、降、出、入四种基本形式。所谓升,是指气自下而上的运行;降,是指气自上而下的运行;出,是指气由内向外的运行;入,是指气自外向内的运行。

气的升降出入之间是互为因果、联系协调的。故曰："无升降则无以为出入，无出入则无以为升降。升降出入，互为其枢者也。"（《读医随笔·气血精神论》）

人体之气流行全身，内至五脏六腑，外达筋骨皮毛。人体气机的出入升降是人体生命活动首要的功能。它直接影响着人体的体内气机与体外气机、五脏与五脏之间、五脏与六腑之间、五脏与气血津液之间、五脏与四肢之间、心理与生理之间的运化状态。可以说，气机出入升降功能状态的正常与否直接影响着人体的健康与寿命。《内经》曰："出入废，则神机化灭；升降息，则气立孤危。故非出入，则无以生长壮老已；非升降，则无以生长化收藏。是以升降出入，无器不有。故器者生化之宇，器散则分之，生化息矣。故无不出入，无不升降。化有大小，期有远近，四者之有，而贵常守，反常则灾害至矣。"李东垣曰："圣人治病，必本四时升降浮沉之理，权变之宜，必先岁气，无伐天和。经谓：升降浮沉则顺之，寒热温凉则逆之。升降出入者，天地之体用，万物之橐籥，百病之纲领，生死之枢机也。其在病机，则内伤之病多病于升降，以升降主里也；外感之病，多病于出入，以出入主外也。升降之病极，则亦累及出入矣；出入之病极，则亦累及升降矣。"

中国古人对人体气机出入升降的作用异常重视，它关系到人的生命与人的心理和生理运动。如果没有了出入升降，人的生命与生理活动也就不存在了，人之所以有生命与生理活动，就是因为有了气机的升降出入。人体每时每刻都在进行着吐故纳新，因此，保持气机出入升降功能状态的稳定，对人体来说是非常重要的，一旦气机出入升降出现紊乱，人体就会出现各种各样的疾病，生命就会受到危害。

当气的运动出现异常变化，升降出入之间失去协调平衡时，概称为"气机失调"。升降失常的病变虽然复杂，但基本病理表现不外升降不及、升降太过和升降反作三类。由于气的运动形式是多种多样的，所以气机失调也有多种表现。例如：气的运行受阻而不畅通时，称作"气机不畅"；受阻较甚，局部阻滞不通时，称作"气滞"；气不能活动而结聚凝滞不动时，称作"气结"；气的上升太过或下降不及时，称作"气逆"；气的上升不及或下降太过时，称作"气陷"；气的外出太过而不能内守时，称作"气脱"；气不能外达而郁结闭塞于内时，称作"气闭"。掌握这些运动失常的状态和机制，将有利于确立多种"气机失调"病变的治疗法则。

升降出入存在于人体生命过程的始终。《素问·六微旨大论》曰："死生之机，升降而已。"因此，掌握人体经脉和脏腑气机升降出入规律，是疾病治疗、预防疾病、保健养生的重要基础；是运用"导引术"对人体气机出入升降功能进行调整，治疗疾病与保健养生的关键。

人体脏腑、经络、形体官窍等是气机升降出入的场所。"人身之气，经盛则注于络，络盛则注于经"（《冯氏锦囊秘录》），"玄府者，无物不有，人之脏腑皮毛肌肉筋膜骨髓爪牙至于万物，悉皆有之，乃出入升降道路门户也……人身肌肉、筋骨，各有横直腠理，为气出入升降之道"（《读医随笔·升降出入论》）。气的升降出入运动，只有通过脏腑经络的生理活动才能具体体现出来。换言之，机体的各种生理活动都是气机升降出入的具体体现。脏腑和经络的气机升降出入是人体气机升降的核心，是维持人体生命活动的根本。

一、脏腑气机升降出入的规律

人体脏腑的生理功能，无非是升其清阳，降其浊阴，摄其所需，排其所弃。人体脏腑经络，精气血津液,均赖气机升降出入而相互联系,维持正常的生理功能,并与其周围环境不断地进行新陈代谢。升降运动是脏腑的特性,是物质运动的规律。

一般说来,五脏贮藏精气,宜升;六腑传导化物,宜降。就五脏而言,心肺在上,在上者宜降。肝肾在下,在下者宜升。脾居中而通连上下,为升降的枢纽。左右为阴阳之道路,肝主升发,从左而升。肺主肃降,从右而降。肝左肺右,犹如两翼,为气机升降的道路。六腑,"所以化水谷而行津液者也"(《灵枢·本脏》),虽然传化物而不藏,以通为用,宜降,但在饮食的消化和排泄过程中,也有吸收水谷精微、津液的作用,如胆之疏泄胆汁,胃之腐熟水谷,小肠之泌别清浊,大肠之主津等。可见,六腑的气机运动是降中寓升。不仅脏与脏、腑与腑、脏与腑之间处于升降的统一体中,而且每一脏腑本身也是升与降的统一,即升降中复有升降。总之,脏腑的气机升降运动,在生理状态下,是有一定规律的,一般可体现出"升已而降,降已而升,升中有降,降中有升"的特点。

清代著名医学家黄元御(1705—1758 年)在"天人合一"的思想指导下建立了"一气周流"理论。黄元御认为:"水、火、金、木,是名四象。四象即阴阳之升降,阴阳即中气之浮沉。分而言之,则曰四象;合而言之,不过阴阳。分而言之,则曰阴阳;合而言之,不过中气所变化耳。"土为四象之母,中气旋转变作四象,即一气之流行变作四象。中气为阴阳五行之本,而阴阳五行又是万物生化之源,为脏腑气化之本。中气升降理论秉承了《内经》中"升降出入,无器不有"的理论,视人为一"器",以升降为机,出入为用。中气升降机制即脾胃升降机制,中气脾胃构成了"一气周流"的中心,带动肝心肺肾四维(肾水、心火、肝木、肺金,古称"四维")的升降沉浮。"一气周流"认为,人体内有一股无形的气在不停地周流运转着。先天之气——元气带动脾胃之气旋转。脾和胃气通过升降斡旋,带动肝、心、肺、肾之气左升右降,形成一个完整的如环无端的"一气周流"循环。人体周流的这一气,升不上去会生病,降不下来也会生病。人体各个器官发生疾病,其实都是人体这团气郁结于该处,致使一气周流运转不畅而产生的。所以,治病治本就是保住元气,强大中气,通过调节人体之气得升降,使一气周流在身体各器官畅通运行,就可以达到覆杯而愈的效果。

脏腑的气机升降,除一般规律外,还有其本身的活动规律。

心位于胸中,在上焦,主血脉,藏神,其升降特性主要为降,而降中又有升。肺居膈上,其位最高,为五脏六腑之华盖,具有宣发和肃降的生理功能。肺之宣发和肃降是升降出入的对立统一。没有宣发就无所谓肃降,没有肃降也无所谓宣发。但肺气以清肃下降为顺,可见肺的气机特性主要为降,升居其次。肝位于右胁,主疏泄,调畅气机,使气血运行无阻。其气机升降,以升为主,降居其次。肾位于下焦,主藏精,主水液,主纳气,其气机以升为要,降居其次。脾胃位于中焦,脾宜升则健,胃宜降则和,为气机升降之枢纽。

脏腑的气机升降运动,以肺、脾、肾最为重要,而肾尤为重要,是气机升降之本。肾为先天之本,五脏之阳非此不能发,五脏之阴非此不能滋。只有肾阳的蒸煦,脾胃才能斡旋而有运化腐熟之能,也只有肾气之摄纳,肺气方能下降,通调水道,下输膀胱,大肠也因此传化糟粕。所以说脏腑的升降运动,"唯肾为根"(《医贯·内经十二官论》)。肺主治节,肺"气调则营、卫、脏、腑无所不治"(《类经》)。可见,脏腑升降运动皆受其调节。脾胃为后天之本,气血生化之源,只有通过脾的运化和转输作用,其余各脏器才能得到濡养而维持其正常的生理功能。故曰:"脾以阴土而升于阳,胃以阳土而降于阴。土位于中,而火上、水下、左木、右金。左主乎升,右主乎降。五行之升降,以气不以质也。而升降之权,又在中气……升则赖脾气之左旋,降则赖胃土之右转也。故中气旺,则脾升而胃降,四象得以轮旋;中气败,则脾郁而胃逆,四象失其运行矣。"(《医学求是·血证求原论》)

脾胃是气机升降之枢纽。脾为脏,属阴,喜燥恶湿,得阳始运,胃为腑,属阳,喜润恶燥,得阴始安。脾与胃,一脏一腑,一运一纳,一润一燥,一升一降,对人体气机的运行具有重要的中轴转枢作用。清末民初中医大家彭子益言:"人身中气如轴,经气如轮,轴运轮行,轮滞轴停。中气左旋右转,经气左升右降。中气在胸下脐上,居脾胃之间。中气左旋,则脾经之气升;中气右转,则胃经之气降。脾升,则下焦诸经之气皆升;胃降,则上焦诸经之气皆降。故曰:胃是诸经降之关……脾是诸经升之关。"《素问·刺禁论》曰:"肝生于左,肺藏于右,心部于表,肾治于里,脾胃之使,胃为之市。"是言五脏气机的升降出入,肝气从左而升,肺气从右而降。心为阳脏,气布于表;肾为阴脏,气治于里。这些升降出入有赖于脾胃的转枢作用。所谓"使"就是驱使之意,"市"就是市杂、聚散之处,皆为畅通无阻之意,可引申为转枢。同时,脏腑气机的升降运动,亦受其所处的位置及功能特性的影响,心肺居上焦胸中,其气以降为顺,肝肾居下焦腹中,其气以升为和。而脾胃位居中焦,对各脏之气的运转和协调,起着中轴转枢作用。

人体是一个完整的统一体。各脏腑组织不仅各自进行升降运动以完成各自的新陈代谢,而且各脏腑之间的升降运动又是相互为用、相互制约和相互化生的,使脏腑气机升降运动保持动态平衡,共同完成整个机体的新陈代谢,维持正常的生命活动。

二、经络气机升降出入的规律

经络是人体气血运行的通道,内联五脏六腑,外络肢节官窍,使机体成为一个完整的有机体,保持着物质能量代谢的平衡和生理功能的协调一致。

十二经脉的体表循行完全符合升已而降、降已而升的规律,体现了上焦内脏主降,下焦内脏主升的特点。体腔内部的经络则多为升降相交错,升中有降,降中有升。所以说经络系统是人体气机升降的重要渠道。十二经脉的循行规律,也反映了脏腑的升降规律。

凡脏气上升的,其相表里的腑气就是下降的。如足之三阴,从足入腹(升);足之三阳经,从头走足(降)。

凡脏气下降的,其相表里的腑气就是上升的。如手之三阴,从胸走手(从内之外为升,反之为降);手之三阳,从手走头(从外之内为降,反之为升)。(注:经络气机的运行规律请参看《内经》论理篇第七章摘录的祝华英《黄帝内经十二经脉揭秘与应用》的相关内容,这里不再赘述。)

总之,十二经脉循行规律与脏腑气机升降规律基本是一致的。

综上所述,人体气机升降从人体而言,"腰以上为天,腰以下为地。天为阳,地为阴"(《灵枢·阴阳系日月》)。外为阳,内为阴。上统乎外,下统乎内。在上在外者有下降之性,在下在内者有上升之能。故人之手三阳经脉(小肠、大肠、三焦)从手走头(从外之内为降);手之三阴经脉(心、肺、心包)从胸走手(从内之外为升);足之三阳经脉(膀胱、胆、胃)从头走足(由上之下为降);足之三阴经脉(脾、肾、肝)从足走腹(由下之上为升)。五脏为阴属地气,六腑为阳属天气,故五脏需升则健,六腑以降为顺,但五脏六腑又各有升降。如心肺居上,属清阳之天;肝肾居下,属浊阴之地;脾居中央,为清浊共处之所。在上之心肺,从右而降;在下之肝肾,从左而升;在中央之脾脏,为升降之枢纽。人体气机在脾的斡旋,升降有序,维持着正常的生理活动。

升降出入是人体气机功能的基本形式,是脏腑经络、阴阳气血矛盾运动的基本过程。因此,气机升降失常,出入无序,则脏腑气血壅塞,表里内外闭阻,四肢九窍不通,而诸病蜂起。若升降出入停止,则神机化灭气立孤危,于是物质和能量代谢告终,生命也就此完结。

中医学的气机升降学说,是建立在古代朴素辩证唯物主义精气学说的基础之上的,是研究机体物质代谢和能量转换的理论。它不仅从静态结构而且还从动态变化上阐述了人体的结构与功能、物质和能量之间的关系,指明了机体生理活动、病理变化的基本表现形式,贯穿于病因、病理、诊断、治疗之中,从而成为祖国医学宝库中的一个独特理论,是中医治病的精髓,亦是导引疗法治病的总纲领。

第十九章 《黄帝内经》论"痿厥寒热"

病因错综复杂,病理千变万化,病症形形色色,但不外乎因气机升降出入失调,导致表里虚实寒热之证。《黄帝内经》从不同角度对各类疾病的形成和治疗进行了详细全面的论述,内容烦琐庞杂,现仅针对"导引"之术的运用选择书中有关的典型病症部分记载摘录(附张志聪集注)如下,以供学者窥斑知豹,参悟病机病理和导引治病理法。

一、《灵枢·终始》

凡刺之道,毕于终始,明知终始,五脏为纪,阴阳定矣。阴者主脏,阳者主腑,阳受气于四末,阴受气于五脏,故泻者迎之,补者随之,知迎知随,气可令和,和气之方,必通阴阳。五脏为阴,六腑为阳,传之后世,以血为盟。敬之者昌,慢之者亡。无道行私,必得夭殃。

此篇论人之脏腑阴阳、经脉气血,本于天地之所生,有始而有终也。《五运行大论》曰:"东方生风,风生木,木生酸,酸生肝。南方生热,热生火,火生苦,苦生心。"夫风寒暑湿燥热,天之六气也,木火土金水,地之五行也。天食人以五气,地食人以五味,是天之六气,化生地之五行五味,五行五味,以生人之五脏。五脏内合六腑,以应地之五行,外合六经,以应天之六气,故曰:"明知终始,五脏为纪。"谓人之五脏,本应五行之化也。"请言终始,经脉为纪,平与不平,天道毕矣。"谓人之经脉,应天之六气也。末结曰:"太阳之脉,其终也戴眼反折。太阴终者,腹胀不得息。"是人之阴阳血气,始于地之五行,天之六气所生,而终于地之六经,天之六气也。"其生五,其数三",谓生于五行,而终于三阴三阳之数也。阴者主脏,阳者主腑,脏腑阴阳之相合也。"阳受气于四末",阳受天气于外也;"阴受气于五脏",阴受地气于内也。"故泻者迎之",迎阴气之外出也;"补者随之",追阳气之内交也。故曰:"知迎知随,气可令和,和气之方,必通阴阳。"

谨奉天道,请言终始。终始者,经脉为纪。持其脉口人迎,以知阴阳有余不足,平与不平,天道毕矣。所谓平人者不病,不病者,脉口人迎应四时也,上下相应而俱往来也。六经之脉不结动也,本末之,寒温之,相守司也。形肉血气,必相称也,是谓平人。少气者,脉口人迎俱少,而不称尺寸也。如是者,则阴阳俱不足,补阳则阴竭,泻阴则阳脱;如是者可将以甘药,不可饮以至剂;如此者弗灸,不已者,因而泻之,则五脏气坏矣。

谨奉天道,请言终始者,谓阴阳经脉应天之六气也。夫血脉本于五脏五行之所生,而外合于阴阳之六气,有生始而有经终。故曰:"终始者,经脉为纪也。持其脉口人迎,以知阴阳有余不足,平与不平。"盖诊其脉以候其气也。应四时者,春夏之气,从左而右,秋冬之气,从右而左,是以春夏人迎微大,秋冬气口微大,是谓平人。上下相应者,应天之六气,上下环转,往来不息。六经之脉,随气流行,不结动也。本末者,有本标之出入。寒温者,应寒暑之往来,各相守司也。"形肉血气",谓脉外之血气,与六经之脉必相称也。脉口人迎,以候三阴三阳之气,是以少气者,脉口人迎俱少,尺以候阴,寸以候阳。不称尺寸者,阴阳气虚,而又应于尺寸之脉也。甘药者,调胃之药,谓三阴三阳之气,本于中焦胃腑所生,宜补其生气之原,道之流行,故不可饮以至剂,谓甘味太过,反留中也。弗灸者,谓阴阳之气,不足于外,非经脉之陷下也。因而泻之,则五脏气坏者,六气化生五行,五行上呈六气,五六相得而各有合也。

人迎一盛,病在足少阳,一盛而躁,病在手少阳,人迎二盛,病在足太阳,二盛而躁,病在手太阳,人迎三盛,病在足阳明,三盛而躁,病在手阳明。人迎四盛且大且数,名曰溢阳,溢阳为外格。脉口一盛,病在足厥阴;厥阴一盛而躁,在手心主。脉口二盛,病在足少阴;二盛而躁,在手少阴。脉口三盛,病在足太阴;三盛而躁,在手太阴。脉口四盛且大且数者,名曰溢阴。溢阴为内关,内关不通,死不治。人迎与太阴脉口俱盛四倍以上,名曰关格。关格者与之短期。

左为人迎,右为气口,以候三阴三阳之气。圣人南面而立,前曰广明,后曰太冲,左东而右西,天道右旋,地道左迁,故以左候阳而右候阴也。躁者,阴中之动象,盖六气皆由阴而生,从地而出,故止只合足之六经。其有躁者在手,以合六脏六腑,十二经脉,盖十二经脉,以应三阴三阳之气,非六气之分手与足也。外格者,谓阳盛于外,而无阴气之和;内关者,阴盛于内,而无阳气之和。关格者,阴关于内,阳格于外也。开之曰:"脉口,太阴也。人迎,阳明也。盖脏气者,不能自至于手太阴,必因于胃气,乃至于手太阴,是左右皆属太阴,而皆有阳明之胃气,以阳气从左而右,阴气从右而左,故以左候三阳,右候三阴,非左主阳而右主阴也,阴中有阳,阳中有阴,是为平人。若左独主阳,右独主阴,是为关阴格阳之死候矣。"

人迎一盛,泻足少阳而补足厥阴,二泻一补,日一取之,必切而验之,疏取之上,气和乃止。人迎二盛,泻足太阳补足少阴,二泻一补,二日一取之,必切而验之,疏取之上,气和乃止。人迎三盛,泻足阳明而补足太阴,二泻一补,日二取之,必切而验之,疏取之上,气和乃止。脉口一盛,泻足厥阴而补足少阳,二补一泻,日一取之,必切而验之,疏而取上,气和乃止。脉口二盛,泻足少阴而补足太阳,二补一泻,二日一取之,必切而验之,疏取之上,气和乃止。脉口三盛,泻足太阴而补足阳明,二补一泻,日二取之,必切而验之,疏而取之上,气和乃止。所以日二取之者,阳明主胃,大富于谷气,故可日二取之也。人迎与脉口俱盛三倍以上,命曰阴阳俱溢,如是者不开,则血脉闭塞,气无所行,流淫于中,五脏内伤。如此者因而灸之,则变易而为他病矣。

补泻者,和调阴阳之气平也。阳二泻而阴一泻者,阳常有余而阴常不足也。阳补二而阴补一者,阳可盛而阴不可盛也。故溢阳不曰死,溢阴者死不治矣。必切而验之者,切其人迎气口,以验三阴三阳之气也。"疏"当作"躁",谓一盛而躁,二盛而躁,当取手之阴阳也。阳明主胃,大富于谷气,故可日二取之。盖三阴三阳之气,乃阳明水谷之所生也。人迎与脉口俱盛,命曰阴阳俱溢,盖阴盛于内,则阳盛于外矣,阳盛于左则阴盛于右矣。如是者,若不以针开之,则血脉闭塞,气无所行,流溢于中,则内伤五脏矣。夫盛则泻之,虚则补之,陷下则灸之,此阴阳之气,偏盛不和,非陷下也,故灸之则生他病矣。

凡刺之道,气调而止,补阴泻阳,音气益彰,耳目聪明。反此者,血气不行。

此言三阴三阳之气,从五脏之所生。故曰:"明知终始,五脏为纪。""凡刺之道,气调而止。"谓阴阳之气偏盛,刺之和调则止矣。然又当补阴泻阳,补阴者,补五脏之里阴,泻阳者,导六气之外出。《六节藏象论》曰:"五气入鼻,藏于心肺,上使五色修明,音声能彰。"《顺气》曰:

"五者,音也,音主长夏。"是补其脏阴,则心肺脾脏之气和,而音声益彰矣。肝开窍于目,肾开窍于耳,肝肾之气盛,则耳目聪明矣。补其脏阴,导其气出,则三阴三阳之气和调,而无偏盛之患矣。夫阴阳血气,本于胃腑五脏之所生。胃者,水谷血气之海也,海之所以行云气者天下也,胃之所出气血者经隧也。经隧者,五脏六腑之大络也。故不补阴泻阳,则气血不行。

所谓气至而有效者,泻则益虚,虚者,脉大如其故而不坚也;坚如其故者,适虽言故,病未去也。补则益实,实者,脉大如其故而益坚也;夫如其故而不坚者,适虽言快,病未去也。故补则实、泻则虚,痛虽不随针,病必衰去。必先通十二经脉之所生病,而后可得传于终始矣。故阴阳不相移,虚实不相倾,取之其经。

此言补泻三阴三阳之气,必侯经脉和调。所谓终始者,经脉为纪也。泻者,泻其盛而益其虚也。"坚",实也。虚者,脉大如其故而不坚也。若坚如其故者,适虽言故已和调,而所生之病未去也。补者,所以益实也。实者,脉大如其故而益坚也。夫如其故而不坚者,适虽言快,乃阴阳之气和而快,然经脉之病未去也。盖始在三阴三阳之是动,渐及于经脉之所生,故所谓气至而有效者,针在三阴三阳之气分,经脉虽不随针,而经脉之病必衰去,经气之相应也。故必先通十二经脉之所生病,而后可传终始矣。故阴阳不相移,虚实不相倾,言阴阳之气,无虚实之倾移,则当取之其经,所谓不虚不实,以经取之。盖言阴阳之气,已无虚实,则脉应和调矣。脉不调者,所生病也,故当取之其经。故曰"脉大如其故者",谓阴阳之气,已如其故而无盛虚。"坚不坚者",经脉所生之病,尚未平也。开之曰:"先为是动,后病所生,此因气以及经。"

凡刺之属,三刺至谷气,邪僻妄合,阴阳易居,逆顺相反,沉浮异处,四时不得稽留,淫泆须针而去。故一刺则阳邪出,再刺则阴邪出,三刺则谷气至,谷气至而止。所谓谷气至者,已补而实,已泻而虚,故以知谷气至也。邪气独去者,阴与阳未能调而病知愈也。故曰:补则实,泻则虚,痛虽不随针,病必衰去矣。

此承上文而言去阴阳偏盛之邪,又当调其经脉也。谷气者,荣卫血气,生于水谷之精,谓经脉之气也。阳邪阴邪者,阴阳偏盛之气也。盖因邪僻妄合于气分,使阴阳之气不和而易居也。逆顺者,谓皮肤之气血,从臂肘而行于手腕之前,经脉之血气,从指井而行于手腕之后,病则逆顺相反矣。浮沉异处者,阴阳之气,与经脉不相合也。四时不得者,不得其升降浮沉也。此因邪僻淫于阴阳之气分,而致经脉之不调也。故一刺则阳邪出,再刺则阴邪出,而阴阳之气调矣。三刺则谷气至,而经脉之血气和矣。故已补其三阳之虚,则阳脉实矣。已泻其三阴之实,则阴脉虚矣。已补其三阴之虚,则阴脉实矣。已泻其三阳之实,则阳脉虚矣。故已知谷气至而脉已调矣。如气分之邪独去,而阴与阳之经脉,虽未能调,而病知愈也。故曰:"补则实,泻则虚,痛虽不随针,病必衰去矣。"按《官针》曰:"先浅刺绝皮,以出阳邪,再刺则阴邪出者,少益深绝皮,致肌肉未入分肉间也,已入分肉之间,则谷气出。"盖在皮肤分腠之间,以致谷气,不在脉也。故曰"痛虽不随针",谓针在皮肤而痛应于脉,非针在脉而痛于脉也。开之曰:"经脉之血气,水谷之所生也。病在三阴三阳之气,故补之泻之,则阴阳之气和,而经脉未调也。谷气至而后经脉和调,故曰凡刺之属三。"

阴盛而阳虚,先补其阳,后泻其阴而和之。阴虚而阳盛,先补其阴后泻其阳而和之。

此复论调和经脉之阴阳,所谓盛则泻之,虚则补之者,调和三阴三阳之气也。不虚不实,以经取之者,谓阴阳之气已调,无虚实之偏僻,而经所不调者,又当取之于经也。夫经脉之血气,本于脏腑所生,故当先补其正虚,而后泻其邪实。开之曰:"前节论调气而经脉不调,上节论在皮肤以致谷气,此节论取之其经。"

三脉动于足大趾之间,必审其实虚,虚而泻之是谓重虚,重虚病益甚。凡刺此者,以指按之,脉动而实且疾者疾泻之,虚而徐者则补之。反此者,病益甚。其动也,阳明在上,厥阴在中,少阴在下。

此篇论三阴三阳之气,本于五脏五行之所生,而五脏之气,生于后天水谷之精,始于先天之水火,盖水生木而火生土金也。以上数节,论三阴三阳之气,候于人迎气口,谓本于阳明水谷之所生,从五脏之经隧,出于皮肤而见于尺寸,此复论五行之气,本于先天之肾藏,下出于胫气之街,散于皮肤,复从下而上。本经《动输》曰:"冲脉者,十二经之海也,与少阴之大络,起于肾,下出于气街,循阴股内廉,邪入腘中,循胫骨内廉,并少阴之经,下入内踝之后,入足下,其别者,邪入踝,出属跗上,入大趾之间。注诸络,以温足胫。"是先天水火之气,下出于胫气之街,故阳气起于足五趾之表,阴气起于足五趾之里,此水火阴阳之气,出气街而散于足五趾也。其别者,邪入踝,出属跗上,入大趾之间,是先天之水火,化生五行之气,随冲脉与少阴之大络,注于足大趾之间,而复上行。故少阴在下者,谓天一之水,地二之火;厥阴在中者,谓天三之木;阳明居中土,而主秋金之气,阳明在上者,谓地四生金,天五生土也。此言五脏五行之气,生于中焦之阳明,始于下焦之少阴,其上行者,出于阳明,而走尺肤,其下行者,出于少阴,而动于足大趾之间。

膺俞中,膺背俞中,背肩膊虚者,取之上。重舌,刺舌柱以铍针也。手屈而不伸者,其病在筋;伸而不屈者,其病在骨。在骨守骨,在筋守筋。

夫皮肉筋骨,五脏之外合,脉外之气分也。此承上文而言五行之气,从足上行,如有虚者取之。取者,谓迎其气之外出。胃腧在膺中,脾腧在膺旁,肺腧在背肩,心之窍在舌,肝之气在筋,肾之气在骨,是五脏之气虚者,各随其所在而取之。玉师曰:"此论脉外之气,故在心只言舌而不言脉。本篇重在五行六气之生始出入,故篇名《终始》,而论刺则曰虚者取之,曰以铍针也,曰在骨守骨,在筋守筋,读者味之,其义自得。"张开之曰:"上节曰少阴在下,阳明在上,谓数之始于一而终于五,气从下而上也。此节先言膺腧,而末言其病在骨,谓数之成于五而归于一,复从上而下也。"

补须一方实深取之,稀按其痏,以极出其邪气。一方虚浅刺之,以养其脉,疾按其痏,无使邪气得入。邪气来也紧而疾,谷气来也徐而和。脉实者,深刺以泄其气;脉虚者浅刺之,使精气无得出,以养其脉,独出其邪气。刺诸痛者,其脉皆实。

此论身形之应四方也。一方实深取之,一方虚浅刺之,脉实者深刺之,脉虚者浅刺之,此论四方之虚实也。经云气伤痛,诸痛者,其脉皆实,言四方之气归于中央而为实也。

故曰:从腰以上者,手太阴阳明皆主之;从腰以下者,足太阴阳明皆主之。

手太阴阳明主天,足太阴阳明主地,身半以上为天,身半以下为地。故曰承上文而言,言人之形气,生于六合之内,应天地之上下四旁,故曰天地为生化之宇。

病在上者下取之;病在下者高取之;病在头者取之足;病在腰者取之腘。

此言形身之上下,应天地之气交。《六微旨大论》曰:"天气下降,气流于地,地气上升,气腾于天,上下相召,升降相因。"是以病在上者下取之,病在下者高取之,因气之上下升降也。《邪客》曰:"天圆地方,人头圆足方以应之。"病在头者取之足,以头足之应天地也;病在腰者取之胭,以肾脏膀胱之水气,应天泉之上下也。夫谨奉天道,请言终始,知血气之生始出入,应天地之五运六气,上下四旁,天道毕矣。

病生于头者,头重;生于手者,臂重;生于足者,足重。治病者,先刺其病所从生者也。

上节论上下之气交,此论天地之定位。头以应天,足以应地,手足应四旁,盖天地四方之气,各有所生之本位。故生于头者头重,生于足者足重,随其所生而取之。重者,守而不动也。开之曰:"前节论四方之气流行,故有一方实,一方虚,如金行乘木,则东方实而西方虚矣。此论上下四方之定位,故生于手者臂重,生于足者足重。"

春气在毛,夏气在皮肤,秋气在分肉,冬气在筋骨。刺此病者,各以其时为齐。故刺肥人者,以秋冬之齐,刺瘦人者,以春夏之齐。

此言三阴三阳之气,应天地之四时。皮肉筋骨,脉外之气分也。阴阳之气始于肤表,从外而内,与经脉之出入不同,故春气在毛,夏气在皮肤,秋气在分肉,冬气在筋骨。盖始于皮毛而入于筋骨,自外而内也。肥人之皮肤涩,分肉不解,气留于阴久,故刺肥人者,以秋冬之齐,深取之也。瘦人之皮肤滑,分肉解,气留于阳久,故刺瘦人者,以春夏之齐,浅取之也。齐者,与时一之也。开之曰:"首六句论四时,谓气之从外而入,后四句论肥瘦,谓气之从内而出,盖六气虽营运于肤表,然本于内之所生。"张应略曰:"从外而内,天之气也。从内而生,人之气也。人与天地相合,故或从外,或从内,外内出入者也。"

病痛者阴也,痛而以手按之不得者阴也,深刺之。病在上者,阳也。病在下者阴也。痒者阳也,浅刺之。

此论表里上下之阴阳。夫表为阳,里为阴,身半以上为阳,身半以下为阴。病在阳者名曰风,故痒者阳也,病在皮肤之表阳也。病在阴者名曰痹,痹者痛也,故病痛者阴也。"以手按之不得者",留痹之在内也。此言表里之为阴阳也,病在上者为阳,病在下者为阴,以形身之上下分阴阳也。

病先起阴者,先治其阴而后治其阳;病先起阳者,先治其阳而后治其阴。

此承上文而言表里,上下阴阳之气,交相贯通,故有先后之分焉。《内经》云:"阳病者,上行极而下;阴病者,下行极而上";"从内之外者,先调其内;从外之内者,先治其外"。

刺热厥者,留针反为寒;刺寒厥者,留针反为热。刺热厥者,二阴一阳;所谓二阴者,二刺阴也,一阳者,一刺阳也。

此论寒热之阴阳厥热也。刺热厥者留针,俟针下寒,乃去针也。刺寒厥者留针,俟针下热,乃去针也。二阴一阳,二阳一阴者,谓寒热阴阳之气,互相交通,故不独取阳而独取阴也。开之曰:"一二者,阴阳水火之生数。"

久病者,邪气入深。刺此病者,深内而久留之,间日而复刺之,必先调其左右,去其血脉,刺道毕矣。

人之卫气昼行于阳,夜行于阴,应天道之绕地一周,昼明夜晦。病久者邪气入深,邪与正争,则气留于阴,间日而后出于阳,是以间日复刺之者,俟气至而取之也。左右者,阴阳之道路也。经脉者,所以行气血而荣阴阳也。此篇论终始之道,本于五行六气,五行应神机之出入,六气应天道之右旋,行针之士,能顺上下之运行,调左右之间气,去血脉之宛陈,刺道毕矣。

凡刺之法,必察具形气。形肉未脱,少气而脉又躁,躁厥者,必为缪刺之,散气可收,聚气

可布。

此言针刺之法,必察其病者之形气,占其精神,而后乃行针也。"形肉未脱",形气相得也。夫气生于下,脉从足而手。少气者,气聚于下也。躁者,阴之动象,厥逆也。脉又躁厥者,血气不调和,而反躁逆于上也。缪刺者,左刺右,右刺左,阳取阴,阴取阳,和其血气,调其阴阳,使经脉之散气可收,在下之聚气可布。

深居静处,占神往来,闭户塞牖,魂魄不散,专意一神,精气之分,无闻人声,以收其精,必一其神,令志在针。浅而留之,微而浮之,以移其神,气至乃休。男内女外,坚拒勿出,谨守勿内,是谓得气。

"深居静处",养其气也。"闭户塞牖",无外其志也。"魂魄不散",精神内守也。此言治病者,必使病患之血气调和,精神内守,而后可以行针。此言医者当自守其神,令志在针也。夫肾主藏精,开窍于耳,精气之分,惑于听闻,是以毋闻人声,以收其精,必一其神,令志在针,神志之专一也。浅而留之,微而浮之,以移其病者之神,候针下之气至而休,盖以己之精神,合病者之神气也。男为阳,女为阴,阳在外,故使之内,阴在内,故引之外,谓和调外内阴阳之气也。坚拒其正气,而勿使之出,谨守其邪气,而勿使之入,是谓得气。

凡刺之禁:新内勿刺,新刺勿内;已醉勿刺,已刺勿醉;新怒勿刺,已刺勿怒;新劳勿刺,已刺勿劳;已饱勿刺,已刺勿饱;已饥勿刺,已刺勿饥;已渴勿刺,已刺勿渴;大惊大恐,必定其气乃刺之。乘车来者,卧而休之,如食顷乃刺之。出行来者,坐而休之,如行千里顷乃刺之。凡此十二禁者,其脉乱气散,逆其营卫,经气不足,因而刺之,则阳病入于阴,阴病出为阳,则邪气复生。粗工勿察,是谓伐身,形体淫泆,乃消脑髓,津液不化,脱其五味,是谓失气也。

此论刺有十二禁也。内者,入房也,新内则失其精矣。酒者,热谷之液,其气悍,已醉则气乱矣。肝主藏血,怒则气上,新怒则气上逆,而血妄行矣。烦劳则神气外张,精气内绝矣。《脉要精微论》曰:"饮食未进,经脉未盛,络脉调匀,血气未乱,故乃可诊有过之脉。"是以已饱勿刺。《平脉篇》曰:"谷入于胃,脉道乃行,水入于经,其血乃成。"是又已饥勿刺,已渴勿刺也。惊伤神,恐伤精,故必定其气乃刺之,则存养其精气神矣。久坐伤肉,故乘车来者卧而休之。久行伤筋,故出行来者坐而休之。凡此十二禁者,其脉乱气散,荣卫逆行,经气不次,因而刺之,则阳病入于阴,阴病出于阳,邪气复生,是谓戕伐其身,而形体淫泆矣。脑为精髓之海,津液者,补益脑髓,润泽皮肤,濡养筋骨,犯此禁者,则津液不化,而脑髓消铄矣。五味入口,藏于肠胃,味有所藏,以养五气,气和而生,津液相成,神乃自生。针刺之道,贵在得神致气,犯此禁者,则脱其五味所生之神气,是谓失气也。

太阳之脉,其终也。戴眼,反折,瘛疭,其色白,绝皮乃绝汗,绝汗则终矣。少阳终者,耳聋,百节尽纵,目系绝,目系绝一日半则死矣,其死也,色青白乃死。阳明终者,口目动作善惊、妄言、色黄;其上下之经盛而不行,则终矣。少阴终者,面黑齿长而垢,腹胀闭塞,上下不通而终矣。厥阴终者,中热嗌干,善溺,心烦,甚则舌卷,卵上缩而终矣。太阴终者,腹胀闭,不得息,气噫,善呕,呕则逆,逆则面赤,不逆则上下不通,上下不通则面黑,皮毛憔而终矣。

此归结终始之道,始于五行,而终于六气也。太阳之脉,起目内眦,上额交巅,从巅入络脑,还出别下项,挟脊抵腰中。太阳乃津液之府,而为诸阳主气,血气绝而不能荣养筋脉,则筋脉急而戴眼反折也。精明五色者,气之华也。太阳之气主皮毛,气绝于皮,则色白而绝汗出也。少阳之脉,起目锐,入耳中,耳聋者,少阳之脉绝也。少阳主骨,百节尽纵,少阳之气绝也。少阳属肾,肾藏志,目系绝者志先死,志先死则一日半死矣。阳明之脉,起于鼻,交中,入齿中,还出挟口环唇,下交承浆,口目动作者,阳明之经气欲绝也。善惊妄言色黄,阳明之神气外出也。上下经者,谓手足阳明之经。盛者,盛于外而绝于内也。夫阳明太阴之言上下者,谓从腰以上,手太阴阳明皆主之;从腰以下,足太阴阳明皆主之,上下之经盛而不通则终者,天地阴阳之气,不交而绝也。少阴之脉,属肾络膀胱,上贯肝膈,入肺中,从肺出络心,腹胀闭塞者,少阴之脉绝不通也。面黑者,气色外脱也;齿长者,骨气不藏也。上下不通者,水火不交也。夫少阴之言上下者,少阴之上,君火主之,谓水火阴阳之气绝也。厥阴之脉,循阴股,入毛中,通阴器,循喉咙,入颃颡,舌卷卵缩,厥阴之脉绝也。厥阴从中见少阳之火化,中热嗌干心烦者,化气上出也,肝主疏泄,善溺者,肝气下泄也。太阴之脉,上阴股,入腹上膈,挟咽连舌本,散舌下,复从胃注心中,太阴之脉绝不通,是以腹胀不得息,太阴之气上走心为噫,气噫善呕,呕则逆,逆则面赤者,从胃而心,心而外脱也。夫上逆于心,则见此证,如不逆,则手足二经皆绝,而上下不通矣。上下不通,则土败而水气乘之,而色黑矣。手太阴之气绝,而皮毛夭焦矣。此六气终而经脉绝也。盖气终则脉终,脉绝则气绝,譬如人之兄弟,生则俱生,急则俱死矣。夫经脉本于脏腑五行之所生,而外合阴阳之六气,故首言终始之道,五脏为纪,末结六经之终,谓生于五行而终于六气也。张开之曰:"神在天为风,风生木,木生肝,是天之六气,化生地之五行,五行生五脏,五脏生六经,六经合六气。盖原本于天之六气所生,故终于六经,而复归于天也。"

二、《灵枢·禁服》

雷公问于黄帝曰:细子得受业,通于九针针六十篇,旦暮勤服之,近者编绝,久者简垢,然尚讽诵弗置,未尽解于意矣。《外揣》言浑束为一,未知所谓也。夫大则无外,小则无内,大小无极,高下无度,束之奈何? 士之才力,或有厚薄,智虑褊浅,不能博大深奥,自强于学若细子。细子恐其散于后世,绝于子孙,敢问约之奈何? 黄帝曰:善乎哉问也。此先师之所问也,坐私传之也,割臂歃血之盟也,子若欲得之,何不斋乎。雷公再拜而起曰:请闻命于是也,乃斋宿三日而请曰:敢问今日正阳,细子愿以受盟。黄帝乃与俱入斋室,割臂歃血,黄帝亲祝曰:今日正阳,歃血传方,有敢背此言者,反受其殃。雷公再拜曰:细子受之。黄帝乃左握其手,右授之书曰:**慎之慎之,吾为子言之,凡刺之理,经脉为始,营其所行,知其度量,内刺五脏,外刺六腑,审察卫气,为百病母,调诸虚实,虚实乃止,泻其血络,血尽不殆矣。**

夫气合于天,天合于地,血合于水,《外揣》论九针之道,浑束为一,而合于天道,故篇名《外揣》,言天道之营运于外,司外可以揣内也。此篇以气血约而为一。候其人迎气口,外可以知六气,内可以验其脏腑之病,盖经脉本于脏腑之所生,而合于六气也。故曰:"凡刺之理,经脉为始,营其所行,知其度量,内刺五脏,外刺六腑。审察卫气,为百病母。"谓邪之中人,必先始于皮毛气分,而入于络脉,从经脉而入于脏腑。故泻其血络,血尽不殆。盖络脉络于皮肤之间,乃气血之交会,故视其血络,尽泻其血,则邪病不致传溜于经脉脏腑,而成危殆之证矣。虚实者,血气之虚实也。盖邪在气,则气实而血虚,陷于脉中,则血实而气虚,故必审察其本末以调之。夫血脉者,上帝之所贵,先师之所禁也。藏之金匮,非其人勿教,非其真勿授,故帝与歃血立盟,而后乃传方,篇名《禁服》者,诚其佩服而禁其轻泄也。莫子瑜问曰:"此篇论约束气血为一,奚复引《外揣》而论?"曰:"天与水相连,而营运于上下,水天之合一也。故曰如水镜之察,不失其形。《外揣》论九针之道,浑束为一,而合于天道,远者司外揣内,近者司内揣外,是谓阴阳之极,天地之盖,谓天地之合一也。天地相合,而水在其中矣。此篇论气血约而为一,应水天之相合,故引《外揣》而问者,补申明前章之义也。"

雷公曰:此皆细子之所以通,未知其所约也。黄帝曰:夫约方者,犹约囊也,囊满而弗约,则输泄,方成弗约,则神与弗俱。雷公曰:愿为下材者,勿满而约之。黄帝曰:未满而知约之以为工,不可以为天下师。

未满而知约者,知气与血合,候人迎气口,以知三阴三阳之气,而不知阴阳血气,推变无穷,可浑束为一,而合于天之大数。故通人道于天道者,斯可以为天下师。"约方者",约束血气之法。如约囊者,谓气与血合,犹气在橐龠之中,满而弗约,则输泄矣。故方成而弗约,则神与弗俱,谓血与气不能共居而合一也。满而弗约者,谓不知经治。脉急弗引也。约而为一者,脉大以弱,此血气已和,则欲安静也。

雷公曰:愿闻为工。黄帝曰:寸口主中,人迎主外,两者相应,俱往俱来,若引绳大小齐等。春夏人迎微大,秋冬寸口微大,如是者,名曰平人。

愿闻为工者,愿闻血气之相应,而后明合一之大道。是由工而上,上而神,神而明也。寸口主阴,故主中;人迎主阳,故主外。阴阳中外之气,左右往来,若引绳上下齐等。如脉大者,人迎气口俱大;脉小者,人迎气口俱小。春夏阳气盛而人迎微大,秋冬阴气盛而寸口微大。如是者阴阳相应,是谓平人。若不应天之四时,而更偏大于数倍,是为溢阴溢阳之关格矣。此论三阴三阳之气,而应于人迎气口之两脉也。高子曰:"人迎气口,谓左右之两寸口,所以分候阴阳之气,非寸关尺三部也。若以三部论之,则左有阴阳,而右有阴阳矣。"

人迎大一倍于寸口,病在足少阳,一倍而躁,在手少阳。人迎二倍,病在足太阳,二倍而躁,病在手太阳。人迎三倍,病在足阳明,三倍而躁,病在手阳明。盛则为热,虚则为寒,紧则为痛痹,代则乍甚乍间。盛则泻之,虚则补之,紧痛则取之分肉,代则取血络,且饮药,陷下则灸之,不盛不虚,以经取之,名曰经刺。人迎四倍者,且大且数,名曰溢阳,溢阳为外格,死不治。必审按其本末,察其寒热,以验其脏腑之病。

"间",去声。"数",音朔。此论阴阳之气偏盛,而脉见于人迎气口,及病之在气在脉,以证明血气之相应相合也。三阳之气偏盛。则人迎大二倍三倍,此气血之相应也。脉大以弱,则欲安静,此血气之相合也。痛痹者,病在于皮腠之气分,气伤故痛,气血相搏,其脉则紧,此病在气而见于脉也。代则乍甚乍间,乍痛乍止者,病在血气之交,或在气,或在脉,有交相更代之义,故脉代也。盛则泻之者,气盛宜泻之也。虚则补之者,气虚宜补之也。紧痛之在气分,故当取之分肉。代则病在血气之交,故当刺其血络。且饮药者,助其血脉脏腑,勿使病从络脉而入于经脉,从经脉而入于脏腑也。陷下则灸之者,气之下陷也。不盛不虚者,气之和平也。以经取之者,病不在气。而已入于经,则当取之于经矣。若人迎大于四倍,且大且数,名曰溢阳,溢阳者死不治。夫始言人迎大一倍二倍三倍者,此阳气太盛而应于脉也,后言以经取之,名曰经刺。人迎四倍者,且大且数,名曰溢阳。此阳盛之气,溢于脉中,气血之相合也。此以阴阳气之偏盛,病之在气在脉,以明气之应于脉而合于脉也。故必审按其本末,察其寒热。以验其脏腑之病。本者,以三阴三阳之气为本;末者,以左右之人迎气口为标。盖言阴阳血气,浑束为一,外可以候三阴三阳之六气,内可以候五脏六腑之有形,此阴阳离合之大道,天运常变之大数也。

寸口大于人迎一倍,病在足厥阴,一倍而躁,在手心主。寸口二倍,病在足少阴,二倍而躁,在手少阴。寸口三倍,病在足太阴,三倍而躁,在手太阴。盛则胀满,寒中,食不化,虚则热中、出糜、少气、溺色变,紧则痛痹,代则乍痛乍止。盛则泻之,虚则补之,紧则先刺而后灸之,代则取血络,而后调之,陷下则徒灸之,陷下者,脉血结于中,中有着血,血寒,故宜灸之,不盛不虚,以经取之。寸口四倍者,名曰内关,内关者,且大且数,死不治。必审察其本末之寒温,以验其脏腑之病。

夫在天苍黅丹素、玄之气,经于十干之分,化生地之五行。地之五行,上呈天之六气,六气合六经,五行生五脏,是六气本于五脏之所生。故阴气太盛,则胀满寒中;虚则热中;出糜,溺色变。气从内而外,由阴而阳也。是以候人迎气口,则知阴阳六气之盛虚。内可以验其脏腑之病,阴阳外内之相通也。夫痛痹在于分腠之气分,腠者,皮肤脏腑之肉理,故病在阳者,取之分肉;病在阴者,先刺而后灸之。盖灸者,所以启在内在下之气也。代则气分之邪,交于脉络,故先取血络,而后饮药以调之。"陷下则徒灸之",盖言气陷下者宜灸,今入于脉中,又当取之于经矣。如陷于脉而宜灸者,乃脉受络之留血而陷于中,中有着血,血寒故宜灸。若气并于血,又非灸之所宜也。此盖因气之盛虚,病之外内,以证明血气之有分有合,有邪病,有和调,反复辩论,皆所以明约束之道。所谓邪病者,中有着血,犹囊满而弗约,则输泄矣。和调者,气并于血,神与气俱,浑束为一,阴阳已和,则欲安静,毋用力烦劳,不可灸也。朱永年曰:"本经中论人迎寸口大一二三倍之文,凡四见,其中章旨不同,学人各宜体会。若仅以三阴三阳论之,去经义远矣。马氏以六气增注脏腑,更为蛇足。"

通其营输,乃可传于大数。大数曰:盛则徒泻之,虚则徒补之,紧则灸刺,且饮药,陷下则徒灸之,不盛不虚,以经取之。所谓经治者,饮药,亦曰灸刺,脉急则引,脉大以弱,则欲安静,用力无劳也。

此总结上文,以申明约束为一之道。通其荣输者,谓血气之相合。从荣输而溜注于脉也。大数者,谓合一之道,通天道也。故知其大数,则曰盛则徒泻之,虚则徒补之,陷下则徒灸之,盖谓气盛者宜泻,气虚者宜补,气陷下者宜灸。今气与血合,浑束为一,有病者则当取之于经,气盛于脉中者,又当引而伸之,血气和平而相合者,则欲安静调养,是以徒泻、徒补、徒灸也。"所谓经治者,饮药,亦曰灸刺",此病入于经,所当以经治之。脉急则引者,阴阳偏盛之气,并于脉中,故脉数急,又当引而伸之,盖囊满勿约,则输泄矣。若脉大以弱者,此平和定气,与血相合,而已和调,则欲安静以调养,无用力以伤其血脉,无烦劳以伤其气也。此章假人迎气口之盛躁,以明气血之合一,故曰脉急则引者,先言盛躁之气,而合于脉中也。继言脉大以弱者,乃平和之气血,浑束于一也。气并于脉中,故脉大,血气和调,故柔软也。《外揣》论浑束为一而合于天道,天地有外内上下之气交,故司外可以揣内,司内可以揣外,此天地之合一也。此篇论阴阳六气,与血脉浑束为一,应司天在上,在泉在下,如水镜之察,不失其形,此水天之合一也。愚按此篇大义,谓阴阳六气,外合于手足六经,内合于五脏六腑,可分可合,可外可内者。候人迎气口者,候六气之在外,而不涉于经也。陷下则灸之者,谓气陷于内,而不陷于脉也。故曰:"审察卫气,为百病母。"卫气外行于皮肤分肉,内行于脏腑之募原,六气在外,同卫气而在肤表之间,陷于内则入于脏腑之募原矣。故曰:"审察其本末之寒温,以验其脏腑之病。"盖以内为本而外为末,血为本而气为标,审其病之在气在脉,在外在内也。如病在外之六气。有不涉于六经者;有病在气,而转入于经者;有陷于内,而不干于脏腑者;有陷于募原之中,而病及于脏腑者。此六气之于经脉脏腑,可分而可合也,紧则为痛,痹者,病形而伤气也。代则乍甚乍间者,气始入于脉也。盖六气本于五脏之所生,而外出于肤表,合而为一,则从络而脉,脉而经,经而脏腑也。六气出入于脏腑经脉之间,有离有合,营运无息者也。春夏人迎微大,秋冬寸口微大,此六气行于脉外也。脉大以弱,则欲安静,此气与血合,混束而为一矣。即如中风伤寒,六经相传,七日来复,此病在六气,而不涉于经也。如病一二日,即见呕吐泄诸证者,此陷于内而入腑也。有病一二日,即见神昏气促烦躁诸证者,此陷于脏腑之募原而为半死半生之证矣。盖客于脏外者生,于脏者死,于脏而脏真完固,不为邪伤者生,脏真伤而神昏躁盛者死,故曰治五脏者,半死半生也。如伤寒之黄连阿胶桃花小陷胸证,此病在气而溜于经也。盖邪入于经,其脏气实,不必动脏,则溜于腑。若血脉传溜,大气入脏,腹痛下淫,可以致死,而不可以致生矣。夫邪气淫,不可胜数,有病一二日,或即溜于经,或即陷于内,或即于脏入腑者;有病多日而渐次溜经陷内,于脏入腑者;有病久而只在气在形,不入于内者。此邪病之有重轻,正气之有虚实也,此篇论血气之离合出入,审病气之轻重死生,大有关于至道。故帝令斋宿而始授其书,予亦不厌琐赘而复明之,以勉后学,知正气之出入,则知邪病之浅深,治其始蒙,救其未逆,弗使邪气内入而成不救。此医道中修身善后之大功德也。高子曰:"《外揣》论气与形合。此篇论气与血合,《五变》章论病在形而不病气,《本藏》论病在脏腑而不病气,本经厥逆诸篇,有病气者、有病血者、有血气之兼病者。此阴阳离合之道,变化之不测也。"

三、《素问·痿论》

黄帝问曰:五脏使人痿何也?

痿者,四肢无力委弱,举动不能,若委弃不用之状。夫五脏各有所合。痹从外而合病于内,外所因也;痿从内而合病于外,内所因也。故帝承上章而复问曰:"五脏使人痿何也。"

岐伯对曰:肺主身之皮毛,心主身之血脉,肝主身之筋膜,脾主身之肌肉,肾主身之骨髓。

夫形身之所以能举止动静者,由脏气之养于筋脉骨肉也。是以脏病于内,则形痿于外矣。

故肺热叶焦,则皮毛虚弱,急薄,著则生痿躄也。

肺属金,肺热则金燥而叶焦矣。肺主皮毛,肺热叶焦则皮毛虚薄矣。夫食饮于胃,其精液乃传之肺,肺朝百脉,输精于皮毛,毛脉合精,行气于脏腑,是五脏所生之精神气血,所主之皮肉筋骨,皆由肺脏输布之精液以资养,皮肤薄着则精液不能转输,是以五脏皆热而生痿矣。《灵枢》云:"皮肤薄着,毛腠夭焦。"著者,皮毛燥著而无生转之气,故曰著则生痿矣。

心气热,则下脉厥而上,上则下脉虚,虚则生脉痿,枢折挈,胫纵而不任地也。

心为火脏,心气热则气唯上炎,心主脉,故脉气亦厥而上矣。上则身半以下之脉,虚而成脉痿也。夫经脉者,所以行气血而营阴阳,濡筋骨以利关节,故经脉虚则枢折于下矣。枢折,即骨繇而不安于地。骨繇者,筋缓而不收。故筋骨繇挈不收,足胫缓纵而不能任地也。

肝气热,则胆泄口苦,筋膜干,筋膜干则筋急而挛,发为筋痿。

胆者,中精之府,其应在筋,是周身之筋膜由胆藏之精汁以营养。胆附于肝,肝气热则胆汁泄,而口苦矣;胆汁泄,则筋膜无以营养,而干燥矣;筋膜干,则挛急而发为筋痿也。

脾气热,则胃干而渴,肌肉不仁,发为肉痿。

阳明燥金主气,从中见太阴之湿化,是以脾气热则胃干而渴矣。脾胃之气,并主肌肉,阳明津液不生,太阴之气不至,故肌肉不仁而发为肉痿也。

肾气热,则腰脊不举,骨枯而髓减,发为骨痿。

肾主藏精,肾气热则津液燥竭矣。腰者,肾之府,是以腰脊不能伸举,肾生骨髓,在体为骨,肾气热而精液竭,则髓减骨枯而发为骨痿也。

帝曰:何以得之?岐伯曰:肺者脏之长也,为心之盖也,有所失亡,所求不得,则发肺鸣,鸣则肺热叶焦,故曰:五脏因肺热叶焦,发为痿躄,此之谓也。

此申明五脏之热而成痿者,由肺热叶焦之所致也。脏真高于肺,朝百脉而行气于脏腑,故为脏之长。肺属干金而主天,居心主之上,而为心之华盖,有所失亡,所求不得,则心志靡宁,而火气炎上,肺乃心之盖,金受火刑,即发喘鸣而肺热叶焦矣。肺热叶焦,则津液无从输布,而五脏皆热矣。故曰:"五脏因肺热叶焦而成痿者,此之谓也。"躄者,足痿而不能任地。故曰:"谓下经《本病论》有此语也。"

悲哀太甚,则胞络绝,胞络绝,则阳气内动,发则心下崩数溲血也。

此以下复论心肝脾肾,各有所因,而自成痿也。胞络者,胞之大络,即冲脉也。冲脉起于胞中,为十二经脉之海,心主血脉,是以胞络绝则心气虚而内动矣。"阳气",心气也,心为阳中之太阳,故曰阳气。夫水之精为志,火之精为神,悲哀太甚,则神志俱悲而上下之气不交矣。是以胞络绝而阳气内动,心气动则心下崩而数溲血矣。

故《本病》曰:大经空虚,发为肌痹,传为脉痿。

《本病》即本经第七十三篇之《本病论》。"大经",胞之大络也。胞乃血室,中焦之汁,奉心化赤,流溢于中,从冲脉而上循背里者,贯于脉中,循腹右上行者,至胸中而散于脉外,充肤热肉,生毫毛,是胞络之血,半行于脉中,半行于皮肤,脉外之血少,则为肌痹,脉内之血少,则为脉痿,是溲崩之血,从大经而下,先伤皮肤气分之血,而复及于经脉之中,故曰:"大经空虚,发为肌痹,传为脉痿。"按皮肤之血,卧则归肝。《五藏生成篇》曰:"人卧血归于肝。"正此血也。故卧出而风吹之,血凝于肤者为痹。再按男子络唇口而生髭须,女子月事以时下者,肝经冲脉之血也。是以崩溲或大吐衄而不至于死。若心主脉中之血,一息不运,则机缄穷;一毫不续,则穹壤判矣。

思想无穷,所愿不得,意淫于外,入房太甚,宗筋弛纵,发为筋痿,及为白淫。

此论肝气自伤,而发为筋痿也。肝者将军之官,谋虑出焉,思想无穷,所愿不得,则肝气伤矣。前阴者,宗筋之所聚,足厥阴之脉。循阴股,入毛中,过阴器。意淫于外则欲火内动,入房太甚则宗筋纵弛,是以发为筋痿及为白淫。白淫者,欲火盛而淫精自出也。

故《下经》曰:筋痿者生于肝使内也。

《下经》即以下七十三篇之《本病论》,今遗亡矣。言本篇所论筋痿者,又生于所愿不遂而伤肝,兼之使内入房之太甚也。

有渐于湿,以水为事,若有所留,居处相湿,肌肉濡渍,痹而不仁,发为肉痿。故下经曰:肉痿者,得之湿地也。

有渐于湿者,清湿地气之中于下也。以水为事者,好饮水浆,湿浊之留于中也。若有湿浊之所留,而居处又兼卑下,外内相湿,以致肌肉濡渍,痹而不仁,发为肉痿也。

有所远行劳倦,逢大热而渴,渴则阳气内伐,内伐则热合于肾,肾者水脏也;今水不胜火,则骨枯而髓虚。故足不任身,发为骨痿。故下经曰:骨痿者,生于大热也。

此论劳倦热渴,而成骨痿也。远行劳倦则伤肾,逢大热则暑伤阴,渴则阴液内竭,是以阳热之气,内伐其阴,而热合于肾矣。肾者,水脏,水盛则能制火,今阳盛阴消,水不胜火,以致骨枯髓虚,足不任用于身,而发为骨痿也。

帝曰:何以别之? 岐伯曰:肺热者色白而毛败;心热者色赤而络脉溢;肝热者色苍而爪枯;脾热者色黄而肉蠕动;肾热者色黑而齿槁。

痿病之因,皆缘五脏热而精液竭,不能营养于筋脉骨肉。是以有因肺热叶焦,致五脏热而成痿者;有因悲思内伤,劳倦外热,致精血竭而脏气热者,皆当诊之于形色也。爪者,筋之应。齿者,骨之余。

帝曰:如夫子言可矣。论言治痿者,独取阳明何也?

论言即《本病论》中之言也。帝以伯言痿病之因于脏热,当从五脏所合之皮肉筋骨以治之,如夫子言可矣,然论言治痿,何独取于阳明。

岐伯曰:阳明者五脏六腑之海,主润宗筋,宗筋主束骨而利机关也。

阳明者,水谷血气之海,五脏六腑,皆受气于阳明,故为脏腑之海。宗筋者,前阴也。前阴者,"宗筋"之所聚,太阴阳明之所合也。诸筋皆属于节,主束骨而利机关,宗筋为诸筋之会,阳明所生之血气,为之润养,故诸痿独取于阳明。

冲脉者,经脉之海也,主渗灌溪谷,与阳明合于宗筋。

溪谷者,大小分肉腠理也。冲脉起于胞中,上循背里,为经络之海,其浮而外者,渗灌于溪谷之间,与阳明合于宗筋,是以宦者去其宗筋,则伤冲任,血泻不复,而须不生。

阴阳宗筋之会,合于气街,而阳明为之长。

少阴、太阴、阳明、冲任督脉,总会于宗筋,循腹上行,而复会于气街。气街者,腹气之街,在冲脉于脐左右之动脉间,乃阳明之所主,故阳明为之主。"长",主也。

皆属于带脉,而络于督脉。

带脉起于季胁,围身一周,如束带热。三阴三阳,十二经脉,与奇经之任督冲维,经循于上下,皆属带脉之所约束,督脉起于会阴,分三歧为任冲,而上行腹背,是以冲任少阴阳明,与督脉皆为联络。

故阳明虚,则宗筋纵,带脉不引,故足痿不用也。

阳明为水谷之海,主润宗筋,阳明虚则宗筋纵,宗筋纵弛不能束骨而利机关,则成痿楚矣,故诸痿独取于阳明。阴阳经脉,皆属带脉之所约束,如带脉不能延引,则在下之筋脉纵弛,而足痿不用矣。

帝曰:治之奈何? 岐伯曰:各补其荥而通其俞,调其虚实,和其逆顺,筋脉骨肉,各以其时受月,则病已矣。帝曰:善。

伯言治痿之法,虽取阳明,而当兼取其五脏之荥腧也。"各补其营者,补五脏之真气也。"通其腧者,通利五脏之热也。调其虚实者,气虚则补之,热盛则泻之也。和其顺逆者,和其气之往来也。筋脉骨肉内合五脏,五脏之气外应四时,各以其四时受气之月,随其浅深而取之,其病已矣。按《诊要经终》曰:"正月二月,人气在肝;三月四月,人气在脾;五月六月,人气在头;七月八月,人气在肺;九月十月,人气在心,十一月十二月,人气在肾。故春刺散俞,夏刺络腧,秋刺皮肤,冬刺腧窍,春夏秋冬,各有所刺。"谓各随其五脏受气之时月,合其浅深而取之,不必皮痿治皮,而骨痿刺骨也。

四、《素问·厥论》

黄帝问曰:厥之寒热者,何也?

"厥",逆也。气逆则乱,故发为眩仆,卒不知人,此名为厥,与中风不同。有寒热者,有阴有阳也。

岐伯对曰:阳气衰于下,则为寒厥,阴气衰于下,则为热厥。

阴阳二气,皆从下而上,是以寒厥热厥之因,由阴阳之气衰于下也。

帝曰:热厥之为热也,必数于足下者,何也?

"足下",足心也。热为阳厥,而反起于阴分,故问之。

岐伯曰:阳气起于足五指之表。阴脉者,集于足下而聚于足心,故阳气胜则足下热也。

足三阳之血气,出于足趾之端。表者,外侧也。三阴之脉,集于足下,而聚于足心,若阳气胜,则阴气虚而阳往乘之,故热厥起于足下也。张兆璜曰:"足心,足少阴经脉之所出。《阴阳类论》曰:'三阳为表,二阴为里。'盖太阳为诸阳主气,少阴为诸阴主气也。"

帝曰:寒厥之为寒也,必从五指而上于膝者,何也?

上节论阳胜于阴,则为热厥,而寒厥起于阴之本位,故问之。兆璜曰:"阴阳二气,阴为之主也。"

岐伯曰:阴气起于足五指之里,集于膝下而聚于膝上故阴气胜,则从五趾至膝上寒,其寒也不从外,皆从内,故阴气胜,则从五趾至膝上寒,其寒也,不从外,皆从内也。

足三阴之血气起于五趾内侧之端,里者,内侧也。集于膝下者,三阴交于踝上也。聚于膝上者,三阴经脉,皆循内股而上,故其寒也,不从外,皆从内也。兆璜曰:"阴阳二气,皆起于足,是以伤寒病足经,而不病手经也。"张应略曰:"阴阳六气只合六经,足之六经复上合于手者也。"

帝曰:寒厥何失而然也?

此下二节论寒厥热厥之因。寒厥因失其所藏之阳,故曰失。

岐伯曰:前阴者,宗筋之所聚,太阴阳明之所合也。

"宗筋"根起于胞中,内连于肾脏,阴阳二气生于胃腑,输于太阴,藏于肾脏,太阴阳明,合聚于宗筋者,中焦之太阴、阳明,与下焦之少阴、太阳,中下相合,而会合于前阴之间。兆璜曰:"《论寒厥》曰'太阴阳明之所合',《论热厥》曰'脾主为胃行其津液',是阴阳二气,本于先天之下焦,而生于后天之中焦也。"

春夏则阳气多而阴气少,然冬则阴气盛而阳气衰,此人者质壮,以秋冬夺子所用,下气上争不能复,精气溢下,邪气因从之而上也。

此言寒厥之因,因虚其所藏之阳而致之也。夫秋冬之时,阳气收藏,阴气外盛。此寒厥人者,因恃其质壮,过于作劳,则下气上争,不复藏于下矣,阳气上出,则阴藏之精气亦溢于下矣,所谓烦劳则张,精绝也。邪气者。谓阴脏水寒之邪。夫阳气藏于阴脏,精阳外出,则阴寒之邪,因从之而上矣。

气因于中,阳气衰,不能渗营其经络,阳气日损,阴气独在,故手足为之寒也。

此言气因于中焦水谷之所生,然藉下焦之气,为阳明釜底之燃。如秋冬之时,过于作劳,夺其阳气,争扰于上,阴寒之邪,又因而从之,则中焦所生之阳亦衰,不能渗营于经络矣。中下之气不能互相资生,阳气日损,阴气独在,故手足为之寒也。兆璜曰:"渗者,渗于脉外;营者,营于脉中。营气宗气,皆精阳之气。营行于脉中,诸阳之气,澹渗于脉外,非独卫气之行于脉外也。"

帝曰:热厥何如而然也?岐伯曰:酒入于胃,则络脉满而经脉虚,脾主为胃行其津液者也。阴气虚则阳气入,阳气入则胃不和,胃不和,则精气竭,精气竭,则不营其四肢也。

此言热厥之因,因伤其中焦所生之阴气也。《灵枢》云:"饮酒者,卫气先行皮肤,先充络脉。"夫卫气者,水谷之悍气也,酒亦水谷悍热之液,故从卫气先行于皮肤,从皮肤而充于络脉,是不从脾气而行于经脉,故络脉满而经脉虚也。夫饮入于胃,其津液上输于脾,脾气散精于肺,通调于经脉,四布于皮毛,是从经脉而行于络脉,从络脉而散于皮肤,自内而外也。酒入于胃,先行于皮肤,先充于络脉,是从皮肤而入于络脉,反从外而内矣,不从脾气通调于经脉,则阴气虚矣。悍热之气,反从外而内,则阳气入矣。阳明乃燥热之府,借太阴中见之阴化,阴气虚而阳热之气内入,则胃气不和矣,胃不和则所生之精气竭,精气竭,则不能营于四肢,而为热厥矣。

此人必数醉,若饱以入房,气聚于脾中不得散,酒气与谷气相薄,热盛于中,故热遍于身,内热而溺赤也。夫酒气盛而慓悍,肾气日衰,阳气独胜,故手足为之热也。

夫饮酒数醉,则悍热之气,反从外而内,而酒气聚于脾中矣。若饱以入房,则谷食留于胃中,脾脏不能转输其精液,而谷气聚于脾中矣。气聚于中而不得散,酒气与谷气交相侵薄,则热盛于中矣,中土之热,灌于四旁,故热遍于身也。入胃之饮食,不能游溢精气,下输膀胱,故内热而溺赤也。夫肾为水脏,受水谷之精而藏之,酒气热盛而悍,则肾脏之精气日衰,阴气衰于下,而阳气独胜于中,故手足为之热也。张兆璜曰:"寒厥因失其所藏之阳,而致中气日损;热厥因伤其所生之阴,而致肾气日衰。当知中下二焦,互相资生者也。"张应略曰:"上古之人,食饮有节,起居有常,不妄作劳。今时之人,以酒为浆,以妄为常,醉以入房。是人之所当调养者,阴阳精气耳。苟得其养,可同归于生长之门;苟失其养,则为暴仆猝厥。"

帝曰:厥或令人腹满,或令人暴不知人,或至半日,远至一日,乃知人者,何也?

"暴不知人",猝然昏愦,或仆扑也。半日气周之半,一日气行之周。

岐伯曰:阴气盛于上,则下虚,下虚则腹胀满。

阴气盛于上,谓中焦之阳气日损,阴气独盛于上也。阴盛于上,则下焦之阳气亦虚,阳虚于下,是以腹胀满也。

阳气盛于上,则下气重上,而邪气逆,逆则阳气乱,阳气乱,则不知人也。

"下气",谓下焦之元阳。"邪气",肾藏水寒之邪也。阳气盛于上,谓阴气虚而阳气独胜也。阳盛于上,则下气重上,下气上乘,则寒邪随之而上逆,逆则阳气乱于上,而猝不知人。《灵枢》曰:"清浊之气乱于头,则为厥逆眩仆。"此论阴阳二气之并逆也。兆璜曰:"前论下气上争,则中焦之阳气日损,阴气虚中,则下焦之肾气日衰。此复论阴气盛于上,则下气亦虚;阳气盛于上,则下气重上,又一辙也。"

帝曰:善。愿闻六经脉之厥状病能也。

上节论阴阳二气之厥,故帝复问其经脉之厥状焉。病能者,能为奇恒之病也。夫奇恒之病,不应四时,多主厥逆,是以六经之厥,能为诸脉作病者,皆属奇恒,因于论厥,故列于《厥论篇》中。原属厥逆奇恒之病,故先提曰病能,而列于《病能篇》之前也。

岐伯曰:巨阳之厥,则肿首头重,足不能行,发为眴仆。

"巨阳",太阳也。足太阳脉,起于目内,上额交巅,从巅入络脑,还出别下项,循背挟脊,抵腰中,下贯臀,入中,循内,出外踝之后,是以厥逆于上,则为首肿头痛;厥逆于下,则为足不能行;神气昏乱,则为眴仆,太阳为诸阳主气也。此病在经而转及于气分,故曰发。

阳明之厥,则癫疾欲走呼,腹满不得卧,面赤而热,妄现而妄言。

癫狂走呼,妄言妄现,阳明之脉病也。其脉循腹里,属胃络脾。经气厥逆,故腹满胃不和,不得卧也。阳明乃燥热之经,其经气上出于面,故面赤而热。

少阳之厥,则暴聋,颊肿而热,胁痛,骱不可以运。

足少阳之脉,起于目锐,从耳后,入耳中,下颊车,循胸过季胁,出膝外廉,循足跗,故逆则暴聋,颊肿胁痛,足不可以营运。

太阴之厥,则腹满䐜胀,后不利,不欲食,食则呕,不得卧。

"䐜"音嗔,引起也。足太阴之脉,入腹属脾络胃,故厥则腹满䐜胀;食饮入胃,脾为转输,逆气在脾,故后便不利;脾不转运。则胃亦不和,是以食则呕,而不得卧也。

少阴之厥,则口干溺赤,腹满心痛。

足少阴之脉,属肾络膀胱,贯肝膈,入肺中,出络心,注胸中。循喉咙,挟舌本。经脉厥逆,而阴液不能上滋,是以口干心痛;肺金不能通调于下,故溺赤;水火阴阳之气,上下不交,故腹满也。

厥阴之厥,则少腹肿痛,腹痛,泾溲不利,好卧,屈膝,阴缩肿,骱内热。

足厥阴之脉,内抵少腹,挟胃属肝络胆,故厥则少腹肿痛而腹胀;其下循阴股,入毛中,环阴器,抵少腹,是以泾溲不利,阴缩而肿。肝主筋,膝者经之会,经脉厥逆,不能濡养筋骨,故好卧而屈膝。其脉起于大趾丛毛之际,上循足,厥阴木火主气,荣俞厥逆,故内肿热也。阴阳二气,皆起于足,故只论足之六经焉。

盛则泻之;虚则补之;不盛不虚,以经取之。

此厥在经脉,故当随经以治之。如经气盛者,用针泻而疏之;经气虚者,以针补之;不盛不虚,即于本经以和调之,名曰经刺。

太阴厥逆,骱急挛,心痛引腹,治主病者。

此复论三阴三阳之气厥也。夫手足三阴三阳之气,五脏六腑之所生也。脏腑之气逆于内,则阴阳之气厥于外矣,故复论手足十二经气之厥逆也。中土之气,主溉四旁,足太阴气厥,故骱为之急挛。食气入胃,浊气归心,脾气逆而不能转输其精气,是以心气虚而痛引于腹也。此是主脾所生之病,故当治主病之脾气焉。按首言阳气起于足五趾之表,阴气起于足五趾之里,是以先论足六经脉之厥状,次言阴阳二气,出中焦水谷之所生,脾主为胃行其精液,是太阴为之行气于三阴,阳明为之行气于三阳,五脏六腑,皆受气于阳明,故复论手足三阴三阳之气厥也。

少阴厥逆，虚满呕变，下泄清，治主病者。

少阴之气，上与阳明相合，而主化水谷。少阴气厥，以致中焦虚满而变为呕逆；上下水火之气不交，故下泄清冷也。按"呕变"当作"变呕"。《灵枢》云："苦走骨，多食之令人变呕。"言苦寒之味，过伤少阴，转致中胃虚寒，而变为呕逆，与此节大义相同。且有声无物曰呕，故不当作呕出变异之物解。

厥阴厥逆，挛，腰痛，虚满，前闭，谵言，治主病者。

挛者，肝主筋也。腰者，肝之表也。虚满者，食气不能输精于肝也。前闭者，肝主疏泄也。肝主语，谵语者，肝气郁也。

三阴俱逆，不得前后，使人手足寒，三日死。

"三阴俱逆"，是阴与阳别矣。不得前后者，阴关于下也。诸阳之气皆生于阴，三阴俱逆则生气绝灭，是以手足寒而三日死矣。此厥在气分，故主三日死，谓三阴之气厥绝也。若厥在经脉，则为厥状病能，而不至于死矣。

太阳厥逆，僵仆，呕血，善衄，治主病者。

太阳主诸阳之气，阳气厥逆，故僵仆也。阳气上逆则呕血，阳热在上则衄血，此太阳之气厥逆于上，以致迫血妄行。

少阳厥逆，机关不利，机关不利者，腰不可以行，项不可以顾，发肠痈，不可治，惊者死。

少阳主枢，是以少阳气厥，而机关为之不利。颈项者，乃三阳阳维之会。腰脊者，身之大关节也。故机关不利者，腰不可以转行，项不可以回顾。少阳相火主气，火逆于内，故发为肠痈。不可治者，谓病在气分，而痈肿在内，非针刺之可能治也。若发惊者，其毒气干脏，故死。

阳明厥逆，喘咳，身热，善惊，衄呕血。

阳明气厥则喘，上逆则咳也。阳明之气主肌肉，故厥则身热。经云："三阳发病，主惊骇。"衄血呕血者，阳明乃悍热之气，厥气上逆，则迫血妄行，此病在气而及于经血，故皆曰善。

手太阴厥逆，虚满而咳，善呕沫，治主病者。

"手太阴厥逆"，肺气逆也。肺主气，故虚满而咳；不能通布水津，故善呕沫。此是主肺所生之病，故当治主病之肺气焉。夫阴阳之气，皆出于足，此论脏腑之气，故并及于手焉。

手心主少阴厥逆，心痛引喉，身热，死不可治。

手心主者，手厥阴包络之气也。手少阴者，心藏之气也。包络为君主之相火，二火并逆，将自焚矣，故为死不可治。

手太阳厥逆，耳聋泣出，项不可以顾，腰不可以俯仰，治主病者。

手太阳所生病者，耳聋；小肠主液，故逆则泣出也。夫心主血脉，小肠主液，而为心之表，小肠气逆，则津液不能营养于经脉，是以项不可以顾，腰不可以俯仰，盖腰项之间，乃脉络经腧之大会也。

手阳明少阳厥逆，发喉痹，嗌肿，痓，治主病者。

手阳明者，肺之府也。手少阳者，手厥阴三焦也。阳明主嗌，肺主喉，兼三焦之火气并逆，是以发喉痹而嗌肿也。阳明乃燥热之经，三焦属龙雷之火，火热并逆，故发也。张兆璜问曰："手之六经，独心主少阴，与阳明少阳合论者，何也？"曰："天之六气，化生地之五行，地之五行，以生人之五脏，五脏配合五腑，是只五脏五腑，以应五方、五行、五色、五味、五音、五数也。所谓六脏六腑者,心主与三焦为表里,俱有名而无形,合为六脏六腑,复应天之六气,是以论手心主而兼于少阴,论手阳明而合少阳也。"曰:"手厥阴为心脏之包络,固可合并而论。手阳明与少阳并论者,其义何居?"曰:"三焦者,中渎之府也。中上二焦,并出于胃口,下焦别手阳明之回肠而出,故论手阳明,而兼于少阳也。"

五、《灵枢·寒热病》

皮寒热者,不可附席,毛发焦,鼻槁腊,不得汗,取之三阳之络,以补手太阴。

"腊",思亦切。上二章论五脏六腑,以及外合之皮肉筋骨为病。此章论病三阴三阳之经气,而为寒为热也。病在皮,故不可附席。皮肤之血气以滋毛发,皮气伤,故毛发焦也。"腊",干也。肺主皮毛。开窍在鼻,故鼻为之干槁,此邪在表,而病太阴太阳之气。当从汗解,如不得汗,宜取太阳之络以发汗,补手太阴以资其津液焉。按以上三章,经旨相连,故无君臣问答之辞。其病在腑脏经气之不同,故分为三章。此章通论阴阳之经气为病,故篇名寒热。寒热者,阴阳之气也。

肌寒热者,肌痛,毛发焦而唇槁腊,不得汗,取三阳于下,以去其血者,补足太阴以出其汗。

脉外之血气,充肤热肉,生毫毛,故病在肌,则肌肉痛而毛发焦也。脾主肌肉,开窍于口,故唇口槁腊。如不得汗,当取三阳于下,以去其血,补足太阴,以资水谷之汗。"三阳",太阳也。盖寒热虽在肌,而汗从表出也。莫云从曰:"肺之鼻窍,脾之口窍,皆在气分上看。"

骨寒热者,病无所安,汗注不休。齿未槁,取其少阴于阴股之络;齿已槁,死不治。骨厥亦然。

"骨寒热者",病少阴之气也。病无所安者,阴躁也。少阴为生气之原,汗注不休者,生气外脱也。齿未槁者,根气尚存,取足少阴于阴股之络以去其邪。齿已槁,死不治矣。此邪病少阴之气,邪正相搏,故为寒热,邪去则愈,正脱则死矣。骨厥者,谓肾脏为病,而肾气厥逆也。夫圣人南面而立,前曰广明,后曰太冲,太冲之地,名曰少阴。少阴之上,名曰太阳,是少阴为生阳之本,然肾脏亦为生气之原,故曰:"骨厥亦然。"盖以分别骨寒热者,病少阴之气也。沈亮宸曰:"以上三节,病在三阴之气,故曰取三阳之络,曰取少阴于阴股之络,而不言经穴。上章之病在五脏,则曰行间三里,昆仑,涌泉,而不言三阴三阳。"

骨痹,举节不用而痛,汗注烦心,取三阴之经补之。

"骨痹举节不用而痛,汗注烦心。"病在少阴之气而入深也,故当取太阳之经补之,以去其邪。夫经脉为里,浮见于皮部者为络,上节论三阴之气而为寒热者,病在于肤表,故取之络。此病气入深,故取之经。此篇论三阴三阳之经气为病,有病在气而不及于经者,有病在气而转入于经者,有经气之兼病者,盖阴阳六气,合手足之六经也。沈亮宸曰:"冬者肾脏,血气在中,内着骨髓,通于五脏。'骨痹',冬痹也。'汗注烦心',病通于脏也。邪气者,常随四时之气血而入客也,故下文曰冬取经输。经输者,治骨髓,故取三阳之经,以发越阴脏之痹。"莫云从曰:"以本经之法,施于治道,如鼓应桴。马氏退理以先针,致使后学咸视为针刺而忽之,不知针刺之中,有至道存焉。"

身有所伤,血出多及中风寒,苦有所堕坠,四支懈惰不收,名曰体惰,取其小腹脐下三结交。三结交者,阳明、太阴也,脐下三寸关元也。

此言皮肤之血气有伤,当取之阳明太阴也。夫首言皮腠之寒热者,病三阴之气也。此言皮腠之血气受伤,亦取之太阴阳明,阴阳血气之相关也。"身有所伤,血出多,"伤其血矣。"及中风寒",伤其营卫矣。夫人之形体,藉气而血濡,血气受伤,故若有所堕坠,四肢懈惰不收,名曰体惰。夫充肤热肉之血气,生于阳明水谷之精,流溢于中,由冲任而布散于皮腠,故当取小腹脐下之阳明太阴,任脉之关元,以助血气之生原。三结交者,足太阴阳明与任脉交结于小腹脐下也。沈亮宸曰:"首言三阴之气,本于里阴,而外主于皮毛肌骨。下节论三阳之气,从下而生,而上出于颈项头面,此言肤表之血气,亦由下而上充于皮肤,盖阴阳血气,皆从下而上也。"

厥痹者,厥气上及腹,取阴阳之络,视主病也,泻阳补阴经也。颈侧之动脉人迎。人迎,足阳明也,在婴筋之前。婴筋之后,手阳明也,名曰扶突。次脉,足少阳脉也,名曰天牖,次脉,足太阳也,名曰天柱。腋下动脉臂太阴也,名曰天府。

此言阳气生于阴中,由下而上也。"厥痹者",痹闭于下,以致三阳之气厥逆,只及于腹,而不能上行于头项也。取阴阳之络,视主病者,视厥痹之在何经也。泻阳者,泻其厥逆而使之上也。补阴者,阳气生于阴中也。次脉者,从喉旁而次序于项后,即《本输》之所谓一次脉二次脉也。盖三阳之经气,皆循颈项而上充于头面也。"腋下动脉,手太阴也。""太阴",统主阴阳之气者也。

阳迎头痛,胸满不得息,取之人迎。

此下五节,承上文而分论厥逆之气,各有所见之证,各随所逆之经以取之。阳明头痛,阳明之气,厥逆于腹,不得循人迎,而上充于头,是以头痛。逆于中焦,故胸满不得息,当取之人迎,以通其气。

暴喑气鞕,取扶突与舌本出血。

鞕,梗同。夫金主声,心主言,手阳明主气而主金,故阳明气逆于下,则暴喑,而气梗矣。取扶突与舌本出血,则气通而音声出矣。

暴聋气蒙,耳目不明,取天牖。

手少阳之脉入耳中,至目锐,少阳之气厥于下,则上之经脉不通,是以暴聋气蒙,耳目不明,当取之天牖。

暴挛痫眩,足不任身,取天柱。

足太阳主筋,故气厥则暴挛而足不任身矣。太阳之脉,起于目内之睛明,气不上通,故痫眩也,当取之天柱。

暴瘅内逆,肝肺相搏,血溢鼻口,取天府。

"瘅",消瘅。"暴瘅",暴渴也。肝脉贯肺,故手太阴之气逆,则肝肺相搏。肺主气而肝主血,气逆于中,则血亦留聚而上溢矣。肺乃水之生原,搏则津液不生而暴瘅矣。皆当取手太阴之天府,以疏其搏逆。夫暴疾,一时之厥证也。此因于气厥,故用数暴字。

此为天牖五部。

臂阳明有入頄齿者名曰大迎,下齿齲取之臂,恶寒补之,不恶寒泻之。足太阳有入頄遍齿者,名曰角孙,上齿齲取之,在鼻与頄前,方病之时其脉盛,盛则泻之虚则补之。一曰取之出鼻外。

"頄",音仇。"齲",邱禹切。上节论三阳之气,循次而上出于大牖。此复论气从络脉以相通,所谓络绝则径通,如环无端,莫知其纪也。盖气之出于大腘者,从气街而出于脉外,气之行于脉中者,从络脉而贯于脉中,外内环转之无端,故莫知其纪也。颇鼻交处为頄。"齲",齿痛也。臂阳明有入遍络于齿者,名曰大迎,大迎乃足阳明之经穴。此手阳明之气,从络而贯于足阳明之经,故下齿痛,当取之臂阳明。恶寒饮者,虚也;当补之,不恶寒饮者,实也,当泻之。足太阳有入遍络于齿者,名曰角孙。角孙乃手少阳之经穴。此足太阳之气,贯于手少阳之经,故上齿痛者。当取之鼻与前。乃太阳之络脉也。按营血宗气之所营行者,经脉也。足太阳之络,不入于齿中,此非经脉,亦非支别,乃微细之系,以通二阳之气者也。故方病之时,其脉盛,乃气之太过也。太过则泻之,不及则补之。莫云从曰:"三阳之气,分则有三,合则为一。一阳之气,下通于泉,绕地环转。而复通贯于地中,故遍历于齿,属口对入。齿者,水脏之所生。口者,土之外候也。"

足阳明有挟鼻入于面者,名曰悬颅,属口,对入系目本,视有过者取之,损有余,益不足,反者益。

"足阳明"当作手太阳。此总结三阳之六次脉也。盖三阳之气,上出于大腘者,循手之阳明少阳,足之阳明太阳,而经脉之贯通,则有手足六脉之相交矣。故手太阳有挟鼻入于面者,名曰悬颅,悬颅乃足少阳之经穴。此手太阳之气,从络脉而通于足少阳之经也。属口对入上系目本,视有过者取之。"过",病也。如病在太阳,而太阳之络有余,少阳之经不足,则当损太阳之有余,益少阳之不足。反是者,又当益太阳也。沈亮宸曰:"反者,当从有过上看,推此二句,当知太阳之气,从络脉而贯于少阳之经,少阳之气,从络脉而通于太阳之经也。以上四脉亦然。"莫云从问曰:"阳明手足相交,自然之道也。太阳之与少阳相合,其义何居?"曰:"太少之气,本于先天之水火,犹两钱所分之四象,是以正月二月,主于太少,五月六月,主于太少,太少之相合也。阳明者,两阳合明,故曰阳明主于三月四月,此阳明之自相交合也。夫阴阳之道,推变无穷,明乎经常变易之理,始可与言阴阳矣。"朱济公问曰:"太阳之气主皮毛,阳明之气主肌腠,少阳之气主枢胁,今论三阳之气,又皆循经而上出于头面焉。"曰:"此升降出入之道也。阴阳之气,出入于外内,故皮寒热者,取之太阳太阴,肌寒热者,取三阳于下,升降于上也。故邪中于面,则下阳明,中于项则下太阳,中于颊则下少阳,二阳之气。营运于肌表,故中于阳,则溜于经,经气外内之相通也。此升降出入之无息者也。一息不运,则失其机矣。"

其足太阳有通项入于脑者,正属目本,名曰眼系。头目苦痛取之,在项中两筋间,入脑乃别。阴跷阳跷,阴阳相交,阳入阴,阴出阳,交于目锐眦。阳气盛则瞋目,阴气盛则瞑目。

此言足太阳之气,贯通于阳跷阴跷也。其者,承上文而言,言其足太阳又有通项入于脑者,正属目本,名曰眼系,在项中两筋间入脑,乃别络于阴跷阳跷,而阴阳相交于目锐,阳跷之气入于阴跷,阴跷之气出于阳跷。如阳跷之气盛则张目,阴跷之气盛则瞑目,此太阳之气,又从眼系而贯通于阴阳之跷脉也。按《脉度》曰:"跷脉者,太阴之别,起于然谷之后,循胸上行,属目内,合于太阳阳跷而上行。气并相还,则为濡目。"此言阴跷之脉,起于足少阴,而上通于太阳阳跷。此节论太阳之气,通于阳跷阴跷,故曰:"男子数其阳,女子数其阴。"盖阴跷之脉,通少阴之精水于阳跷;阳跷之脉,通太阳之气于阴跷。男子以气为主,故男子数其阳;女子以精血为主,故女子数其阴。气为阳,而血为阴也。莫云从曰:"举足行高曰跷。足少阴太阳,乃阴阳血气之生原,阴跷阳跷,主通阴阳血气,从下而上交于目。目者,生命之门也。"

热厥,取足太阴、少阳,皆留之;寒厥,取足阳明、少阴于足,皆留之。

此论阴阳之气不和,而为寒厥热厥也。盖在表之阴阳不和,则为肌皮之寒热,发原之阴阳不和,则为寒厥热厥矣。马元台曰:"少阳当作少阴,少阴当作少阳。"按《素问·厥论》曰:"阳气衰于下,则为寒厥。阴气衰于下,则为热厥。"盖以热厥为足三阳气胜,则所补在阴,故当取足太阴少阳皆留之,以使针下寒也。寒厥为足三阴气胜,则所补在阳,故当取足阳明少阳于足者留之,以俟针下热也。余伯荣曰:"取之于足者,谓阳气生于下也。"

舌纵涎下,烦悗,取足少阴。

此言上下之阴阳不和也。少阴之上,君火主之,而下为水脏,水火之气,上下时交。舌纵涎下烦悗者,肾气不上资于心火也,故当取足少阴,以通少阴之气。

振寒洒洒,鼓颔不得汗出,腹胀烦悗,取手太阴。

此言表里之阴阳不和也。《内经》云:"阳加于阴,谓之汗。"肤表为阳,腹内为阴,在内之阴液,藉表阳之气,宣发而为汗。振寒洒洒,鼓颔不得汗出,腹胀烦悗者,表里之阴阳不和也,故当取手太阴,以疏皮毛之气,以行其汗液焉。手太阴主通调水液,四布于皮毛者也。莫云从曰:"上节论上下,此节论表里,乃阴阳之升降出入,篇名寒热者,皆阴阳之不调也。"

刺虚者,刺其去也;刺实者,刺其来也。

此总论阴阳寒热之不调,因邪正虚实之有碍也。虚者,正气之不足;实者,邪气之有余,盖邪气实则正气虚矣。故刺虚者,刺其气之方去,所谓追而济之也;刺实者,刺其气之方来,所谓迎而夺之也。迎之随之,以意和之,可使气调,可使病已也。

春取络脉,夏取分腠,秋取气口,冬取经输,凡此四时,各以时为齐。络脉治皮肤,分腠治肌肉,气口治筋脉,经输治骨髓。

此以人之形层深浅,与四时之气为齐也。盖人之血气,应天地之阴阳出入,故春取络脉,夏取分腠,春夏之气,从内而外也;秋取气口,冬取经输,秋冬之气,复从外而内也。此人之气血,随天地四时之气,而外内出者也。齐者,所以一之也。凡此四时,以应人之阴阳出入,故各以时为齐。故取络脉者,以治皮肤;取分腠,以治肌肉;取气口,以治筋脉;取经输,以治骨髓。此又以四时之法,以治皮肉筋骨之浅深。盖天气有四时之出入,而人有阴阳之形层,故各以时为齐也。

五藏身有五部:伏兔一;腓二,腓者,腨也;背三;五藏之腧四;项五。此五部有痈疽者死。

夫在外者,皮肤为阳,筋骨为阴,痈疽所发,在于皮肉筋骨之间。此言五脏各有五部,而一部之阴阳不和,即留滞而为痈矣。"伏兔",肾之街也;腨者,脾之部也;背者,肺之俞也;五脏腧者,谓五椎之心俞也;项者,肝之俞也。《本经》曰:"痈疽之发,不从天下,不从地出,积微之所生也。"故五部之有痈疽者,乃五脏渐积之郁毒,外应于血气之不和而为痈疽,故五部有此者死。按上章论五脏之邪,外应于皮肉筋骨,此言五脏各有五部,而一部之中,皆有阴阳血气之流行,所谓阴中有阳,阳中有阴也。余伯荣曰:"痈疽之发,有因于风寒外袭者,有因于喜怒不测、食饮不节、营卫不和、逆于肉理,乃发为痈。阴阳不通,两热相搏,乃化为脓。然有发于股臂而死者,有发于项背而生者,此又以邪毒之重轻,正气之虚实,以别其死生,然病及五脏者必死。故因于外邪者,善治治皮毛,其次治肌肉。因于内伤者,使五脏之郁气,四散于皮肤,弗使痈肿于一部,所谓始萌可救,脓成则死,此上工之治未病也。"

病始手臂者,先取手阳明、太阴而汗出;病始头首者,先取项太阳而汗出;病始足胫者,先取足阳明而汗出。

此分别形身上下,各有所主之阴阳也。夫身半以上,手太阴阳明皆主之,故病始于臂者,先取手阳明太阴而汗出;太阳之气,生于膀胱,而上出于头项,故病始于头首者,先取项太阳而汗出;身半以下,足太阴阳明皆主之,故病始足胫者,先取足阳明而汗出。曰始者,谓病始于下者,下行极而上。始于上者,上行极而下。曰先者,谓手足之阴阳,虽各有所主,然三阴三阳之气,上下升降,外内出入,又互相交通者也。

臂太阴可汗出,足阳明可汗出。故取阴而汗出甚者,止之于阳;取阳而汗出甚者,止之于阴。

汗乃阴液,生于阳明。太阴主气,行于肤表,水津四布,乃气化以通调,故臂太阴可汗出。水谷之津液,从腠理发泄,汗出溱溱,故足阳明可汗出,然汗液必由气之宣发,气得液而后能充身泽毛,故取阴而汗出甚者,止之于阳;取阳而汗出甚者,止之于阴。盖阳为阴之固,阴为阳之守也。沈亮宸曰:"此篇论阴阳之不调,而为寒热之证,宜从汗解,故总结汗法数条。"

凡刺之害,中而不去则精泄,不中而去则致气;精泄则病甚而恇,致气则生为痈疽也。

泄精者,谓阴阳血气生于精,过伤则并伤其根原矣。痈疡者,谓阴阳血气,营行于皮肉筋骨之间,邪气留客,致正气不行,则生痈疡矣。本篇论阴阳寒热,缘邪正之实虚,故以此节重出于篇末,盖以戒夫治病者,慎勿再实实而虚虚也。

第二十章　彭子益"十二经升降主病"

一、彭子益生平简介

彭子益(1871—1949 年),云南大理鹤庆人,清末至民国年间著名白族医学家。他的医学理论主要来源于清代黄元御的《四圣心源》,承袭了黄元御的"一气周流"思想,名之曰"圆运动",并结合当时的科学,加以发挥,生前遗留下来的 16 部医学著作,是我国中医学界不可多得的宝贵财富。本篇内容出自彭子益所著的《唯物论的系统医学》。

二、十二经升降主病提纲诀

中气如轴经气轮,旋转升降是平人;

胃胆包心膀肺降,脾肝三焦肾肠升;

五行生克原一化,六气和合病则分;

温清补泻复升降,古法真传说与君。

中医书籍极多,有学之数十年仍不得要领者。及其验证已多,始知某病宜用某药,某病忌用某药。而好人何以不病某病,某病何以宜用某药,何以忌用某药,仍此了了。一遇疑难症候,仍然无法解决。此皆中医书理博杂繁多,无有系统无法研求故也。本书原理篇如字学之字母,古方证明篇如拼音法,此篇如字典。前两篇研究清楚,此篇一看即可了然。此篇所列病症虽不详尽,然已得八九矣。提纲者,病理药理之大纲也。

中气如轴经气轮,旋转升降是平人者,人身十二脏腑之经气行于身之上下左右,左升右降,如轮一般。中气在人身胸之下,脐之上,居中枢之地,如轮之轴一般。中轴左旋右转,轮即左升右降。当升者升,当降者降,是为阴阳和平无病之人。如十二经气当升者不升而往下降,当降者不降而上逆,便是有病之人了。

胃胆包心膀肺降,脾肝三焦肾肠升者,十二经中,胃经,胆经,心包经,心经,膀胱经,肺经,六经由右下降;脾经,脾经,三焦经,小肠经,肾经,大肠经,六经由左上升。升由左而右,降由右而左。中气在脾胃二经之中。中气左旋右转,则十二经气左升右降也。

五行生克原一化,六气和合病则分者,五行乃气之升降浮沉所变化。生,是气行先后的作用;克,是气行对待的作用。六气和则合而不分,六气病则分而不合。六气之中,一气偏衰偏胜则病,一气独绝独胜则死。中气伤,则偏衰偏胜;中气亡,则独绝独胜。六气分而不合,即是升降乖错,其实先由中气之旋转无力也。

温清补泻复升降者,各经之病无非虚实寒热,治病之法,无非虚者补之,实者泻之,寒者温之,热者清之。而虚实寒热之病,无非升者不升,降者不降,补泻温清之法,无非逆者降之,陷者升之，复其升降之旧而已。但经气如轮，中气如轴，中气乃经气之根本。升降上下左右之经气，须先照顾中气。如轻病转重，必是中气为医治伤；重病致死，必是中气为医治脱；如轻病不医自愈，必是中气自然复元；大病治愈，必是中气为医药恢复。所以，治病须治中气也。

古法真传说与君者，中医学理，根于河图、内经、难经之理，伤寒金匮之法，一个河图尽之矣。历来解释河图者，都解不出其所以然，且益不知医理医法即在河图之内。河图者，空气升降之表也，升降之理，少有人知，于是中医古法遂失。此中医所以从古坏到如今也，今欲改进中医，成为有系统的科学，非将古法恢复不可！中医古法，即是此书所说之中气升降也。

1. 胃经不降主病诀

胃经不降呕吐哕，嗳痞胀眩惊不寐；

血衄痰咳喘渴烦，浊带遗利鼓肿辈；

实则发狂或食停，其他皆是虚之类；

胃是诸经降之关，肺胆不降胃受累。

呕者，有声无物。常觉由胁下冲上，甚则呕出绿色苦味之水。此病虽现于胃，而实发胆经不降，逆而上冲，故胃经不能下行而作呕也（清降胆热，温补中气，兼降胃气）。绿色苦味之水即是胆汁。

吐者，有物无声。吐后少有再吐者。不似呕之连续不已，非呕不快，日夜不休。朝食暮吐者，脾弱不化（温补脾土，兼降胃土）食入即吐者，胃间有虚热也（清降胆胃）。有大便干涩（降胃润肠，兼补中气），十数日始一行，因而胃逆食吐者，则全属土虚津涸也。

哕者，稍有呕意但无声，稍有吐意但无物，俗所谓发恶心是也。如久病之人而有哕，是中气将绝，胃气将败也（大补中气，兼降胃气）。如无病而哕，则中气虚而兼浮热也（清降胆胃，补中去滞）。

嗳者，嗳酸也。宿食停在胃间，阻隔胆经降路。胆属阳木，郁郁作酸。嗳之现状，只觉咽中有曾食之物翻翻作酸，仍不下去也（去滞消食，不可温补）。

痞者，胸痞也。胃经不降，凡胆肺诸经皆无降路。故胸间痞闷也（有寒则温补中气，有热则清降胆胃）。

胀者，胃经自头走足，胃经不降，故头项腹作胀。但此病多兼胆经之逆与木经之滞（理滞降逆，调木顾土）。湿热作胀（祛湿清热）。

眩者，头目眩晕也。胃经右降，则头目诸经亦降。如新秋凉降，则天际清肃，否则热逆化浊，上重下轻，故眩晕也（清降胆胃，补中去滞）。如并无逆热而眩者，必兼肾肝阳虚，不能上达也（温补肾肝，镇饮浮阳）。

惊者，胃经不降，胆经上逆，相火飞腾也（清降胆胃，温补中气，兼镇浮阳）。

不寐者，胃经不降，上焦阳气不能下降以交阴气也。阳入于阴则寐，阳出于阴则寤。人与太虚同气，故多寐而长寤。胃经不降，故不寐也（降胃顾中）。亦有肾寒不寐者（温肾补中）。亦有胆寒不寐者（温补胆经）。亦有经络滞塞，阳气交不了阴气不寐者（活络通经）。

血者，吐血，衄者，鼻血也。吐血，衄血有寒湿燥热之殊，而皆原于胃气之不降，而又兼肺胆之逆。寒湿吐血，则紫黑成块（温补中气，燥土降胃，兼敛肺金）。燥热吐血，则鲜红不成块（清降火金，兼降胃胆）。寒湿衄血，额角不痛，鼻不干（敛肺燥脾，温中降胃）。燥热衄血，额角痛，鼻干(清降胆肺,补中去滞)。但血去阳虚,燥热之后,寒湿继起者甚多(先清后温,或清温并用)。如血去阴虚,阳泄化火,内则土败,外则热增,较寒湿难治(敛肺降胆,养中顾土)。

痰者,水不下降,被相火熏蒸所成者也。如火弱不能全行熏蒸,则停积而成水饮(温降肺胃,温补中气,兼泄水气)。水饮之痰清。如痰黄而稠,为相火虚逆之痰(清降肺胆,温补中气)。如痰白而胶黏,为阴虚液涸之痰(润肺滋肝,调中去滞)。皆由于胃气之不降也。如痰清兼水,此中寒水逆之痰(温中降逆)。人身气升化水,水降化气。气升,已化之水不降,于是成痰也。

咳喘者,皆胃肺之气不降也。咳喘本肺逆之病,然使胃气不逆,肺家虽咳虽喘,亦自随病随止,因胃降肺亦降也(治法在肺经不降条下)。

渴者,燥气湿气耗伤津液也。燥伤津液者,津液为燥气所吸收;湿伤津液者,湿与津液本是一气,既化湿气,即不化津液。湿愈旺,津愈涸也。如胃气顺降,则湿归水道,湿渴自止(燥土利尿)。燥降津生,燥渴自愈也(补气清肺)。燥渴者,饮必多;湿渴者,饮必少,或虽渴,不欲饮也。

烦者,胃经不降,心经与心包经,胆经无路下行。此三经皆主火气,火气降,则神清而气宁;火气不降,则神乱而心烦也(清热温中)。如非火热而心烦,是胃阴匮乏,不能下降,阳气散越,极是危险(养阴补阳,兼温中气)。

浊、带、遗、利,浊者,小便后有白物;带者,阴户常有水湿稠黏之物;遗者,梦中遗精;利者,天明腹泻。此四病,皆下焦之气封藏不住,不能上升之故。但下焦之气封藏上升,必须先由上焦之气收敛顺降(清降胆胃,敛肺去滞,不宜温中,忌助疏泄)。胃经者,上焦气降之总机关也,胃经不降,下焦不能封藏也。亦有胃经实热而下利者(泻热降胆,调中去滞)。则伤寒少阳阳明热证有之,内伤少有也。

鼓肿者,气郁则鼓,水郁则肿。以指按皮肉,随指陷下皮肉不起,为水肿;外似水肿,随按随起,为气鼓。肺气收敛,则气道清肃,不病气鼓(敛肺降胃,调中去滞)。水道通调不病水肿(敛肺降胃,调木养中)。唯胃经不降,肺气因之不能收敛,则气水散漫而病鼓肿。此病内则阳虚,外则阴弱。阳虚则旋转无力;阴弱则收敛不住也。鼓之为病,固责肺胃不降;肿之为病,兼属肝脾不升。因肝主疏泄,肝阳足,则疏泄行而水湿去,故不病肿。此责之肺胃不降者,乃阴虚而肺金之气郁也(水在经络可泄卫气)。

实则发狂或食停,其他皆是虚之类者,发狂,弃衣上房,力大气盛,乱骂跳跃,不可制止也。唯伤寒阳明府实之证有之,或不发狂而潮热,手足汗出,腹满痛拒按,六七日不大便,谵语,此为胃经不降,应用寒下药之实证(润燥攻坚)。停食亦有实证,必嗳酸,恶闻食臭,恶寒,发热,头晕,腹满拒按,下利清水,舌起黄苔,厚而且燥,面垢气粗,必如此,方为实证。均可用寒下之药。如不兼腹满拒按,不利清水者,亦停食之虚证也(去滞调中)。除此二证之外,其他一切胃经不降之病,皆是中虚胃逆,或中滞胃逆,皆宜补中降胃,或调中降胃,不可轻用寒下之药。

胃是诸经降之关,肺胆不降胃受累者,人身中气如轴,经气如轮,轴运轮行,轮滞轴停。中气左旋右转,经气左升右降。中气在胸下脐上,居脾胃之间。中气左旋,则脾经之气升;中气右转,则胃经之气降。脾升,则下焦诸经之气皆升;胃降,则上焦诸经之气皆降。故曰胃是诸经降之关。但肺经不降,木气上冲;胆经不降,相火逆腾。胃经亦受其累,不能下降。故治肺胆二经不降之病,须调补中气,并降胃经。而治胃经不降之病,亦须调补中气,并降肺胆二经也。凡上逆诸病,皆以胃经为主,中气为根。

2. 脾经不升主病诀

脾经不升利清谷,满肿带浊脐下筑;

便血后重腰膝酸,关节湿疼冷手足;

身重口干不用肢,黄疸疟癥皆虚目;

脾是诸经升之关,肾肝不升脾反复。

利者,泻稀粪也。大便滑溏,亦近乎利。清谷者,食谷不化,清粪中带有谷也。胃主纳,脾主磨。胃气降则善纳,脾气升则善磨。脾阳下陷,不能磨化食谷,中气凝滞,水不能由小肠化入膀胱,遂入大肠,而为下利。无病之人,三焦相火,小肠丙火,升于脾土之下,中气健旺,故脾经不陷。肝阳上达,疏泄之气畅,故小便通调,而大便不溏。此病虽脾经不升之过(温中燥土,去滞利湿)。而肝肾二经,亦有连带之过。肝经之过,在不能疏泄水气,故湿停而脾陷(温达肝阳)。肾经之过,在不能蛰藏相火,故火泄而脾陷也(降胆敛肺,以藏相火)。

满肿者,脾经不升,气不运则满(温运中气)。水不运则肿也(燥土疏木)。停水窜入经络,溢于皮肤,故肿也。须参看胃经不降条。胃经不降者多阴虚(降胃敛肺,兼养中气),脾经不升者多阳虚(温补肝肾,兼润风木)。满,即是胀。

带浊者,湿气下注也。女子病白带,男子病白浊,脾土主湿,脾经不升,故湿气下注而病带浊。其间多兼肺肝之病,肺金失其收敛,肝木肆其疏泄,则湿气不收。而带浊皆见于小便,因小便乃肝木疏泄之熟路也(补降肺胃,兼平疏泄)。

脐下筑者,脾经不升,肾肝清阳,无路上达,因而下陷化寒。肝木主动,升不上来,脐下筑痛也(温中去滞,兼温肾肝)。脐下筑,本肾家寒胜之病。然使土之气不衰,力能制服寒气,不病此也。筑与冲不同,筑往下,冲往上,冲为肝肾之热(滋养肝肾)。筑乃肝肾之寒。

便血者,大便时下血也。脾经不升,湿气瘀郁,阻碍肝经升之路,肝经郁陷,往下疏泄,故大便下血(温肾达肝,除湿清热)。木气一陷,肾中阳泄则寒生;木郁生火则热作。总原于脾湿而不升也(年久便血,去滞扶脾)。

后重者,大便时肛门坠重也。脾经不升,阻碍大肠经与肝经升路,金木双陷。金气主收敛,木气主疏泄,木欲泄而金敛之,金欲敛而木泄之,故愈利愈不通,而肛门重坠也(降肺升肝,理滞除湿,有热兼清热,脉虚兼补中)。后重而便脓血者,乃肠中脂膏,被木气冲击而下。世谓红色为火,不知并非火也。唯谓为湿,则诚然耳。

腰膝酸者,脾湿下注,肝肾之气郁而下陷也(燥土暖水,温润肝水)。

关节湿疼者,脾经下陷则生湿,湿气淫溢于关节,气脉不能疏通,故关节疼(燥土暖水,兼清木热)。

冷手足者,脾主四肢,脾阳陷败,不能达于四肢,故手足冷也(温补中气,兼温肾气)。外感恶寒之冷,手足与身俱冷,乃恶寒也。此则冷仅在手足,乃虚证也。痰滞而阳气不达,手指亦冷,自己却不觉冷也(调痰理气,阳气自通)。若内热而手足厥冷,当清内热,不在脾经不升之内。

身重者,脾经上升则湿气化水而成汗溺。脾经不升,故湿气停瘀而身重也(除湿燥土)。

口干者,脾阳上升则津生。脾经不升,口无津液而干也。虽干却不思饮,与因燥而渴者不同(温升脾阳,兼降胃气)。

不用肢者,脾主四肢。脾阳上升则四肢轻灵,脾陷阳败,阳气达不到四肢,故四肢麻木瘫痪,不听使用也(温中燥土,兼调荣卫)。

黄疸者,脾陷湿瘀,小便不利,肝阳郁而为热。木主五色,入土为黄,木热伤土,故目黄,皮肤,汗尿,爪甲皆黄。其色黄如橘子,发热作渴者,为阳黄(清热除湿);不热不渴者,为阴黄(温补脾肾)。

疟者,发作有时,寒热往来,抖战汗出,病去人安,次日又发也。脾经下陷,磨化力弱,肠胃经络有所停积,火气又衰,不能蒸发使之化汗而去,因而阻碍少阳胆经与营卫循环之路,故发作有一定之时。卫行不通则恶寒,营行不通则发热,营卫交争则寒热并作。争而仍和,则汗出病解。荣秉木火,故郁则肠胃有积,胆经先不畅行也(理中去滞,兼调胆经)。发作日早者,阳复易愈;隔日一作者,病深愈迟。营卫者,脏腑公共结合,以行一身之表之气也。

癥者,血气不能畅行,留积而成之块也。脾主磨化,脾经下陷,磨化力弱。故一切瘀积日积日深,而病成癥也(养中补气,磨积消瘀)。

皆虚目者,凡以上诸病之名目,皆虚病。如认为实而肆用攻泻之药。必轻病治重,重病治死。虽胃经之阳明实证,而用寒下之承气汤,亦只宜下一便,不尽者次日再下一便。如半日之间,得下数次,此必病去中伤,坏病续作,虽有良医,不知能救否也? 至于脾经下陷,则无一实证,何可轻用寒下也! 因下陷之病,只宜升法治之,倘用下药,愈不能升,而大祸起矣。

脾是诸经升之关,肾肝不升脾反复者,人身中气如轴,经气如轮。中气左旋右转,经气左升右降。中气左旋,则脾经之气升;中气右转,则胃经之气降。脾升,则下焦诸经之气皆升;胃降,则上焦诸经之气皆降。故曰:脾是诸经升之关。但肾经不升,不能温生肝木;肝木不升,横克脾土,脾经亦升而复陷。肾经不升,水中无火,土气无根,脾经欲升不能。故治肾肝二经之病,须调中气,益升脾经;治脾经不升之病,须调中气,益升肝肾二经也。凡下陷诸病,皆以脾经为主,中气为根。

凡下部之病,本是下陷,亦有因于上逆者。此必病象固系不升,脉象乃系不降。如补中升陷,病不见愈,则调中降逆,病必愈矣。

凡上部之病,本是上逆,亦有因于下陷者。此必病象固是不降,脉象乃系不升。如补中降逆,病不见愈,则补中升陷,病必愈矣。

盖升降循环,本是一气,上下左右,互为其根。降逆升陷,为正治之法;由降逆以升陷,由升陷以降逆,亦为正治之法。脾胃二经如此,他经亦如此。中气即二土之气,故脾胃又为各经之主。

3. 胆经不降主病诀

胆经不降呕咳胀,耳目额腮口齿项;

消冲泄肾又贼中,危哉寒下而热上;

协热下利与入室,往来亦非实邪状;

此经能决十一经,不独肝经升不畅。

呕者,有非呕不快之意。少阳胆经之病喜呕,因胆经不降,逆而上行。胆属阳木,其气主动,胃土被迫不得不呕也(补中清热,兼降胆胃)。

咳者,胆以甲木而化相火,降则温水以生肝木,下藏以生中土。逆而不降,则火逆而刑肺金,肺气不能下行,故咳也(补中降胆)。

胀者,胆经由头项循胁下行。逆则经气壅塞,故头项胸胁发胀也(补中降胆)。

耳目额腮口齿项者,胆经不降,横塞上冲,故耳痛,耳鸣,耳聋,目昏,目赤,目痛,额角胀痛,腮肿痛,口苦,口痛,口酸,牙齿痛,项生结核,咽喉痛也(瘰疬即项下结核)。凡胆经上逆之病,皆是热证。但中下多半虚寒耳(补中降胆,兼清逆热)。

消冲者,胆经不降,风火上动。饥而欲食,食并不多,随食复饥;渴而欲饮,饮后复渴。所食之食,所饮之水,皆被风气消去,并不化生津液,故病消也。风火上冲,心跳气逆,故病冲也。如肺金能收,胃土能降,肾水能藏,中气不虚,不病此也(熄风温肾,清热养木)。

泄肾者,肾水上升,全赖水中有火,此火即胆经右降之气也。胆经不降,肾中之火,拔泄外出,肾气便寒而往下陷也(补中降胆)。

贼中者,胆经不降则横塞中焦也(清降胆经,兼顾中气)。详见"此经能决十一经"二句解下。

危哉寒下而热上者,人身上清下温则无病。而上之所以清,下之所以温,全由于胆经之降。胆经以阳木而化相火,此火降而在下,则下温;逆而在上,则上热。上热,故下寒。下温,故上清。下焦之火,中土之根。胆经相火下降,又全赖中土之旋转。医家见上热之盛,不知下寒已生。再以凉药清热,不知适以增其下寒,更以败其中土。中土愈败,胃土愈不右降,胆火愈见上逆,上热愈见增加。至胆火尽化上热,全不下降,于是下焦全寒,中气败亡,人遂死矣!故曰危也(温补中气,清降胆经)。

协热下利者,胆经上逆,火泄于外。伤寒少阳,阳明证有之。寒热往来,舌苔黄,口苦,耳聋,胁胀,喜呕,下利色黄而热,此胆胃俱逆,经气结滞,中焦不化,下利之中,协有相火之热。利本肝脾下陷之寒证。即或有热,乃木气之热,非土气之热。此证则胆胃上逆,甲木戊土皆热之证。戊土虽热,乃甲木所传,胃气仍虚。以胆胃逆者,中气无有不虚也(清降胆胃,温补中气)。

入室者,妇女经来而病伤寒,热入血室也。谵语不知人,发热恶寒,往来如疟,日轻夜重,如见鬼状。胆经上逆,相火熏腾,血热则心神不清也(清解胆经,补中降胃)。

往来亦非实邪状者,胆经为阳木化相火之经,居半脏半腑之界。此经不降,则阻碍阴阳交通之路,而现热往寒来,寒往热来之状。胆经一病,多是热证,但都非实邪耳(清解胆经,兼顾中气)。

此经能决十一经,不独肝经升不畅者,胆居胃与小肠之间,为消化饮食,变化气血之枢纽。人身中气如轴,经气如轮,气血皆化生于中焦。胆经不降,横塞中焦,轴滞轮停,各经因之都难升降,中气因之不能旋转。《内经》曰:"十一脏皆取决于胆。"言胆经下降,而后中气旋转,各经之气乃能升降也。胆经降,则肝经乃有上升之根。如胆经不降,各经且皆不能升降,正不独肝上升不畅也。

凡虚劳外感之病,多因胆经不降的关系。胆经下降,肾水之中,乃有火气。水中之火,中气之根。胆经不降,水中无火,中土失根,中央气弱,旋转衰歇,四维升降,因之乖错。相火既不下降,必上逆而刑肺金;肺金被刑,不能下降生水。至此,则水火皆亏,遂成虚劳。中土为饮食变化气血之原,如胆经下降,胃亦难降,脾亦难升。甲木生风化火,中焦津液又为风火所伤,干枯滞涩,旋转愈加不灵,百脉皆停,病遂重矣。故仲圣先师治虚劳之方,独重胆经与中气也。外感发热,皆胆经不降,相火外泄。相火既泄于外,中下遂伏寒机。外感死证之速者,皆火去中寒之故也。心包原属相火,相火不降,何以不责心包?盖心包本属阴经,阴经无有不降者。其不降者,皆甲木之逆,中气之虚也。甲木下降,心包必随之而降也。

4. 肝经不升主病诀

肝经不升痛遗淋,痢痔血肛汗疝豚;

便气阴寒诸下热,带月癥半漏吹崩;

目舌消虫燥厥缩,诸风百病尽虚征;

陷而忽冲成阳亢,欲平阳亢降胆经。

痛者,腹痛也。木气主动,而性疏泄,木气下陷,疏泄不通,则冲击而作痛。人之腹痛而死者,水寒木枯,风生土败也(温水达木,补中去滞)。腿痛亦肝经不升温养肝经。此属于肝经寒陷者,如陷而生热,亦能作痛。木之母气为水,子气为火,故郁陷之病,不寒则热,皆能作痛。陷而生热,热清则木气上升矣。

遗者,遗精也。肾水主藏,肝木主泄。平人不病遗精者,木气条畅,藏气无恙,疏泄不妄行也。此病初病与久病不同。初病如不因欲念成病者,即系吃动阳的食物,助动肝阳所致(清木热,敛肺气)。久病则系遗成熟路,半夜阳生,随着造化之气,动而疏泄矣。饮食化精,积精化气,积气化神。久病之家,液亏络滞,精满不能化气,则阳动而遗出。精之化气,须升降一周,既升而复降,又降而复升。升降无已时,即无时不化气,如何有满之时?所谓满者,络滞经塞,到向来精遗之日,升不过来,降不过去,故觉满耳。此病以药力治愈者,须降甲木,舒乙木,养中气,去滞积,通经活络,庶易见效。如系中下真寒,气陷不升而遗者,必不举阳,必无梦。此宜温补肝肾,并补中气,热药伤律,中病即止,不可久服。至于收涩之药,则愈涩而经络愈滞也。此病因肺、胃、胆三经不降而发者,亦复不少。盖经络干滞之人,必定阴经有伤,此三经不降,即伤津之渐。如以调中去滞、升肝降胆、降胃理肺之药,酌其病机,临卧服之,到子之后,腹间必有响声,上下活动,此即经络不道之处。得药复通,可望愈也。此皆有梦的遗精,如无梦而遗,须补中益气,使精气上升乃愈。

淋者,小便不通,溺孔塞痛也。木陷土湿,为此病之主因。痛者,木陷生热,冲击不舒也,而实由于中气之虚。如中气不虚,随陷随升。不成病也(去湿达木,补中清热)。初病多热,久病多虚。

痢者,大便时里急后重,而下红白也。此病五六月暑热湿盛之时,病者甚多。因热甚伤金,湿气下郁,肝经滞陷。木气与金气俱滞,互为里缠,故里急后重,日数十行。如误服补药,则滞气愈增;如误服下药,则下陷更甚。应参看脾经不升条(温升肝脾,清降肺胃,去滞养中,补下皆忌)。

痔者,木火陷于肛门,为湿气所阻,升不上来也。发则奇痒恶痛,药力难达。由外熏蒸,较易见效(温陷清热,去滞养中)。

血者,便血与溺血也。水寒不能养木,土湿不能达木,木陷而生疏泄。泄于后则便血,泄于前则溺血也(温陷燥土,清热熄风)。属寒属热,务要分清。溺血属虚者多(补血养肝,不可破血)。

　　肛者,脱肛也。中虚木陷,金气不收也(降肺降胆,温中补脾)。脱肛乃肺金不降,因而大肠不升之病。但木气不陷,肛必不脱。因木气冲击故也。

　　汗者,盗汗也,阴汗也。胆木不降,因而肝气不升。郁陷疏泄,则阴囊两旁出汗(降胆温肝,补中敛肺),肝木不升,因而胆木不降,疏泄浮动,则寐即出汗。寐主合,当合而反开,故曰盗也(敛肺降胆,润风调中)。凡出汗,皆木气之疏泄。如夏月出汗,乃木火之气使然。如外感之病,汗出病愈,乃营卫复和而液生,皆不关肝经不升也。

　　疝者,睾丸肿硬而痛也。肝木下陷,阳气不达,欲升不能,故气滞而作痛。肝木下陷,肾水必寒。乙木下郁,必生邪热。此病中土无有不虚,以木病则成贼土也(温下清热,去滞养中)。

　　豚者,奔豚也。俗称"母猪疯"。病发,则有形由少腹上冲于胸咽,如豚之奔也。欲作奔驰,必先觉脐下悸动,腹痛,恶寒发热,热气由少腹上冲胸咽。正发之时,七窍火发,昏迷欲死。此病全由中虚胃逆,水寒木陷之故。木陷根摇,动而上冲,则生上热。热为标,而寒为本,中气被贼,故能直冲胸咽也(温调土木,温寒清热)。

　　便者,大小二便也。二便之输送,全由肝木疏泄之气主之。疏泄太过则泻利而便多(降胆敛肺,去滞清热)。疏泄不及,则闭癃而便难也(疏木燥土,补气陪中)。(注:此条泻利与肝脾下陷而用温补者不同,闭癃与燥热伤津者不同。)

　　气者,矢气也(俗称"屁")。肝木不达,则郁滞而矢气。土湿遏住木热,肠胃有积,则矢气而奇臭也(疏木去滞,去湿清热)。虚寒不臭,湿热极臭。

　　阴寒者,阴头寒也。阴头者,诸筋之所聚。肝主筋,肝经不升,阳陷生寒,故阴头寒也。胆经不降,相火拔根,阴头亦寒。缘甲木相火降而藏于水中,水气温暖。而后,乙木得根,水暖木温,故阴头不寒也(降胆温肝,补中敛肺)。

　　诸下热者,下焦诸般热病也。平人上清下温则无病,下焦温暖者火气之内藏也。下焦之火,只有不足,断无有余,故下焦无病热之理。凡诸下焦病热之火气病,皆肝木之气不能上升之故。因木气之中,原胎火气。下泄,皆是虚病,无有实病(温补中气,兼清木热)。唯淋病之中,发热口渴,溺孔热痛,与伤寒厥阴脏病阳复而便脓血,发热而口渴,则虚中之实耳。盖实在标,虚在本也(清热顾中,去滞养木)。

　　带者,妇人阴户下浊湿之物也。土湿木郁,湿气下注,木气疏泄,故有此病。而因于肺不能收敛,木热气滞者尤多也(敛肺降胆,去滞清热)。

　　月者,妇女之月经也。脾肾二经,阴阳皆足,养住木气,木气和畅,则月经无病。如肝经下陷,则郁怒而生风。风主疏泄,疏泄太过,月经来早;疏泄不及,则月经来迟。总由土气先滞也。此病,乙木下陷,由于甲木上逆者居多。如土气不滞,甲木虽逆,随逆随降。甲木下降者,乙木必上升也。饮食津液为脾肾阴气之本,甲木下降之相火,为脾肾阳气之根。故此病虽肝家负责,而中土之滞与甲木之逆,则有极大之连带关系也(补土去滞,温清木气)。

　　癥者,癥瘕痞块也。有定在曰癥,无定在曰瘕。肝阳疏泄,性本流通。如其下陷,则郁而不通。腹中之饮食,血、水、气、痰等物,便积聚不化,而成瘕癥痞块也(养中调木,去滞顾气)。此病为肝脾两家主事,然使中气旺,甲木降,肺气清肃,升降灵通,自不病此。瘕癥虽不同,大致一理也。因下焦水火二气,全由上焦降来,肺降生水,胆降生火,水火俱足,肝脾自升,癥瘕自然消化。

半者，半产也（俗称"小产"）。肝家之血液不足，阳气不充，则下陷而病半产。胆肺气足，中气旺，必不病此。缘中气旺者，甲木必降，肝阳必升；肺气足者，津液必多，收气必旺，故不病此（调中养肺，润木益阴）。

漏者，怀孕数月而见血也。腹中原有瘀血，阻碍肝经升路，木郁风动，疏泄妄行，故漏下也（润木熄风，养中去滞）。如腹中原无瘀血而漏者（脉热者，清热健脾；脉寒者，温肝养肾）。

吹者，妇女阴户有声如吹也。土湿木郁，疏泄妄行，则病阴吹（去滞除湿，升肝理肺）。此病，必有癥瘕沉寒阻塞气道，不然不至疏泄而成声。小产阴挺之病亦然。挺者（即子宫脱垂），阴中有物挺出，寒湿下郁，故凝结有形也（去滞除湿，温补中下）。

崩者，血崩也。女子肝肾阳弱，则病血少而经闭；妇人肝肾阳盛，则病火动血崩也。妇人四十以后，阴津渐枯，收藏气衰，甲木不降，乙木不升，木陷而生疏泄，必多病此（清木补肺，去滞调中）。既崩之后，血去阳亡，正气立竭者多，未可概以阴虚论也（大补元气，兼顾脾土）。

目者，目病也。胆木上逆，目病热痛；肝木下陷，目病寒痛，皆兼赤痒流泪。病服凉药而不减者，必中下虚寒而肝阳不升也（温补中气，兼达肝阳）。

舌者，舌卷也。舌为心窍，肝为心母。肝阳下陷，风烁津液，故舌卷也（温补肝脾，养血顾中）。舌卷亦有热极生津者（温病有之）。

消者，食后又饥，饮后又渴，消烁津液也。此病如将胃气消伤，则中气全败，便成不治。虽肝木不升而病消，然胆木不降之过亦不小。盖胆木下降，则水中有火，水温木和，何至郁陷生风，疏泄肆行至于如此之甚也（温暖肝肾，去滞熄风，此病忌补火土）。

虫者，土湿木郁，郁而热生，则化虫也。见于大便者，随木气之陷；吐由口出者，肝阳下陷，下寒难居，下寒则上热，虫上寻暖处，则由口出也（温下清上，养木敛风）。近来主张杀虫，杀虫之药，极伤胃气，不燥土湿，不达木郁，不温下寒，不清上热，而徒杀之，随杀随生，永无宁日矣。

燥者，不烦不热，而身体躁动不安也。木陷阳亡，中气失根，则躁动不安。大病将死，多见此也（温养水木，回阳补中）。

厥者，手足厥冷也。木陷阳亡，则手足厥冷。如下利之病，手足发厥，病即危险（大温中下，迟则难救）。如无下利之病而厥者，或因气阻，痰塞，食停，气通，痰活，食消，厥即自愈（理气顺痰，消滞调中）。内热而厥，不在肝木下陷之内。

缩者，肾囊缩也，木陷阳亡也（大温中下，兼补肝血）。

诸风百病尽虚征者，经曰：风者，百病之长，五脏之贼，凡燥、湿、寒、热之病。夹有木邪者皆是。人身之病。不病下陷，即病上逆，凡逆病即有胆木之邪，凡陷病即有肝木之邪。木邪，即风气也。胆木克胃土，伤肺金，拔肾阳；肝木克脾土，泄肾阳，耗阴精。二木为病，见湿助湿，见燥助燥，见寒助寒，见热助热，故曰：风者，百病之长，五脏之贼，皆虚病也。凡此皆非外感风邪之"风"。即中风一病，亦中气虚亏，金气收敛不足，木气疏泄偏盛（养肺平胆，防之于先）。其原因在于平日阴伤阳亢，一旦喜怒，饮食起居不谨，忽然肝阳上升，胆阴不降，升降不匀，遂偏倒于地。一倒下地，火盛者，中气复得快，则痰开而热作（补中清火，化痰通经）。火衰者，中气不复，则气脱而死（温补中气，忌用凉药）。不语者，阴阳荣卫分离，脏腑之气不通也。其偏枯者，荣卫分而复合，不能复升降之原，一方偏少，一方偏多也。此"风"即自己风木疏泄之"风"，并非中太空外来之"风"。如中太空外来之风,不过中在经络,口唇斜动之轻病。然亦自己之风气偏动,乃能与外气合邪。欲知外风原委,须于伤寒荣卫求之。中风本属乙木过升,而甲木不降之病,应与胆经条"消冲泄肾又贼中"参看。然其初,未有乙木不陷而生风者,因乙木不陷,肝阳必足,肝阳既定,胆阴自旺,未有胆阴足而不降者也。胆经降,则水温而木和,风自何来也?

陷而忽冲成阳亢,欲平阳亢降胆经者,缘肝木本主上升,断无升之太过而上冲者。升而上冲,此胆经不降之过也。盖甲乙升降,一气如环,肝经升而胆经不降,则肝阳不能化阴,故上冲耳。肝经不陷者,虽胆经不降,亦不上冲。肝经不陷者,肾水必温,乙木有根,阳和敷布,虽胆经不降,只现胆经不降诸病,不至遽成阳亢。唯乙木下陷,根寒气枯,木枯化风上升,胆经又不能下降,则冲而成阳亢。阳亢之极,金水收藏之气不足以救之,则卒倒而成中风(补中降胆,敛肺养肝)。其中风之先,必现不寐,头昏,阳举遗精,步态不稳,喜食善饥,麻木肉跳诸病。见此先兆,先为治之,不病中风。唯肝阳上冲之病,治之之法,绝无平之往下之理。胆降肝升,原是一气,欲平肝经上冲之阳亢,唯当降胆经而已。春气居冬气之后,夏气之先。阳弱火微,乙木易于下陷,故少年多病木寒。津液耗伤,木气枯老,乙木易于上冲,故老年多病木热。调中气而降胆经,此经方治虚劳之大法也。

调中气而降胆肺,正以复生水藏火之原,以培生气之根也。降心火,敛相火,生肾水,利水道,清气道,固皮毛,充表气,化津液,敛阳气,生阴气,皆肺金右降之能事也,而胆经不降,生火刑金,肺金能事坏矣!坚大便,缩小便,化饮食,分水谷,温肾水,培乙木,生中土,运中气,皆小肠丙火、三焦相火之能事也。而胆经不降,丙火无根,相火外泄,火气能事坏矣!进饮食,化气血,储中气,司上焦诸经下降之关,掌阳气化阴之令,封藏肾气,固秘阳根,胃土右降之能事也。胆经不降,横克胃土,胃土能事坏矣!立生命之基,司化之本,聚众阴之会,化元阳之根,生土气之源,作心神之始,受谷精,生乙木,胎春之和,为寿之征,肾水善藏之能事也。肝木不升,往下疏泄,藏德受伤,火泄水寒,肾水之能事坏矣!消化饮食,运动中气,司下焦诸经上升之关,开阴气化阳之路,转轮百脉,掌握生机,脾经左升之能事也。肝经不升,横克脾土,脾土能事坏矣!十二经中,肝胆二经,权利独大。肝经之升,又全赖胆经之降,以水中有火,则乙木温升也。而水中有火,全由甲木下降也。是肝胆二经中,胆经又为肝经根本,人之衰老病死,全是乎此。中气为人生之本,未有胆经不降,中气能健旺者也。

5. 肺经不降,大肠经不升主病诀

肺经不降咳痰短,汗百痿痛烦寒喘;

声泪涕喉肿晕鸣,胆胃肾痨殊非浅。

大肠不升痔漏肛,泻利此经不尽管;

便坚肺胃痛肾寒,热实肠痈与外感。

咳者,气逆而积于肺,肺不能容,则咳而出之也。咳之为病,中虚而肺胃不降,是为总因。其间有风、热、湿、燥、寒之不同。因风咳者,多在下半夜与天明时。木气为风,风主疏泄,半夜天明,阳生木动,故风气上冲也。此为阴虚之证,其痰白而腔黏(润木清热,降肺养中)。因热咳者,喉间痒而无痰,乃火气之逆(清热润肺,舒气养中)。因湿咳者,痰黄而多,乃土湿停瘀,隔住相火下降之路。痰黄既是相火之逆,中下却是虚寒(燥土温中,兼清胆肺)。因燥咳者,痰色亦白,或无痰。津液干枯,觉喉管有辛辣意也(润肺养津,和中调气)。因寒咳者,痰清夹水

而不胶黏,就枕则咳甚也(温降肺胃,兼补中气)。风、热、燥三气相近,湿、寒二气相近。下伏湿、寒、上见风、热、燥者亦不少(清风润燥,兼温中气)。

痰者,肺胃不降,下焦上升之气,甫经化水,因被相火熏蒸,不能下行,停积而成者也。相火不足,不能上熏。则成水饮而不成痰,饮家必头眩,胸胁满,或不得卧,喘而气短,或心下悸,心下坚筑,或渴而恶水不欲饮(发汗利水,或保中攻水)。如成痰者,便不外上述风、热、湿、燥、寒各项。不过阴虚风动之人,虽因肺胃不降,亦原下焦阳气上冲,使肺胃两经,欲降不能。下焦阳气上冲者,胆经不降之过。至于痰厥之病,猝然昏倒,吐出痰涎然后清醒,此则脾肺皆虚、中气枯滞是其病本,木火冲动是其病因。其有不见而知,不闻而觉,属于痰之怪症,其理不可解。

短者,短气,吸气困难也。此胸中必有水饮阻隔,气不顺降,故觉气短(泄水保中)。如无水饮,必有风热上冲,使气难降,故觉气短。如无以上二因而气短,则呼吸不能归根,此中气大败,有升无降,元气将拔,不独肺经不降而已也(温养中下,补肺降气)。

汗者,出汗也。肺经收敛偏弱,肝经疏泄偏盛也。稍动即汗出者,肺虚不收而中虚也(补降肺气,降胆补中)。饮食汗出者,胃有虚热上逆,肺经受伤,降不去也(清热养中)。寐则汗出者,肝木升泄,胆木不降,而肺金不敛也(润木熄风,调中敛肺)。人死汗出如珠不滴者,肺气全败,阳气脱根而上飞也(大补元气,兼敛疏泄)。至外感出汗,另详伤寒荣卫中。

百者,百合病也。此病由于肺经不降,邪热瘀积。将肺家清肃之地,变为昏浊之场,令人欲食不食,欲寝不寝,行坐不安,昏烦莫名(清肺去热,切忌补中)。此病伤寒之后,往往有之。盖肺朝百脉,肺热而百脉皆热,故有如此现象也。

痿者,肺痿也。此病有寒热之分。热痿者,津液亏伤,能食而腿膝软,不能行步。肺朝百脉,肺热则百脉皆热,故腿膝软也(清热养肺,忌补中土)。寒痿者,吐涎沫而不渴,遗尿,小便数。肺气虚寒,收敛不住也(温补中气)。

痈者,肺痈也,咳而胸满痛,咽干不渴,时吐浊唾腥臭,久久吐脓如米粥(下痰保中)。初病可治,已成难医。

烦者,心烦也,火逆伤肺,肺不收敛,火气散漫,故心烦也(清降胆胃,兼养中气)。

寒者,恶寒也。肺本生水而主卫气,金性凉而水性寒,肺气不降,郁而现其本气,故觉皮肤生寒也(温降肺气,兼养中气)。

喘者,气不下降,口张肩摇,胸胁扇动也。有肺燥而喘者,燥则不能清降也(清燥泄肺,兼养中气)。有心下有水气而喘者,水阻肺气不能下行也(泄水养中)。有外感卫郁而喘者,卫气与肺气原是一气,卫郁则肺气不降也(发散卫气,兼养中气)。年老之人动则发喘者。中虚而阳燥,肺虚而不敛也(调中养阴,补肺润木)。有肝肾干枯而喘者,风气上冲也(滋木养肺,兼顾脾土)。有土湿而喘者,湿则不运,肺气逆也(燥土调中,兼降肺胃)。

声者,声哑也。湿气逼住火气,肺金不能清降也(除湿敛肺)。

泪者,肺金不收,风木疏泄而液出也(上清胆肺,下补肾肝,兼养中气)。

涕者,肺气上逆,积液成涕。热湿混合,不能下行,则涕稠而黄(温中燥土,清热补肺)。肺热不敛,则涕清,不稠不黄也(降肺,养中,清热)。

喉者,咽喉痛也。肺气清降,则木火不逆。咽喉为手足三阳升降之路,中虚肺逆,火气上炎,故咽喉作痛。此病无论是寒是火,中气总虚。清上热而伤中气,一见腹泻,则烧热大作,下焦之火,因中气不能照转之故,全行逆而不降,则热尽而人死。故孙真人千金方,专以温补中气为主。现今通用养阴清肺汤,尽是寒中败土之药,体强热盛者服之,亦偶见效,体弱之人,无有不为此方所误者。因热在咽喉,而中气则多虚寒,养阴清肺汤,寒败中气,故人死也。此病得于冬春之变者,木火升也(补中降肺)。得于秋晴气暖者,金气燥也(润燥顾中)。得于暑月雨后者,湿气夹热也(去滞清热,兼顾中气)。得于外感者,卫郁也(清降肺气,兼补中气)。喉病有白喉、红喉之分,详温病篇。

肿者,水肿也。木主疏泄,金主收敛。两得其平,气道通调,水道清利,不成肿病。肺金不降,收敛气衰,气水不得顺降,则溢于皮肤,滞于经络而成肿病也(参看胃经条下)。

晕者,头晕也。肺气不降,浊热逆冲,上重下轻,则头晕也(清降肺胃,除湿温中)。此病受累于甲木不降者居多。如无肺胃上逆之脉象而亦晕者,非痰滞即阳越也(理气顺痰,补中敛阳)。晕与眩不同,眩出于目,晕出于脑,晕眩俱有中下失根之意。

鸣者,耳鸣也。肺金不降,胆木逆冲,故耳鸣也(清降肺胆,养木补中)。

胆胃肾瘀殃非浅者,瘀病初起,因木气之疏泄,瘀病之成,因金气之不敛(敛金养木,补中去滞)。肺金不敛,胆木无制,则上逆而克胃土,化火而伤胃液,刑克肺金。肾水无源,相火拔根,中气遂寒。热灼津枯,阳飞阴绝。皆由肺金不降,收敛不行之所致。故曰殃非浅也。凡老年人之肺气不收者,即伏阳亢风动之根,不可忽也。以下为大肠经不升之病。

痔漏者,粪门有疙瘩,奇痛奇痒而漏水(清热除湿,温中降肺,兼升大肠经)。

肛者,大便后肛门陷下也(补肺降胆,补中温肾)。木火下陷,故痔。脾湿下注,故漏。大肠之气,因虚因滞不能上升,故肛门下坠也。泻利此经不尽管者,热利乃木气疏泄,寒利乃脾阳下陷,大肠经无甚责任(有热清热,有寒温寒)。唯痢疾之里急后重,则大肠金气之滞(舒金调木,去滞养中)。

便坚肺胃者,大便坚若羊矢,数日始一行,此肺胃津液干缩,饮食噎隔,不能顺下生津,故大肠干枯而大便结也(润胃养中)。如便坚因于寒者,无阳气宣通,金气因而结燥也。若热实可用下药之便坚,则胃与大肠俱热矣。

痛肾寒者,肛门居脏腑之下,其气上升,肾寒无阳,升不上来,反往下筑,故肛门痛也(温补脾肾)。此种疼痛,令人难忍。

热实肠痈与外感者,大肠不病实病,唯肠痈与外感之伤寒阳明承气汤证,乃为热实之病。

6. 心经不降,小肠经不升主病决

心经不降神明惑,舌红非常并非热;

小肠不升分水难,腹痛尿赤大便白。

神明惑者,心经属火,为神明之所出发,火降则神清,心火不降,热气上炎,故神明昏惑也(清肺补中)。

舌红非常并非热者,舌属心,心属火,其色赤。心火下降,交于肾水,则色不赤,心火不降,故见赤色。此乃中气极败,不能旋转,故火不降,而见赤色(温中降火)。中败火逆,舌虽赤而目眦、唇龈则淡白。中土生于火,即生于由上焦降入下焦之火。此火既因中虚,降不下去,下焦水中,已无火矣,土气已无根矣,土气无根,故唇色淡白,此为假热。如舌赤而系真热者,必舌本绛赤,舌上有黄胎而厚,唇与牙龈皆赤,面色必黄垢而匀,不见虚象,粪必金黄,肛门必热也。如舌赤而无黄胎,唇龈目眦不赤,或唇龈目眦虽赤,而面色青黄赤白杂现,并非黄垢而匀,必是中气大败之虚证,中气大败,不能调和,故各色杂现。

小肠不升分水难者,水谷入胃,脾阳消磨,经小肠丙火与三焦相火之热力,运动变化,水气渗入膀胱,谷渣输入大肠,是以大便干而小便利。土湿流通,中气健运,百病不生。丙火不升则陷,陷则化寒,寒则无运动之热力,故水与谷渣都入大肠而生泻利也(温补中下)。小肠丙火,在中气之间。

腹痛尿赤大便白者,丙火下陷,陷则化寒,腹寒则木郁,故腹痛(温润肝脾)。小肠丙火之气,本主运化,丙火不升,则陷入水府,故尿赤(温中补土,不可清热)。火既陷入膀胱之中,必出于脾肾之外,土中无火,故大便白也(温补中下)。

7. 心包经不降,三焦经不升主病诀

心包不降觉心烧,肾水增寒中土绝;

三焦不升水土寒,少腹干热乃木邪。

心包不降觉心烧者,心包经属相火,其气本热。无病之人,心不觉烧者,心包火气,降入水气之内也。如其觉烧,是心包相火不降也(温补中气,清降逆火)。但不降乃是中虚,并非火实。

肾水增寒中土绝者,肾气属水,水中有火则不寒,而中土有根。心包相火不能降入水气之中,则肾水之中无火。而肾水增寒,中土绝根也(温补中气,兼降胆胃)。

三焦不升水土寒者,三焦相火,即水中之温气,即中土之根气,三焦相火不升,则陷而化寒,故水土寒也(温补水土)。此与小肠经不升同病。三焦相火,亦称命门火,即肾间动气,此火乃心包相火,胆经甲木,下降所化。

少腹干热乃木邪者,下焦病则下陷,陷则生寒,故下焦并无热证,而少腹觉得干热,此非下焦之火旺,乃木气枯而生风,风灼津血,故少腹觉热。木枯则生邪火,故少腹觉热也(润木养中,不可清热)。

人身胸以上为上部,称曰上焦;腹以下为下部,称曰下焦;胸腹之间为中部,称曰中焦。焦者,火也,是全身皆火矣。既全身皆火,宜乎内则灼热,外则燔烧矣!五行之中,唯火显见,故凡灼热、燔烧之病,无人不认为是火者,无医不用凉药清火者。亦曾思,不现灼热、燔烧之病者,果何理由乎?亦曾思,病而现灼热、燔烧者,果何理由乎?不曾思之,而只知用凉药清火,所以病之加重于清火者,比比皆是,病人之死于凉药者,比比皆是也!上焦之火,以降为贵,不降则外热;下焦之火,以藏为贵,不藏则内热。上降下藏。反是,则人死矣!火之有不可清者,清木热之法,必兼补中气之品,即单用清木热之药,亦须一面照顾中气。此仲景先师之法也。

8. 膀胱经不降,肾经不升主病诀

膀胱不降恶寒甚,项背强直荣卫病;

小便病热非膀胱,不纳病寒肾责任;

肾经不升遗利寒,尻疼不寐坐不定;

口淡面灰冷命门,寒水克火阳亡论。

膀胱不降恶寒甚,项背强直荣卫病者,膀胱之经,行身之背,自头走足,以降为顺。不降则项背强直而恶寒,此乃荣卫外感之恶寒,非膀胱经恶寒。恶寒详原理篇,治法详伤寒篇。如无外感而背觉恶寒,此肾家阴盛灭阳,膀胱腑阳将败也(温补中气,兼补肾阳)。

小便病热非膀胱,不纳病寒肾责任者,小便虽由膀胱输出,但须金气收敛,又须三焦相火固藏,又须中焦气化,又须肝胆二经之木气疏泄得宜,小便乃能清利。膀胱不利,小便必热。膀胱不利,原因甚多:有下焦火陷者(温补中下);有肝木郁陷者(降胆升肝);有热因木火之陷,而为脾湿下注所瘀塞者(调中除湿);有肺气不收,水道不降者(理肺降胃);有湿热伤津者(清热生津)。故曰:非膀胱,言非膀胱本经之事也。如将有欲小便之意,而小便即下,或既已小便之后,而尚有小便流出,此为肾寒不纳。因肾家阳弱,阳弱则不能上升,故陷下也(温补肝肾,兼补肺气)。此病亦有肾阴不足,收藏不固,木气疏泄,中气不守者(补肺润木,兼益中气)。皆肾家的责任也。

肾经不升遗利寒,尻疼不寐坐不定者,皆肾中阳微也。遗者,遗尿、遗粪,尿粪已下,不自知也。唯遗精则因木滞者多,因肾寒者少。利者,下利也。寒者,足寒,背寒也。不寐者,但欲寐而寐不着。尻疼者,尾脊骨痛也。坐不定者,脊骨无力,坐则欲倒也(温补肾阳)。此皆肾寒阳微,不能上升之故也。

口淡面灰冷命门者,口淡无味,面与舌唇、目眦皆呈灰白色,命门火冷也(温补中下)。

寒水克火阳亡论者,肾属水,水中有火,则生木而不克火。肾水无火则水寒,寒则不生木而克火。火亡则土灭,此亡阳之候也(温补中下)。人身之气,升则生阳,有阳则升,凡下焦诸升之气,皆肾水中之阳为之基,故肾气不升,则土木各经皆陷也。

肾者,身之本也。昔人云:土人宝名,庶人宝利,真人宝精,盖肾精伤则肾阳泄,水中无气,遂成寒水,升气消亡,火灭土崩,人遂死矣。其有肾中阳亡而病下热者,下热乃木气之枯也,木枯则生风,肾水亦将干涸也。至于冬不藏精,春必病之人,则阳根先摇,尽化火邪。土气失根,火气飞腾,外热愈盛,内寒愈增。温内寒,则外热加;清外热,则内寒剧。舍平疏泄、生津液、养中气之法,未有不死者也。

9. 总结

胆胃肺与肝脾肾,陷逆诸病六经任;
逆不病寒陷不热,逆寒火虚热本性;
右虚左实上下根,升降四维中央问;
内伤诸病治不难,最难伤寒与温病。

胆胃肺与肝脾肾,陷逆诸病六经任;逆不病寒陷不热,逆寒火虚热本性者,人身十二经,不升则病下陷,不降则病上逆,逆则凡病皆热,陷则凡病皆寒。十二经中,不降之病,只胆、胃、肺三经之责。不升之病,只肝、脾、肾三经之责。因胆、胃、肺三经降,则心经、心包经、膀胱经自随之而降;肝、脾、肾三经升,则小肠经、三焦经、大肠经自随之而升也。逆则火象,故病皆热;陷则水象,故病皆寒。如上逆而病寒,乃中气之寒,为火虚也;如下陷而病热,乃木陷气郁,为本性所生之邪热也。

右虚左实上下根,升降四维中央问者,人身上为阳位,即为阴根;下为阴位,即为阳根。阳升于左,故身左之气贵充实;阴降于右,故身右之气贵清虚。左不实则阳陷而不升,右不虚则阴逆而不降。阳陷则生寒,阴逆则生热。寒则伤阳,热则伤阴,阴阳俱伤,生气日灭矣。上下互根,左实右虚,是为平人。如升降乖错,上下之根气脱离,左右之虚实颠倒,百病皆起矣。但升降四维,须为中央是问。如离却中央,而升降四维,降反助其下陷,升反助其上逆,大祸作矣。

内伤诸病治不难,最难伤寒与温病者,以上十二经升降所主之病,皆系内伤,只要审明虚、实、寒、热的证候,运用补、泻、温、清的方法,循着升降的道路以施治疗,不难治也。因内伤诸病,皆有一定的界限,一定的病所。不似伤寒、温病,乃全体气化的病,非将《伤寒论》整个学成,不唯不能治伤寒,更不能治温病也。

修身养性篇

《灵枢·官能》云："缓节柔筋而心和调者，可使导引行气。"《灵枢·上膈》有"恬憺无为，乃能行气"之说。可见运用"导引术"者必须具备清静调和的心境，所以修习导引者必首练心、次练气、再练形，心不清明则无以率气，气不调摄则无以制形，形不听气则气不从心。故修习"导引术"者需修身养性，不断提高自己的心性，方可提高技艺。修行之事，非一日之功，需持之以恒，方能体悟其妙。笔者多年来根据自己的经验和体悟，选择了一些方便的修行方法介绍给读者，以供学习参考。

第二十一章　诵经修养法

常言道:"书读百遍,其义自见。"因此历史上古人传授弟子学问时,常常要求弟子反复诵读经典文章,甚至背诵经典,作为学习的重要方法。古代学者把诵读经典作为一门必修的功课,而且还明确了必诵的经文和诵读的时间,并且对诵读的方式还有许多要求。南宋朱熹谈道:"要读得字响亮,不可误一字,不可少一字,不可多一字,不可倒一字,不可牵强暗记,只要多诵数遍,自然上口,久远不忘。"有些古人为了表示对古圣先贤的恭敬和崇敬,在诵读经典之前,还要举行斋戒、沐浴、更衣、净手、叩拜、静心等一系列神圣的仪式后,方才恭恭敬敬捧起书本诵读。因为诵读经典不仅是一种学习方法,而且是一种甚深的修行,是修行人最大的修行方法。

诵读经典对于修行人有诸多利益。大声诵读需要集中念力,端心正意,使大脑处于空的宁静状态,更有利于安心息妄,常见贤圣,在声声诵读中播种进自己的识田。诵经,化无声文字为有声语言,口读耳听,口耳并用,增加了向大脑传输信息的渠道,这不仅使阅读活了起来,还能从感性上、直觉上、整体上去认识体验经典中的深妙智慧,而且印象深刻,便于记忆和理解经典的真实含义。经典之美,非深入经藏潜心诵读者不能体会,朗读时读音清亮,抑扬顿挫,节奏分明,能更深刻地体会到经典的音韵美、节奏美、气势美和义理之美。心念口演的诵读,积累到大量的经典知识,于不知不觉间纳法入心,待功深力到,自然会出口成章,说法无碍。朗诵犹如健脑体操,可使大脑皮层的抑制和兴奋过程达到相对平衡,血流量及神经功能的调节处于良好状态,有怡情养性,闲净身心,健身强体的独特作用。故诵经修行,为修身养性之妙法,可获种种神通,诸多利益。

本章选择了学医必修经典《黄帝内经·素问》中的《上古天真论》和行医必读的药王孙思邈的《大医精诚》两篇经典文章供读者诵经修养身心参考,若能诚心恭敬诵读,日久必获不可思议之功德利益。

一、《上古天真论》

1. 简介

《上古天真论》为《黄帝内经·素问》第一篇,是对内经创作来源及其特点的补充说明。医之始,自远古,是寓黄帝和岐伯谈论如何达到健康与长寿目的的第一篇重要文章。

该文首先论述了从上古天性自然之真而毫无人为之杂的古人能活百岁而动作不衰与不知养生之道半百而衰的具体原因,其次谈及人一生的生长发育过程,强调肾气、正气、真气对人体的重要作用,最后列举了真人、至人、圣人、贤人等理想的人生意境。

2. 正文

昔在黄帝,生而神灵,弱而能言,幼而徇齐,长而敦敏,成而登天。

乃问于天师曰:余闻上古之人,春秋皆度百岁,而动作不衰;今时之人,年半百而动作皆衰者,时世异耶? 人将失之耶? 岐伯对曰:上古之人,其知道者,法于阴阳,和于术数,食饮有节,起居有常,不妄作劳,故能形与神俱,而尽终其天年,度百岁乃去。今时之人不然也,以酒为浆,以妄为常,醉以入房,以欲竭其精,以耗散其真,不知持满,不时御神,务快其心,逆于生乐,起居无节,故半百而衰也。

夫上古圣人之教下也,皆谓之虚邪贼风,避之有时,恬惔虚无,真气从之,精神内守,病安从来。是以志闲而少欲,心安而不惧,形劳而不倦,气从以顺,各从其欲,皆得所愿。故美其食,任其服,乐其俗,高下不相慕,其民故曰朴。是以嗜欲不能劳其目,淫邪不能惑其心,愚智贤不肖,不惧于物,故合于道。所以能年皆度百岁而动作不衰者,以其德全不危也。

帝曰:人年老而无子者,材力尽邪? 将天数然也?

岐伯曰:女子七岁肾气盛,齿更发长。二七而天癸至,任脉通,太冲脉盛,月事以时下,故有子。三七肾气平均,故真牙生而长极。四七筋骨坚,发长极,身体盛壮。五七阳明脉衰,面始焦,发始堕。六七三阳脉衰于上,面皆焦,发始白。七七任脉虚,太冲脉衰少,天癸竭,地道不通,故形坏而无子也。丈夫八岁肾气实,发长齿更。二八肾气盛,天癸至,精气溢泻,阴阳和,故能有子。三八肾气平均,筋骨劲强,故真牙生而长极。四八筋骨隆盛,肌肉满壮。五八肾气衰,发堕齿槁。六八阳气衰竭于上,面焦,发鬓斑白。七八肝气衰,筋不能动。八八天癸竭,精少,肾脏衰,形体皆极,则齿发去。肾者主水,受五脏六腑之精而藏之,故五脏盛,乃能泻。今五脏皆衰,筋骨解堕,天癸尽矣,故发鬓白,身体重,行步不正,而无子耳。

帝曰:有其年已老而有子者,何也?

岐伯曰:此其天寿过度,气脉常通,而肾气有余也。此虽有子,男不过尽八八,女不过尽七七,而天地之精气皆竭矣。

帝曰:夫道者,年皆百数,能有子乎?

岐伯曰:夫道者,能却老而全形,身年虽寿,能生子也。

黄帝曰:余闻上古有真人者,提挈天地,把握阴阳,呼吸精气,独立守神,肌肉若一,故能寿敝天地,无有终时,此其道生。中古之时,有至人者,淳德全道,和于阴阳,调于四时,去世离俗,积精全神,游行天地之间,视听八达之外,此盖益其寿命而强者也,亦归于真人。其次有圣人者,处天地之和,从八风之理,适嗜欲于世俗之间,无恚嗔之心,行不欲离于世,被服章,举不欲观于俗,外不劳形于事,内无思想之患,以恬愉为务,以自得为功,形体不敝,精神不散,亦可以百数。其次有贤人者,法则天地,象似日月,辨列星辰,逆从阴阳,分别四时,将从上古合同于道,亦可使益寿而有极时。

二、《大医精诚》

1. 简介

《大医精诚》一文出自唐朝孙思邈所著之《备急千金要方》第一卷,乃是中医学典籍中论述医德的一篇极重要文献,为习医者所必读。

《大医精诚》论述了有关医德的两个问题：第一是精，亦即要求医者要有精湛的医术，认为医道是"至精至微之事"，习医之人必须"博极医源，精勤不倦"。第二是诚，亦即要求医者要有高尚的品德修养，以"见彼苦恼，若己有之"感同身受的心，则发"大慈恻隐之心"，进而发愿立誓"普救含灵之苦"，且不得"自逞俊快，邀射名誉""恃己所长，经略财物"。

孙思邈的《大医精诚》，被誉为是"东方的希波克拉底誓言"。其明确说明了作为一名优秀的医者，不光要有精湛的医疗技术，还要拥有良好的医德。这篇文章广为流传，影响深远。直到现在，我国的不少中医院校仍用其作为医学誓言。每位医者都应秉承"大医精诚之心"，全心全意地为患者服务。

2. 正文

张湛曰：夫经方之难精，由来尚矣。今病有内同而外异，亦有内异而外同，故五脏六腑之盈虚，血脉营卫之通塞，固非耳目之所察，必先诊候以审之。而寸口关尺有浮沉弦紧之乱，腧穴流注有高下浅深之差，肌肤筋骨有厚薄刚柔之异，唯用心精微者，始可与言于兹矣。今以至精至微之事，求之于至粗至浅之思，岂不殆哉！若盈而益之，虚而损之，通而彻之，塞而壅之，寒而冷之，热而温之，是重加其疾而望其生，吾见其死矣。故医方卜筮，艺能之难精者也。既非神授，何以得其幽微？世有愚者，读方三年，便谓天下无病可治；及治病三年，乃知天下无方可用。故学者必须博极医源，精勤不倦，不得道听途说，而言医道已了，深自误哉。

凡大医治病，必当安神定志，无欲无求，先发大慈恻隐之心，誓愿普救含灵之苦。若有疾厄来求救者，不得问其贵贱贫富，长幼妍媸，怨亲善友，华夷愚智，普同一等，皆如至亲之想。亦不得瞻前顾后，自虑吉凶，护惜生命。见彼苦恼，若己有之，深心凄怆。勿避险巇、昼夜寒暑、饥渴疲劳，一心赴救，无作工夫形迹之心。如此可为苍生大医，反此则是含灵巨贼。自古名贤治病，多用生命以济危急，虽曰贱畜贵人，至于爱命，人畜一也，损彼益己，物情同患，况于人乎。夫杀生求生，去生更远。吾今此方，所以不用生命为药者，良由此也。其虻虫、水蛭之属，市有先死者，则市而用之，不在此例。只如鸡卵一物，以其混沌未分，必有大段要急之处，不得已隐忍而用之。能不用者，斯为大哲亦所不及也。其有患疮痍下痢，臭秽不可瞻视，人所恶见者，但发惭愧、凄怜、忧恤之意，不得起一念芥蒂之心，是吾之志也。

夫大医之体，欲得澄神内视，望之俨然。宽裕汪汪，不皎不昧。省病诊疾，至意深心。详察形候，纤毫勿失。处判针药，无得参差。虽曰病宜速救，要须临事不惑。唯当审谛覃思，不得于性命之上，率尔自逞俊快，邀射名誉，甚不仁矣。又到病家，纵绮罗满目，勿左右顾盼；丝竹凑耳，无得似有所娱；珍馐迭荐，食如无味；醽醁兼陈，看有若无。所以尔者，夫一人向隅，满堂不乐，而况病人苦楚，不离斯须，而医者安然欢娱，傲然自得，兹乃人神之所共耻，至人之所不为，斯盖医之本意也。

夫为医之法，不得多语调笑，谈谑喧哗，道说是非，议论人物，炫耀声名，訾毁诸医，自矜己德。偶然治瘥一病，则昂头戴面，而有自许之貌，谓天下无双，此医人之膏肓也。老君曰：人行阳德，人自报之；人行阴德，鬼神报之。人行阳恶，人自报之；人行阴恶，鬼神害之。寻此二途，阴阳报施岂诬也哉。所以医人不得恃己所长，专心经略财物，但作救苦之心，于冥运道中，自感多福者耳。又不得以彼富贵，处以珍贵之药，令彼难求，自炫功能，谅非忠恕之道。志存救济，故亦曲碎论之，学者不可耻言之鄙俚也。

第二十二章　练功修养法

《素问·上古天真论》曰："恬恢虚无，真气从之，精神内守，病安从来。"这里所说的"真气"就是指"元气"。元气论认为，元气是人的生命与天地自然统一的物质基础。"人生于地，悬命于天，天地合气，命之曰人"（《素问·宝命全形论》），因此元气也是生命之源泉，是存在于体内维持生命活动的本原物质。"人之生，气之聚也，聚则为生，散则为死"（《庄子·知北游》），"人之生此由乎气"（《景岳全书》），"出入废，则神机化灭；升降息，则气立孤危"（《素问·六微旨大论》），生命活动过程，即是元气的消长变化及升降出入运动。由此可见，元气的盛衰聚散及运行正常与否，直接关系着人的生老病死。元气充足、运行正常，是人体健康的保障；元气不足或气机失调，则为致病之因，故有"百病皆生于气""元气虚为致病之本"之说。因此防病治病也应以调护元气为本，善养生者更应正视护养此气。古代先贤通过几千年的实践逐渐总结出一整套行气、养气的方法，以培补元气、调畅气机，以达治病强身之目的，这种行气、养气的方法古人称为功法，现代人统称为"气功"。

在《黄帝内经》中有这样一段话："提挈天地，把握阴阳，呼吸精气，独立守神，肌肉若一。"讲的就是气功养生保健的方法和意义。"呼吸精气"，即气功中的调息法，指通过呼吸运动的调节来促进真气运行。"独立守神"，属气功中的调心法，有时亦称调意即意念调控。调心法的基本要求，《素问·上古天真论》明言："恬恢虚无""精神内守"。"恬恢虚无"即思想安闲清净，没有忧思杂念。"精神内守"，即意守入静，以神御气。"肌肉若一"，"若一"即始终如一，即通过气功锻炼，使全身肌肉筋骨形体各部达到高度的协调，此属调形的范围。此外，"肌肉若一"亦可理解为肌肉皮肤始终如一，保持青春而不易衰老的养生效果。

气功就是一种以调心、调息、调形为手段，以强身健体、益寿延年为目的的养生保健方法。修炼气功的要领中有"形不正则气不顺，气不顺则意不宁，意不宁则神散乱"之说，所以练功时要求每个动作做到节点清晰、规范准确、劲力顺达、精神饱满，是达到形正、气顺、意宁的必要条件。调身是指练功者主动对基本身形和肢体运动的调控，使之符合练功量、度的要求，可使气血周流，脏腑和调；调息是指呼吸均匀和缓，气道畅通，柔和以养神；调心也称调神，是指意念专注，排除杂念，达到物我两空，宁静以养神。

老子曰"致虚极，守静笃"，指明了练功时需要达到的状态。只有处于这种状态，身心才能与天地万物共融，浑然一体，实现"天人感应"，方可纳天地之灵气，采日月之精华，所以练功一定要做到松、静、自然。松指的是全身松弛。静就是把所有的杂念都排除出去，进入了心情安稳平静状态，直达真静，进入物我两忘的状态。自然就要听其自然，顺其自然，自然而然。如果能做到这三点，就能开始练功。通过系统的锻炼，可使精、气、神三者融为一体，以强化新陈代谢的活力，使得精足、气充、神全，身体自然强盛，衰老自然推迟，生命亦会延长。

本章介绍笔者练习过的站桩法和吐纳法,供读者学习参考。

一、站桩法

站桩是我国古代养生术的一种,早在《黄帝内经》中就有"上古有真人者,提挈天地,把握阴阳,呼吸精气,独立守神,肌肉若一,故能寿蔽天地"的记载。

马步桩是大多数中国武术门派所采用的基本的桩功训练,通过练习马步主要是为了调节"精、气、神",完成对气血的调节、精神的修养,锻炼对意念和意识的控制,但不同的武功流派练法有所差别,其练功方法基本一致。

马步站桩功是少林气功内劲一指禅的基础——筑基功,内容摘自王瑞亭[①]的《少林气功内劲一指禅》。少林内劲一指禅功法在 20 世纪 80 年代初曾经过国家体委专程考察,是一种优秀的锻炼方法。其中的马步站桩,具有不用意守、不需入静、不出偏差的特点,是实实在在的练功,适宜从事导引疗法工作者练习。通过练习马步桩功不但可提高自身体质,而且练出来的"劲"大,"气"足,在临床运用导引疗法治病时可显著提高疗效。

少林气功内劲一指禅,又叫"罗汉神功",它出自福建少林寺,是武术气功。祖国医学的经络说理论认为,经络是人体内气血运行的通路。经有路径的意思,是纵行的干线;络有网络的意思,是经的分支。它们遍布全身,内连五脏六腑,外达四肢百骸,沟通内外,联系表里,构成了一个完整、独特的功能体系,使肌体内外上下统一协调,以维持人体的正常生理活动。《灵枢·经脉》说:"经脉者,所以决生死,处百病,调虚实,不可不通。"因此有"通则不痛,不通则痛"之说。马步站桩功的机制,类似于"体外反搏"的原理,它通过调整和保持特定的"上虚下实"姿势,以增加心脏气血的回流量和上身各部的气血通量,有利于建立"侧支循环"和改善微循环,使周身的经路畅通,气血调和,脏腑协调,阴阳平衡,从而达到防病祛病、健身益寿的目的。

(一)马步站桩功

(1)预备姿势:放松直立,两脚分开,与肩同宽,脚尖内扣 10 度左右;两臂自然下垂,掌心向内,身体中正,目视前方。

(2)起势:掌心相对,两臂向前缓缓抬至与肩平;翻掌向上,屈肘收手,经腰间带脉处向后、向外,再向前划弧;翻掌向下,两臂略收回,置于体前,同时屈膝下蹲成马步站桩式(图 22-1)。

(3)收势:站桩结束时先将左脚向右脚靠拢收回,同时双小臂外旋,掌心向上从两侧提起至与肩平,屈肘,手向头上方划弧,随之身体直立站起,同时吸气;双掌至头上方后,掌心向下,经头前慢慢下落至体侧,同时呼气,导气至"涌泉"穴。收势是防偏、纠偏的基本方法,因此,每次练功完毕,都必须认真做好收功导气的动作。

(二)站桩要领

(1)两脚与肩同宽。

---

① 1930—2011 年,山东青州人,回族。原中国少林内劲一指禅功法主持人,早年曾研习"心意六合拳",1962 年拜近代气功名家阙阿水为师,为亲传弟子。多年来,他潜心研炼内劲一指禅,深得其真谛。

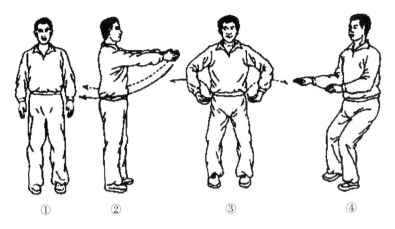

图 22-1 马步站桩功起势

（2）两脚尖内扣 10 度左右。

（3）十趾抓地，但不要过分用力。

（4）屈膝下蹲，但膝不超过脚尖。

（5）收腹，提肛。

（6）圆档，松胯，松腰。

（7）含胸拔背。

（8）虚领顶颈。

（9）舌舐上腭。

（10）目视前方。

（11）鼻尖和肚脐成垂直线（即鼻尖和肚脐的连线垂直于地面）。

（12）百会和会阴成垂直线（即百合穴和会阴穴的连线垂直于地面）。

（13）虚腋。

（14）沉肩坠肘。

（15）小臂和地面平行。

（16）两小臂互相平行。

（17）中指和小臂成一直线。

（18）手掌成瓦状。

（19）手指成梯形，拇指和食指成鸭嘴形。

（20）上虚下实，面带微笑，自然呼吸。

（21）马步站桩时要做到三个不要：不需入静，不要意守，不要把别的功法的概念加入本功法。一个强调：强调动作姿势的准确。

（22）要做到三个稳：起势稳，站桩稳，收功稳。

（三）要求

每次站桩的时间不宜少于 30 分钟（初学者的时间可以由短到长，循序渐进）；架势可随着体力的增强而由高到低(在一定的范围内,架势越低,体外反搏的作用越强,爆发力越大)。

(四)练功中禁忌事项

(1)禁忌大温大寒。指练功场合的温度不要过热或过冷。

(2)禁忌站桩当风。指练功的场合不可有风直吹,尤其是要避免背后吹风。古有防风如防箭之说。

(3)禁忌紧衣束带。指练功前要宽衣松带。

(4)禁忌搔抓痒处。指练功中气脉流注时,身上若出现动触,绝不可用手去搔抓痒处,以免妨碍气脉周流与交汇。

(5)禁忌功后久着汗衣及冷水冲洗和吃冷饭。

(6)禁忌饥饱站桩。指过饥过饱均不宜练功。

(7)禁忌天地灾怪。指突然有狂风暴雨、迅雷闪电、骤冷突热等,不要在这样的气候中练功。

(8)禁忌大怒站桩,以免诸脉紊乱。

(9)禁忌大乐站桩,以免诸脉紊乱。

(10)禁忌久忍二便。指练功时要排清大小便。

二、吐纳法

这里结合自己的习练心得给大家介绍道家养生的代表性功法"十六锭金"。"一吸便提,气气归脐。一提便咽,水火相见",乃保命十六字诀,以其珍贵,一字一锭金,故名"十六锭金"。是言一吸一呼,通任督二脉而归于脐也。久行本功法具有固精防漏、补益元气、防病治病、长寿延年、永葆青春之功效。

十六锭金又称李真人长生一十六字诀,明·冷谦的《修龄要旨》初录此法,并誉它为至简至易之妙诀。其后《赤凤髓》《遵生八笺》《脉望》《养生秘录》《医方集解》《尹真人寥阳殿问答编》等均介绍了此法。南怀瑾先生曾讲到:"有个十六锭金,很重要,你们听一听懂了,好好炼,对身体特别好。方法是站立姿势,随便你马步也好,姿势一摆,'一吸便提',鼻子一吸,下面就提上去,上面压下来,上下两个气接上,'气气归脐',归到肚脐;'一提便咽',上面口水咽下来,'水火相见',这叫'十六锭金'。当年求这十六个字,那还得了啊!花了多少钱,磕了多少头啊!这有名的'十六锭金',十两黄金一个字,就是那么珍贵,现在我都随便送给你们了。"今人诸多气功著作也都推荐了这一功法,可见十六锭金至今仍有广泛影响。

十六锭金虽流传至今,但各家对此法的解说却颇有不同,如有的说,鼻吸清气只送至丹田;有的则说,吸气入丹田后再经督脉而直上头顶囟门处。又如对提气入督,有的说是配合呼气;有的则说是配合吸气。现将自己多年对此功法的认知和练习方法介绍如下,请读者参考。

本人认为十六锭金可分为两个操作方式,这两个操作方式:第一式是"一吸便提,气气归脐"。第二式是"一提便咽,水火相见"。这两式操作即独立,又有联系,既可分练,又需合练。意思是说当练习第一式时,若口内生津,即可操作第二式。

（一）具体操作

1. 预备式

放松直立,两脚分开,与肩同宽;两臂自然下垂,掌心向内,两手中指弯曲抵住掌心,身体中正,目视前方;平心静气,摒弃杂念,安神定志;口呼浊气数口,然后舌抵上腭,自然呼吸。

2. 第一式:"一吸便提,气气归脐"

用鼻深深缓缓吸气,同时两脚趾抓地,双手中指各自抵住两手掌心,提肛缩肾(如忍大小便状),闭嘴叩齿,内视腹脐丹田,意念气会丹田,然后闭气停息;闭气一段时间后缓缓用鼻呼气,同时放松牙齿、脚趾、肛门和外肾。呼气尽,再做第二次,如此循环往复。

3. 第二式:"一提便咽,水火相见"

口中满津液时,将津液慢慢吞咽,同时叩齿提肛缩肾,内视脐丹田,意念将津液送入腹脐丹田之中,稍停,然后放松牙齿、肛门和外肾。此式可在练习第一式过程中,口中生津液时,呼吸暂停,操作此式;也可平时当口中有津液时单独操作。

4. 收功式

结束练习,双臂从身体两侧展开,掌心向上徐徐向上拢抱至头顶,掌心向下,然后缓缓沿任脉下行至小腹丹田处,两手掌重叠按于丹田稍停。

（二）注意事项

(1)呼吸与意念要协调。在深吸气时,一方面要引清气沿任脉入丹田,同时又要求叩齿、提肛、缩肾。这就要求在一个时限内,把注意力分配给上下两个过程。刚开始操作时可能不习惯,会有顾此失彼的不协调之感。只要通过一段时日的训练,让两个活动过程之间建立起条件联系,便会较快地达到运演自如的程度。

(2)呼吸要轻缓绵长。"一吸便提"时要求轻缓绵长的呼吸,只有这样,才便于配合意念和内视。十六锭金开始只求意通,不求气通,待行之日久,内气自然可通。

(3)咽津动作要缓慢。待满口津生,便把津液吞咽下去,吞时要有响声,以意念送至腹脐丹田之中。

(4)闭气停息要适度。吸气满后闭气停息的时间长短以自己闭气可忍耐时间为准,不可强行闭气时间过长。做时如觉胸闷,可做4～5次,之后休息、散步,数分钟后再继续做。

(5)练习次数及时间。按此法每天修习2～3次,每次练习20～40分钟为宜。这种养生功法,贵在坚持,如能持久,方能有益。如一曝十寒,实无效果。

参考文献

[1]张志聪．黄帝内经[M]．哈尔滨：北方文艺出版社,2007.

[2]高式国．高式国针灸穴名解[M]．北京：中国中医药出版社,2017.

[3]李柏松．中国新针刺：八字治疗法[M]．北京：中国文联出版社,2004.

[4]祝华英．黄帝内经十二经脉揭秘与应用[M]．北京：中医古籍出版社,2017.

[5]彭子益,李可．圆运动的古中医学：续[M]．北京：中国中医药出版社,2009.

[6]黄元御．四圣心源[M]．北京：中国中医药出版社,2009.

[7]段朝阳．段氏脏腑按摩疗法[M]．北京：科学技术文献出版社,2018.

[8]王瑞亭．少林气功内劲一指禅[M]．西安：陕西科学技术出版社,1988.

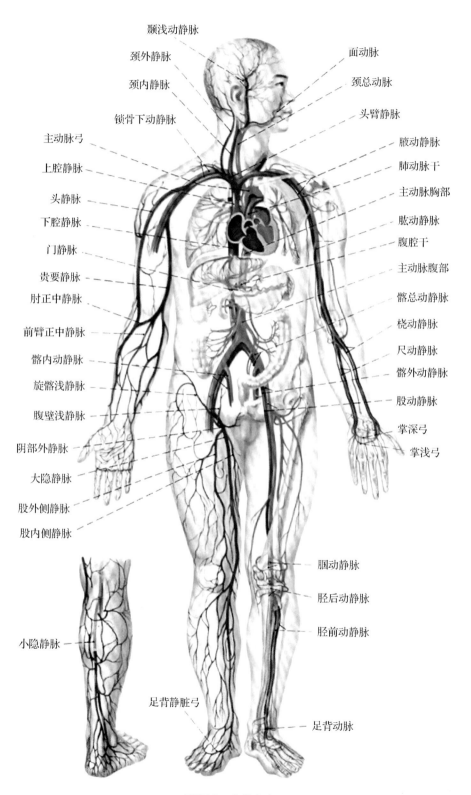

颞浅动静脉

颈外静脉

颈内静脉

锁骨下动静脉

主动脉弓

上腔静脉

头静脉

下腔静脉

门静脉

贵要静脉

肘正中静脉

前臂正中静脉

髂内动静脉

旋髂浅静脉

腹壁浅静脉

阴部外静脉

大隐静脉

股外侧静脉

股内侧静脉

小隐静脉

足背静脉弓

面动脉

颈总动脉

头臂静脉

腋动静脉

肺动脉干

主动脉胸部

肱动静脉

腹腔干

主动脉腹部

髂总动静脉

桡动静脉

尺动静脉

髂外动静脉

股动静脉

掌深弓

掌浅弓

腘动静脉

胫后动静脉

胫前动静脉

足背动脉

彩插 1　血管分布

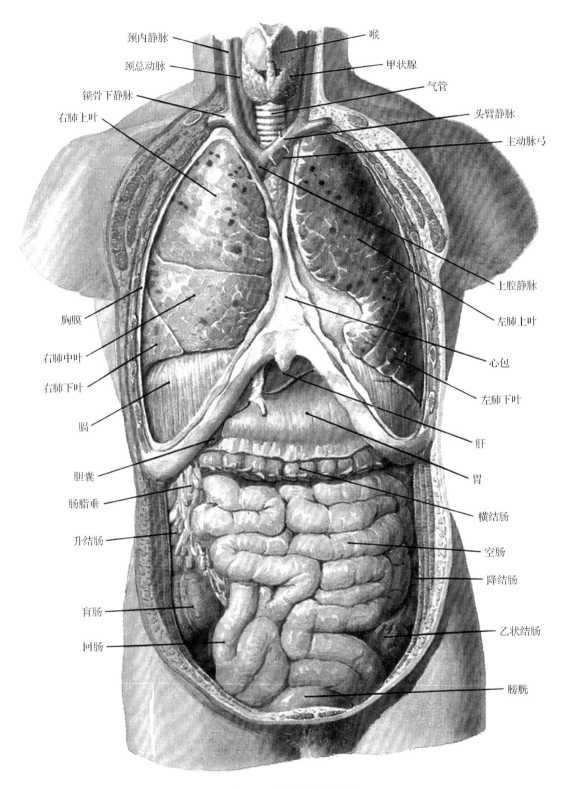

颈内静脉　　　　　　　　　　　　　喉
颈总动脉　　　　　　　　　　　　　甲状腺
锁骨下静脉　　　　　　　　　　　　气管
右肺上叶　　　　　　　　　　　　　头臂静脉
　　　　　　　　　　　　　　　　　主动脉弓
胸膜
　　　　　　　　　　　　　　　　　上腔静脉
右肺中叶　　　　　　　　　　　　　左肺上叶
右肺下叶　　　　　　　　　　　　　心包
膈　　　　　　　　　　　　　　　　左肺下叶
胆囊　　　　　　　　　　　　　　　肝
肠脂垂　　　　　　　　　　　　　　胃
升结肠　　　　　　　　　　　　　　横结肠
　　　　　　　　　　　　　　　　　空肠
盲肠　　　　　　　　　　　　　　　降结肠
回肠　　　　　　　　　　　　　　　乙状结肠
　　　　　　　　　　　　　　　　　膀胱

彩插 2　胸腹腔脏器（前面）

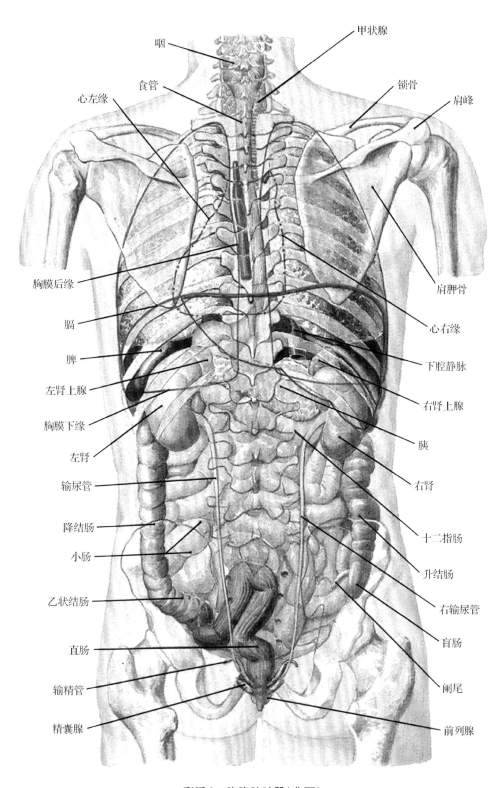

咽
甲状腺
食管
锁骨
心左缘
肩峰
胸膜后缘
肩胛骨
膈
心右缘
脾
下腔静脉
左肾上腺
右肾上腺
胸膜下缘
胰
左肾
右肾
输尿管
十二指肠
降结肠
升结肠
小肠
右输尿管
乙状结肠
盲肠
直肠
阑尾
输精管
前列腺
精囊腺

彩插 3　胸腹腔脏器（背面）

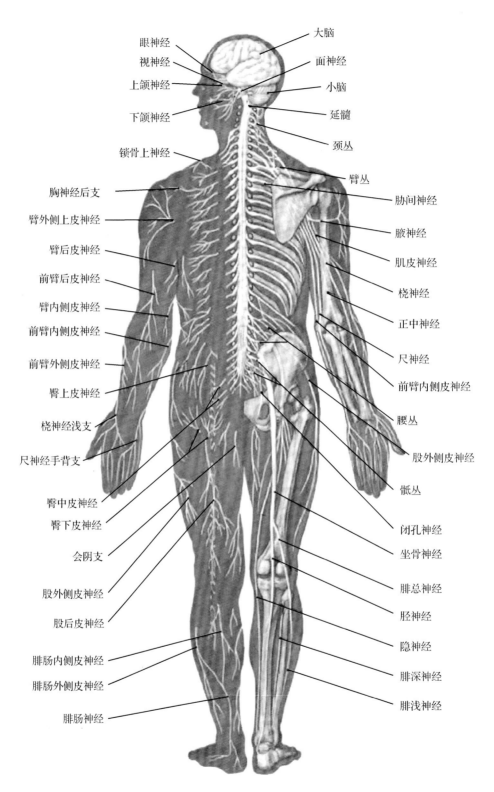

眼神经　　大脑
视神经　　面神经
上颌神经　　小脑
下颌神经　　延髓
锁骨上神经　　颈丛
胸神经后支　　臂丛
臂外侧上皮神经　　肋间神经
臂后皮神经　　腋神经
前臂后皮神经　　肌皮神经
臂内侧皮神经　　桡神经
前臂内侧皮神经　　正中神经
前臂外侧皮神经　　尺神经
臂上皮神经　　前臂内侧皮神经
桡神经浅支　　腰丛
尺神经手背支　　股外侧皮神经
臀中皮神经　　骶丛
臀下皮神经　　闭孔神经
会阴支　　坐骨神经
股外侧皮神经　　腓总神经
股后皮神经　　胫神经
腓肠内侧皮神经　　隐神经
腓肠外侧皮神经　　腓深神经
腓肠神经　　腓浅神经

彩插 4　全身神经分布